STARK MIT YOGA

CATHY HUMMELS

MIT FLORA FINK

Stark mit Yoga

südwest

INHALT

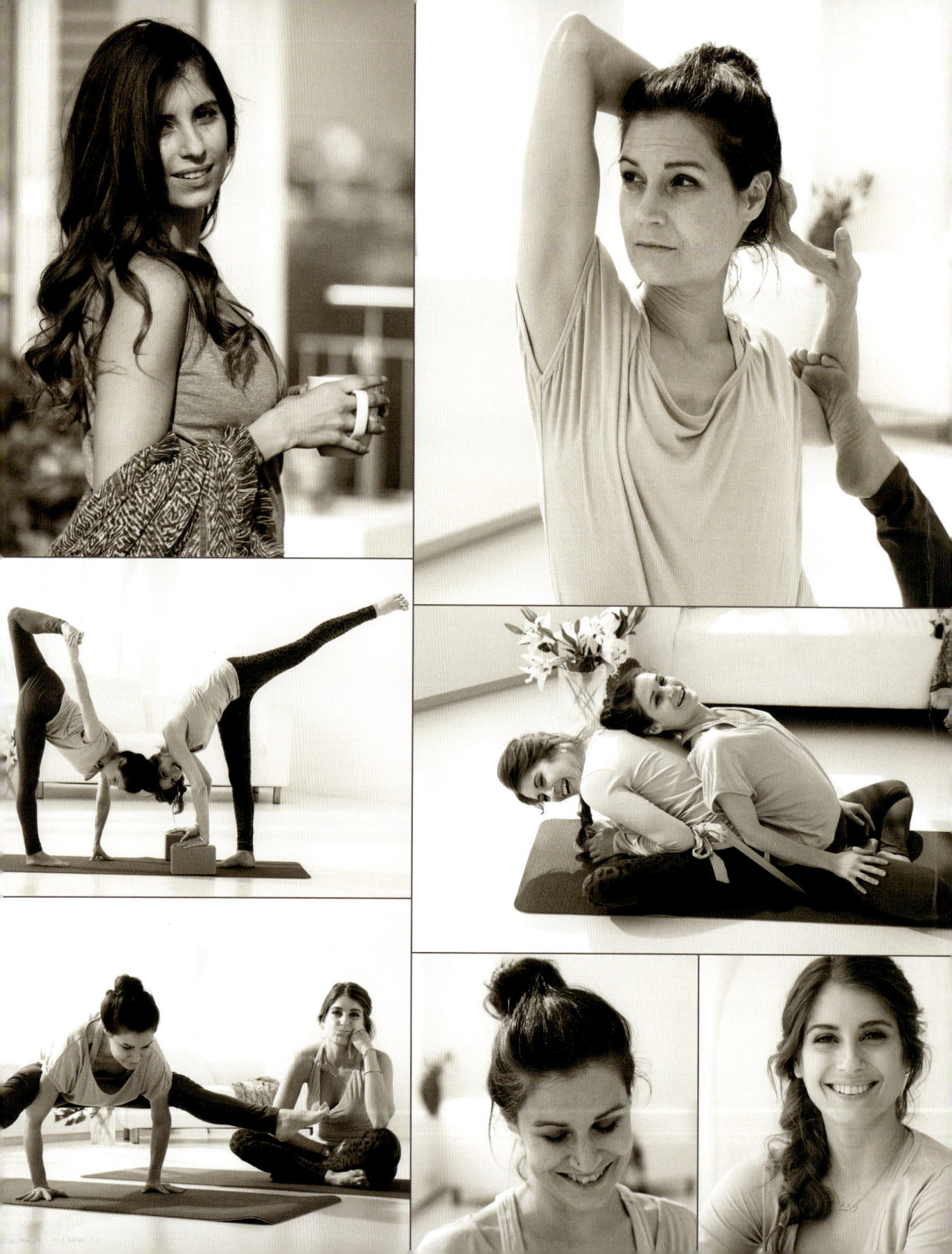

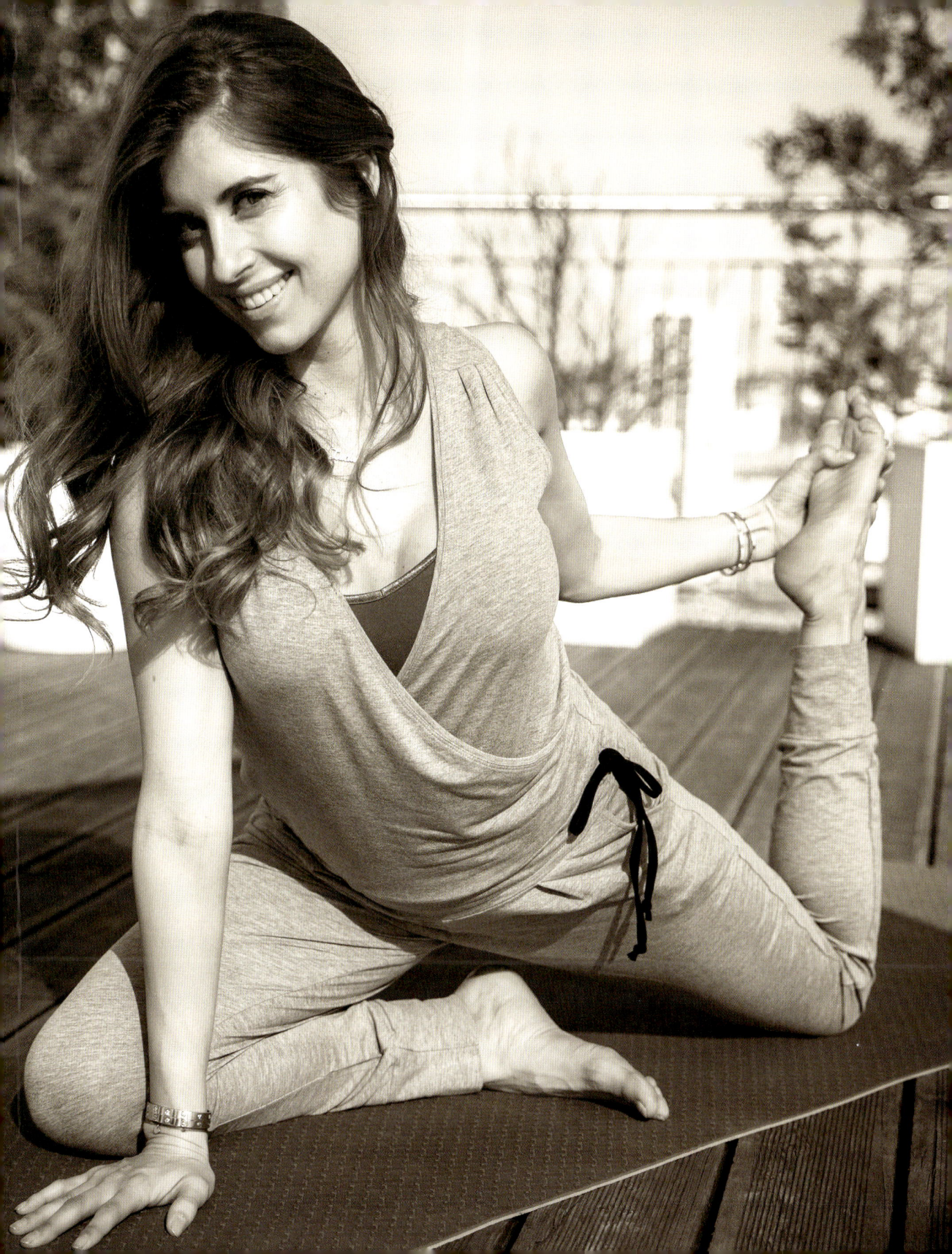

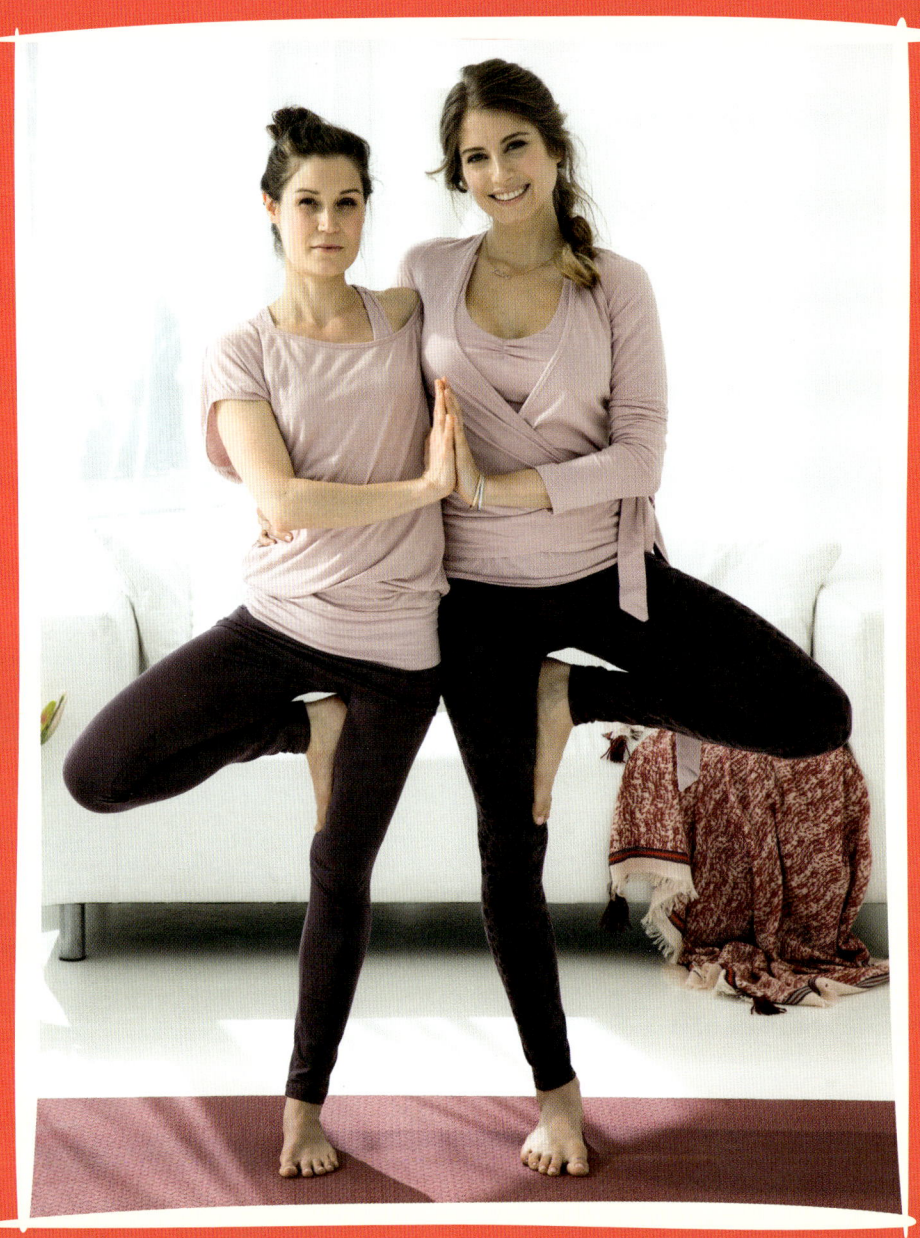

VORWORT

Dieses Buch ist ein persönliches. Wir, Cathy und Flora, bringen dir nahe – und hoffentlich ist das persönliche „Du" für dich in Ordnung –, was uns verbindet: Yoga. Wir wollen dir zeigen, wie wir gemeinsam Yoga üben, Cathy (zumindest zunächst) als Schülerin, Flora als Lehrerin, denn in diesen Rollen haben wir uns kennengelernt – wobei wir nach unserem Verständnis von Yoga immer üben, immer Schüler sind. Und wir alle sind auch immer Lehrer, uns selbst und anderen, und als solche können wir – was wir ohnehin ständig in mehr oder weniger großem Umfang tun – unsere Erfahrungen mit anderen teilen. Wir können erzählen und erklären, „gute" oder „schlechte" Vorbilder sein und damit unsere Mitmenschen beeinflussen. Dabei lernen die Lehrenden meist mindestens ebenso viel von den Lernenden wie andersherum. Wir entwickeln uns also miteinander und wachsen aneinander, und dieses Buch spiegelt dieses gemeinsame Tun: Cathys persönliche Erfahrungen beleuchten und beleben Floras eher allgemein gehaltene Erläuterungen zum Yoga als Übungsweg und Lebensstil.

Yoga war und ist also *unsere* Verbindung, wir haben uns und einander über Yoga näher kennengelernt, und wir freuen uns, dass auch *du* dich dafür interessierst – dich dafür interessierst, wie du eine gesunde, liebevolle Beziehung zu dir selbst aufbauen und pflegen kannst, zu deinem Körper, deinem Geist mit all seinen wilden, verworrenen Gedanken, zu deiner Seele – was auch immer du darunter verstehst – und nicht zuletzt zu anderen, zu dieser wunderbaren Welt, die wir uns teilen. Patrick Broome, Floras langjähriger Lehrer und Mentor (und der Yogalehrer der Fußballnationalmannschaft) hat uns beide zusammengebracht, dafür an dieser Stelle ein großes DANKE! Patrick sagt, was immer wir auf der Matte tun, ist kein Yoga, wenn es sich nicht gut anfühlt, und das ist auch zentral für uns und damit in diesem Buch: Tu das, was sich für dich gut anfühlt. Wir glauben mit Patrick, dass Yoga für *alle Menschen* zugänglich und machbar ist und dass es so allerhand mit uns machen kann, was sich dann wiederum auf unsere Mitwelt auswirkt.

Unsere persönlichen Erfahrungen können dich hoffentlich unterstützen, etwas für dich zu tun, Kraft und Beweglichkeit und Weichheit zu entwickeln, auf verschiedenen Ebenen. Und dahinter steht die alte Tradition des Yoga, die wir so getreu, so lebendig und einfach und ehrlich vermitteln, wie wir nun eben können – so wie sie uns tagtäglich unterstützt in unserem Leben, wie wir sie leben.

Viel Freude mit dem Buch und beim Üben & Leben!
Eure Cathy und Flora

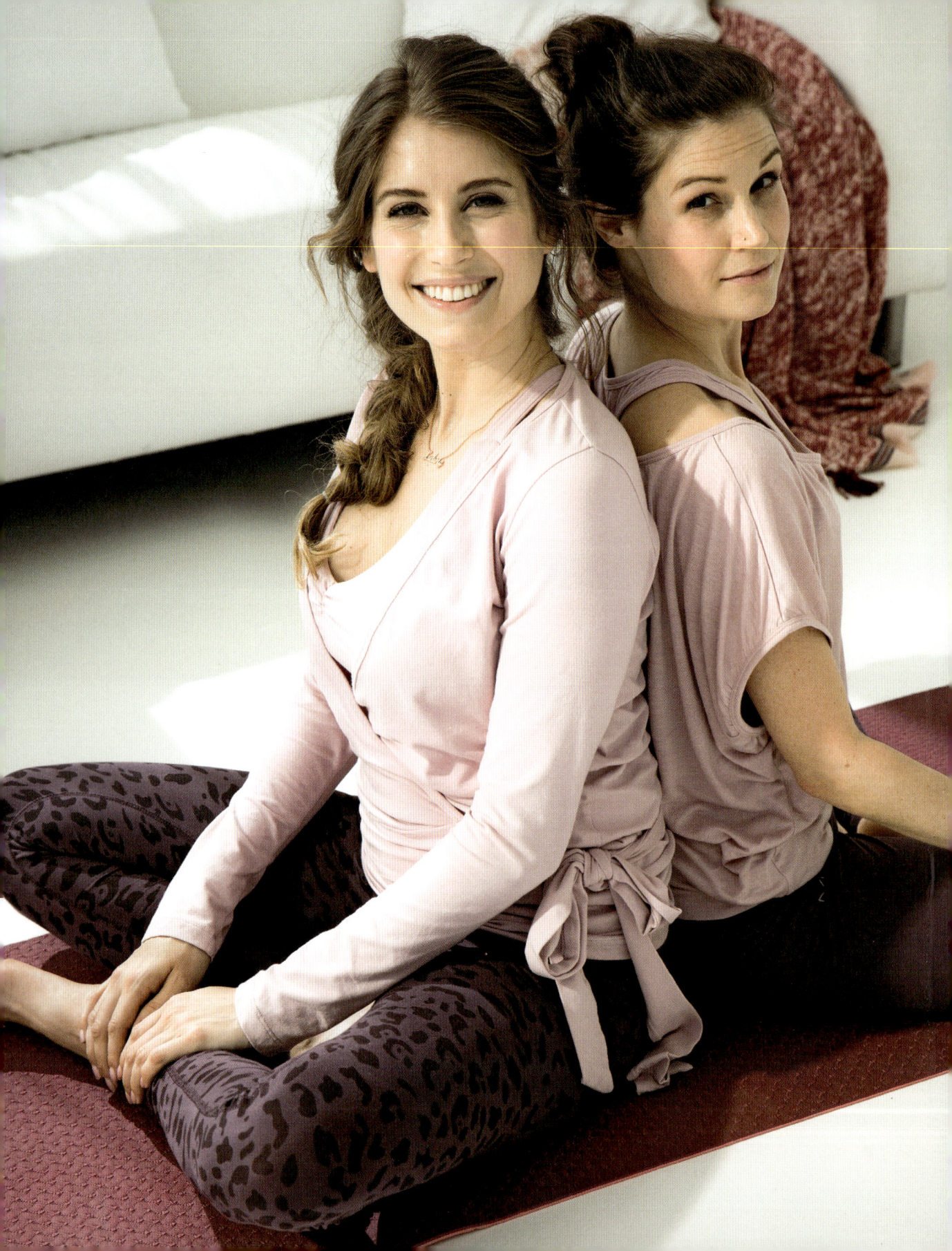

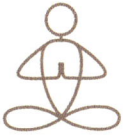

WAS IST YOGA – UND WER BIN ICH EIGENTLICH?

CATHY

„Warum ich wirklich allen Yoga ans Herz legen möchte? Weil ich denke, dass es bestimmt auch anderen hilft, wenn es mir so gut geholfen hat. Ich bin wirklich ein schwieriger Fall gewesen, was Gelassenheit und Ausgeglichenheit angeht. Die große Herausforderung war, meine Rastlosigkeit zu dämpfen, eine Eigenschaft, die mich eigentlich mein Leben lang begleitet hat. Und wenn Yoga es geschafft hat, mich in der Hinsicht sozusagen zu bändigen, mich auch spontaner zu machen und mich ein wenig mehr in die Balance zu bringen, dann schafft es das wohl mit jedem Menschen. Seitdem ich regelmäßig Yoga mache, ist dieses ständige Denken weniger geworden, es können jetzt auch mal zwei, drei Stunden ohne Nachdenken und Grübeln vergehen, und das tut so gut. Ich spreche da wirklich aus tiefstem Herzen, das ist ein ganz, ganz großes Glück für mich, dass ich die Praxis gefunden habe. Und ich wünsche mir, dass in Zukunft noch viel mehr Menschen Yoga machen, und deswegen auch dieses Buch:

Yoga beginnt immer im Jetzt. Also tatsächlich JETZT. Bevor dich die folgende theoretische Einführung ermüden oder abschrecken könnte, nimm dir bitte kurz Zeit für ein kleines Experiment, nichts Spannendes – oder vielleicht doch: Es geht darum, still zu sitzen und nichts zu tun – dafür brauchst du keine exotische Haltung einzunehmen, du brauchst keine Matte, kein Meditationskissen. Stelle dir einfach einen Timer auf drei Minuten, setze dich aufrecht, ob du nun auf einem Stuhl sitzt, in einem Sessel oder auf dem Sofa, am besten ohne dich anzulehnen, stelle deine Füße flach auf den Boden, finde einen guten Platz für deine Hände – nachdem du dieses Buch beiseitegelegt hast – und schließe die Augen. In diesem kurzen Zeitfenster bewege dich nicht und schau, was sich, was dich innerlich bewegt – die ganze Zeit, die dir vielleicht lang, vielleicht auch kurz vorkommen wird …

Und jetzt, danach: Wie (schlimm) war es? Konntest du so etwas wie Ruhe finden? Oder war da ein großer Drang, dich zu bewegen? Auch reichlich innere Bewegung: Gedanken, Gefühle, körperliche Empfindungen und kaum die Möglichkeit, diese Fülle zu überblicken, zu beobachten? Wie geht es dir mit dir, wenn du für ein paar Minuten innehältst und nach innen blickst?

Vielleicht nicht nur gut – und das ist völlig normal. Unter anderem deshalb üben wir Yoga, es geht darum, gut mit sich sein zu können. Und je mehr Ablenkung und Hektik im Außen wir gewohnt sind, desto schwieriger, aber auch lohnender kann es sein, diesen Weg nach innen und in die Ruhe zu gehen. Nicht nur im Stillsitzen, auch durch bewusste Bewegung.

Einer der Grundlagentexte des Yoga, Patanjalis *Yogasutra*, beginnt mit den Sätzen: „Nun ist es so weit: Die Einführung in Yoga beginnt" und „Yoga ist das Zur-Ruhe-Kommen der dauernd sich verändernden mentalen Muster". Es handelt sich um ein frühes Selbsthilfebuch, um einen rund zweitausend Jahre alten Ratgeber – wobei die Datierungsansätze stark voneinander abweichen –, der heute nicht weniger aktuell ist als damals. Vielleicht würden wir in unserer Zeit manches anders formulieren, und das wollen wir hier versuchen, sodass Yoga dir heute helfen kann, mehr Gelassenheit und Freude in dein Leben zu bringen. Und du kannst es jetzt, „nun", erfahren: wie schwierig es zunächst ist, in sich zur Ruhe zu kommen, sich selbst wirklich kennenzulernen und vollkommen anzunehmen, mit allen vermeintlichen Unvollkommenheiten, und wie sehr es sich lohnt, es dennoch zu versuchen. Mit Yoga.

Durch Yoga schaffen wir eine (höhere) Ordnung in unserem System – wir bringen den Körper in Form(en) und die Energien in uns ins Fließen, und wir erreichen Klarheit in unseren Gedanken und Gefühlen. So wie Wasser, das sich kochend sehr stark bewegt und erst in absoluter Ruhe seine schönste Form zeigt – in der Ordnung von Eiskristallen –, so gewinnen auch wir, wenn wir uns auf dieses „Rundum-Aufräumen" einlassen.

Wir beide, Cathy und Flora, haben – wie so viele andere vor uns – erfahren, wie sehr Yoga zur Verbesserung des Lebens beitragen kann, in vielerlei Hinsicht. Und es gibt nicht den Fall, dass wir für Yoga „nicht geeignet" wären, du brauchst nichts mitzubringen, wichtig ist nur, dass du *deinen eigenen Zugang* zu dieser Praxis findest, und dabei soll dich dieses Buch unterstützen.

Ich hoffe, dass wir, dass Flora und ich, genau diese wertvolle Erfahrung weitergeben können, dass wir damit andere Menschen genauso glücklich machen, wie wir es sind, dass wir auch anderen zu einem Lächeln verhelfen, zu einem besseren Körpergefühl, zu einem harmonischeren Körperbild – das geht natürlich auch einher mit Yoga –, zu mehr Zufriedenheit, nicht zuletzt mit sich selbst. Deswegen würde ich allen empfehlen, Yoga zu machen. Versuch es einfach mal, bleib ein bisschen am Ball, und dann wirst du sehen, was Yoga mit dir macht – und mit der Welt um dich herum."

YOGA – EINE KURZE EINFÜHRUNG

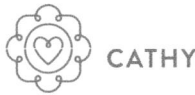 CATHY

„Keine andere Form von Sport oder Bewegung gibt mir so viel innere Zufriedenheit und so viel Gelassenheit wie Yoga. Ich habe schon ganz Unterschiedliches angefangen und manches auch beibehalten, ich laufe viel, ich habe früher Kickboxen gemacht, auch Aerobic und zeitweise richtig intensives Krafttraining. Ich habe eigentlich von A bis Z alles mal ausprobiert, weil ich Sport generell liebe und ich mich gerne herausfordere bis zur Erschöpfung. Aber ich bin eben nicht nur körperlich sehr aktiv, sondern es ist auch mein Geist sehr aktiv, will eigentlich immer kreativ sein, immer denken und weiterkommen – und das ist das Einzigartige an Yoga:

Yoga ist ein jahrtausendealter Übungsweg, der Körper, Geist und Seele anspricht und „trainiert", mit Wurzeln im Osten, in Indien. Warum, kann man sich fragen, üben heute immer mehr Menschen im Westen Yoga? Es gibt doch so viele Möglichkeiten, sich gesund zu halten – körperlich, geistig, seelisch –, sich auf all diesen Ebenen etwas Gutes zu tun. Wohin kann uns der Yoga-Weg heute führen? Was kann ich, ganz individuell, am Ende des Weges oder auch schon unterwegs erwarten?

Der Begriff „Yoga" bezeichnet sowohl das Ziel als auch den Weg dorthin und lässt sich übersetzen mit „Verbindung" oder „Einheit". Es gibt verschiedene Deutungsmöglichkeiten, was hier miteinander verbunden oder vereint werden kann: Körper und Geist oder Körper, Geist und Seele, die oder der Übende mit sich selbst oder auch mit dem, was man gerne als das „große Selbst" bezeichnet. Das „kleine Selbst" verbindet sich mit dem, was größer ist, ganz gleich, was das für die Einzelne oder den Einzelnen sein mag: Gott, die Gesamtheit des Lebens, die Mitwelt, das Universum, Energie, Liebe. Die individuelle Seele – im Sanskrit, der Sprache des Yoga, lautet das Wort dafür *jiva* – findet zurück zu *atman*, der Weltseele, oder findet dieses Große in sich wieder. Das mag für uns heute seltsam klingen, vielleicht sogar befremdlich, aber wir können Yoga (anfangen zu) üben, ohne dabei gleich irgendetwas „Größeres" anzustreben.

Yoga ist keine Religion im Sinne eines institutionalisierten Glaubens, Gott (wie der christliche, der islamische oder eine der Gottheiten des Hinduismus) braucht keinerlei Rolle zu spielen, auch wenn Spiritualität und die Suche nach etwas Höherem untrennbar zur Yoga-Tradition gehören – und vielleicht interessierst du dich (irgendwann) dafür, vielleicht auch nicht. Übrigens beschreibt unser Begriff „Religion" dem Wortsinn nach auch nichts anderes – wenngleich es hier unterschiedliche Deutungen und Übersetzungen gibt – als ein Zusammenführen, ein Wieder-Verbinden, ein Zurückfinden. Und durch ein solches Wieder-Verbinden mit einer (Kraft-)Quelle können wir (uns) heilen, heil(ig) werden, uns ganz und rundum wohl fühlen. Vielleicht reicht es dafür auch vollkommen aus, beim körperlichen

Üben die Verbindung der Hände und Füße zur Yogamatte zu spüren. Diese sehr greifbaren, konkreten kleinen Erfahrungen können tiefer gehende „größere" Erfahrungen einladen – und das Schöne: Du brauchst dafür an nichts zu glauben, nichts zu wissen, es reicht, wenn du einfach übst. Yoga, so heißt es, ist zu 99 Prozent Praxis und nur zu einem Prozent Theorie.

Deshalb erlaube dir auch gerne, ganz frei in diesem, deinem Buch zu springen – hin zum praktischen Teil (Kapitel 4), um dann später oder zwischendurch immer wieder zur Theorie zurückzukehren. Vielleicht möchtest du dich gleich darauf vorbereiten, dir Schritt für Schritt eine der vorgeschlagenen Sequenzen anzueignen, vielleicht lässt du dir mehr Zeit. Damit du schnell ins Tun und Erleben kommst, haben wir kurze Übungseinheiten in diese ansonsten vielleicht ein wenig trockenen ersten Seiten eingebaut.

Die Asana-Praxis, die für uns einen zentralen Stellenwert hat (aber nicht Selbstzweck ist – Yoga ist und kann so viel mehr als Turnen!), also das Üben von Körperhaltungen, aber auch von einfachen bis komplexen Bewegungsabfolgen, gehört zu dem Zweig des Yoga, der *Hatha Yoga* genannt wird. Dies lässt sich deuten als „Yoga der Energie, der Kraft, der kraftvollen Anstrengung" oder auch in etwa als „Yoga, das zur Vereinigung von Sonne und Mond führt" – es bringt Polaritäten zusammen, die Hitze der Sonne oder des Tages, die Kraft des Mannes mit der Kühle des Mondes oder der Nacht, der Weichheit oder Stille der Frau. Dabei geht es allerdings um Tendenzen, die in jedem Menschen, gleich welchen Geschlechts, zu finden sind. In der Yogapraxis können Yogini (Frau) und Yogi (Mann) Harmonie und Ausgleich anstreben, sodass sich ein ganzheitliches Wohlbefinden, ein Zustand der Balance, einstellt. Du kennst es vielleicht von dir selbst oder aus der Beobachtung von Menschen in deinem Umfeld: In der Regel sind wir von Grund auf entweder eher ruhig und passiv, vielleicht introvertiert, oder wir sind eher rege und aktiv und extrovertiert, vielleicht durchleben wir auch gerade eine träge oder trubelige Phase. Nur wenigen Menschen gelingt es, hier dauerhaft ein gutes Gleichgewicht zu finden – und genau das streben wir

dass es meinen Körper beruhigt, einmal richtig auspowert, ohne mich auszulaugen, und gleichzeitig auch meinen Geist beruhigt. Genau diese Balance, dass man Körper und Geist in Ruhe und Einklang bringt, das macht Yoga so besonders. Und das habe ich bislang mit keiner anderen Praxis oder Bewegungsform auch nur annäherungsweise geschafft, deshalb ist Yoga für mich das Allerbeste, was ich für mich tun und auch anderen empfehlen kann."

mithilfe von Yoga an. Dadurch verändern wir uns natürlich, unser Körper verändert sich, unser Geist verändert sich, womöglich auch unsere Weltsicht. Doch es ist nicht unser Ziel, uns im Yoga ganz und gar zu verbiegen, auch wenn einige der Körperhaltungen eben dies nahelegen, sich als für „normale" Körper unerreichbar scheinende Verrenkungen präsentieren … Wir üben Yoga vielmehr mit Rücksicht auf unsere Konstitution, auf das, was wir mitbringen, und unsere Bedürfnisse, die jeden Tag, morgens, mittags, abends, unterschiedlich sein können. Deshalb ist eine achtsame Verbindung zu uns selbst, ein liebevolles Hineinspüren in unseren Körper, ein neugieriges Beobachten unseres Geistes, vielleicht der wichtigste Aspekt der Yogapraxis. Schließlich geht es um Selbst-Erkenntnis – ob wir nun das „kleine" oder das „große Selbst" meinen – oder vielleicht noch schöner: um Selbst-Liebe.

INFO 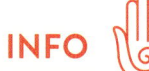 YIN & YANG

Yin und *Yang* sind Begriffe aus der chinesischen Philosophie, dem Daoismus; vereinfacht betrachtet entsprechen sie den Prinzipien von *tha* und *ha*, die zusammenkommen im *Hatha Yoga*. Weithin bekannt ist das Yin-und-Yang-Symbol, das *Taijitu*. Hier ist das weiße Yang dem schwarzen Yin gegenübergestellt, zugleich sind sie aber auch verschlungen und einander gegenseitig beinhaltend – im Weißen ist ein schwarzer Punkt wie im Schwarzen ein weißer. Yang steht für die Qualitäten hell, hart, heiß, männlich, aktiv, Bewegung, Yin für dunkel, weich, kalt, weiblich, passiv, Ruhe. Oder Sonne und Mond. Wir könnten das eine Extrem nicht ohne das andere erkennen und benennen, und wir brauchen beides für ein ausgewogenes Leben, Frau wie Mann gleichermaßen. Die Polaritäten können uns helfen einzuschätzen, wo im Leben wir uns befinden, wovon wir mehr brauchen könnten, wovon weniger. Eine Yogapraxis, die das in uns verstärkt, was uns gerade eher fehlt, bringt uns in die Mitte.
„Yang Yoga" wird gewöhnlich nicht ausdrücklich so bezeichnet, weil es für uns – gerade im Westen – inzwischen so normal geworden ist, sehr Yang-lastig zu praktizieren, unserem Lebensstil und -rhythmus

entsprechend. Doch Yoga sollte immer die Verbindung und Aufhebung der Polaritäten sein und bewirken. Deshalb mag es erst einmal verwundern, dass ein Stil wie „Yin Yoga" existiert – zumindest werden in vielen Yogaschulen und -studios seit einigen Jahren so benannte Klassen angeboten. Um das Zuviel an Yang, an Hektik und Stress, in unserem Alltag und auch in mancher (sehr heißen, dynamischen) Yogapraxis auszugleichen, brauchen wir das (kühlende) Yin: ohne Kraftanstrengung geübte Haltungen, Langsamkeit, Stille, Meditation. Man kann davon ausgehen, dass die traditionelle Yogapraxis deutlich Yin-betonter war als die Yogapraxis, wie wir sie heute deuten und leben.

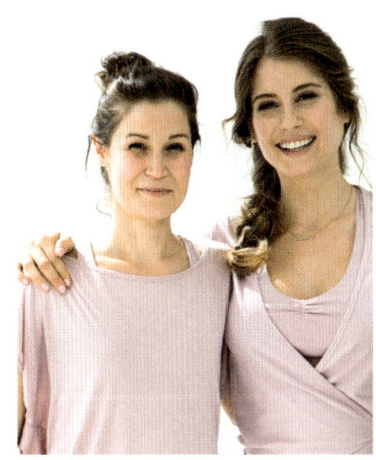

In diesem Buch versuchen wir, dir eine ausgewogene Yogapraxis nahezubringen, die du deinen Bedürfnissen anpassen kannst. Lass dich dabei nicht verwirren von Kategorien und Etiketten, sondern folge deinem Bauchgefühl, das nicht nur Schwarz und Weiß, sondern allerlei Nuancen kennt.

Manche mögen Yoga mit Askese und Rückzug von der Welt verbinden. Sie haben Bilder vor Augen von dünnen Menschen, die ihre Körper schlangengleich verbiegen, die jahrelang auf einem Bein stehen, wobei Fingernägel und Haare immer länger werden, oder die in tiefe Meditation versunken allein in Höhlen im Himalaya sitzen. Derart „kasteien" wollen wir uns sicherlich nicht, der Aspekt des Rückzugs, der Ruhe, ist aber heute bestimmt nicht weniger wichtig als damals: Durch die Praxis können wir bei uns ankommen, in der relativen Stille mit uns in Verbindung gehen, uns körperlich spüren, unsere Gefühle und Gedanken wahrnehmen, die im hektischen Alltag manchmal zu zahlreich und zu schnell und zu laut oder gerade nicht laut genug sind, um bei uns wirklich Gehör zu finden. Vielleicht können wir auch erleben, wie Denken und Fühlen immer tiefer in Einklang kommen – auch dies wäre eine mögliche Beschreibung des Prinzips von Yoga. Und gerade in unserer westlichen Kultur ist die Aufhebung der Trennung von Gedanken und Gefühlen, vielmehr aber noch von Körper und Geist, ein großer Gewinn, den wir durch Yoga erzielen können.

Descartes' berühmten Satz „Ich denke, also bin ich" wandeln wir lieber um in ein „Ich spüre mich, ich fühle mich, ich liebe mich, also bin ich (heil und ganz und glücklich)". Traditionell gehört zum körperlichen Üben, zum Tun, auch immer die Meditationspraxis, das Üben des Nichts-Tuns und Beobachtens – die Asana-Praxis dient der Vorbereitung auf die Stille, und wir üben alle in unserem Tempo, gehen einen Schritt nach dem anderen, so weit wir eben gehen wollen.

INFO 🖐 DER ACHTGLIEDRIGE PFAD – ASHTANGA YOGA

In Patanjalis *Yogasutra* werden acht Glieder des Yogaweges benannt, die durchaus als Abfolge (vom Grobstofflichen hin zum Feinstofflichen), aber nicht unbedingt als aufeinander aufbauende Stufen aufgefasst werden können – alles darf zeitgleich geübt werden, wobei eine gewisse Erfahrung in der Asana-Praxis förderlich ist für das Üben der folgenden Glieder der Praxis:

Yama – fünf Empfehlungen für den Umgang mit unserer Mitwelt: Gewaltlosigkeit, Wahrhaftigkeit, Respekt vor dem Eigentum anderer, Ausrichtung auf das Wesentliche (sie wird in Teilen der überlieferten Tradition auch als sexuelle Enthaltsamkeit beschrieben – generell geschieht beim Lesen und Leben der alten Schriften natürlich immer Übersetzung und damit Interpretation, so wie wir hier ja auch die Tradition deuten ...) und Mäßigkeit
Niyama – fünf Empfehlungen für den Umgang mit sich selbst: Reinheit, Zufriedenheit, Disziplin, Selbsterforschung, Hinwendung zu Gott beziehungsweise Gott-/Urvertrauen
Asana – das Üben von Körperhaltungen
Pranayama – das bewusste Atmen beziehungsweise das Üben von Atemtechniken
Pratyahara – der Rückzug der Sinne von der Außenwelt
Dharana – die Konzentration
Dhyana – die Meditation
Samadhi – die Erfahrung der Einheit, des Eins-Seins, Selbsterkenntnis

Grundlage der Yogapraxis sind also ethische Empfehlungen, die der äußeren wie der inneren Ruhe zuträglich sind. In der Asana-Praxis „reinigen" wir den Körper, befreien ihn von Spannungen, (energetischen) Blockaden, unverarbeitet gespeicherten Erinnerungen. Durch Pranayama lenken wir den Atem, kontrollieren ihn und ermöglichen schließlich den freien Fluss des Atems und von Lebensenergie, im Sanskrit *prana* genannt. Die weitere Reise führt tiefer nach innen: Wir ziehen unsere Wahrnehmung vom Äußeren ab, finden einen Fokus, beispielsweise auf die Atembewegung, und erleben in der Konzentration zunehmend Stille, Meditation – das Wort ist übrigens mit „Medizin" verwandt, und das heilsame Potenzial dieser „inneren Versenkung" gilt heute als wissenschaftlich erwiesen. Dadurch erreichen wir einen Zustand, in dem wir uns womöglich für eine Weile verlieren, um uns zu finden.

Manche Yoga-Praktizierende suchen, in ihren Höhlen oder wo auch immer, vielleicht die end-gültige Selbsterkenntnis, die oft zitierte Erleuchtung, finden Gott (in sich) selbst. Manche suchen und finden auf der Matte einfach nur ein Workout, ein Training für den Körper, das dann doch gleichzeitig auch eines für den Geist ist. Selbst wenn sie es nicht anstreben oder erwarten, können wohl die meisten Yoga-Praktizierenden eine nicht nur körperliche positive Veränderung, ein zufriedenstellendes Trainingsresultat in einem weiteren Sinne und Umfang wahrnehmen. Und es ist auch bestimmt nichts falsch daran, zunächst allein um der körperlichen Kraft und Gesundheit willen zu üben, für ein strahlendes Äußeres, das dann aber immer auch aus einem leuchtenden Inneren resultiert. Es gibt so viele Gründe und verschiedene Weisen, Yoga zu praktizieren, und solange es sich gut anfühlt, ist es auch gut für dich.

Also probiere es einfach aus, vielleicht zum ersten Mal heute, am besten gleich, bevor du das nächste Kapitel beginnst. Lies die Beschreibung durch und steig dann ein, ohne zu versuchen, dir alles zu merken, irgendetwas theoretisch zu verstehen oder richtig zu machen.

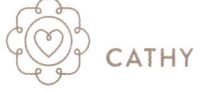 **CATHY**

Ich habe mit Yoga angefangen, um etwas für meinen Körper zu tun, um Kraft zu entwickeln. Das war in einer Zeit, als ich unglaublich viel unterwegs und völlig ausgelaugt war. Mein Körper hat sich dadurch recht schnell verändert, und ich mochte die Veränderungen, aber viel wichtiger wurden mir dann bald die Wirkungen, die Yoga auf mein Seelenleben hat. Auf einmal konnte ich Jobangebote absagen, ich habe viel mehr innere Ruhe entwickelt und ein Gefühl dafür, was ich will und was nicht, wann mir etwas zu viel wird, wann ich Zeit für mich brauche – und für Yoga.

MINI-PRAXIS 1: STEHEN UND ATMEN

Stelle dich bequem und aufrecht hin, genau so, wie du gerade bist, du brauchst keine Matte, keine besondere Kleidung, nur ein bisschen Platz um dich herum. Schließ die Augen und nimm spürend die Verbindung zu deinen Füßen auf. Vielleicht magst du ein wenig über die Fußsohlen schaukeln, dich wiegen, dein Gewicht verlagern, von einem Fuß auf den anderen, von vorne nach hinten – und finde durch die Bewegung einen mittigen, stabilen Stand. Dann nimm spürend die Verbindung zu deinen Händen und Fingern auf, sie sind für dich vielleicht deutlicher wahrzunehmen als deine Füße, nachdem wir es eher gewohnt sind, mit den Händen zu tasten.

Die Arme dürfen schwer und ruhig neben dem Körper hängen, an den Seiten, und deine Schultern dürfen entspannt nach hinten-unten sinken. Kannst du die Luft an deinen Handrücken spüren, an den Innenflächen und um die Finger herum? Während deine Füße in einem guten Kontakt mit dem Boden sind, der Erde, spürst du an den Händen Luft, und deine Hände können dir helfen, Kontakt zu deinem Atem aufzunehmen. Lege dafür die Handflächen auf deinen Körper, eine Hand auf den Bauch, die andere auf die Brust, und nimm die Bewegungen unter deinen Händen wahr.

Vielleicht spürst du, wie sich beim Einatmen die Hände etwas anheben, Bauch und Brust sich nach vorne-oben schieben, und wie sich beim Ausatmen die Hände wieder etwas senken. Du brauchst deinen Atem nicht zu lenken, aber vielleicht willst du bewusst langsam und tief und ruhig atmen. Lass dir Zeit. Wenn du noch einen Schritt weitergehen möchtest, kannst du die Arme mit dem Atem bewegen: Einatmend hebe die Arme nach oben – ganz gleich wie, über die Seiten, über vorne … finde deinen Weg –, und ausatmend lass sie wieder sinken. Wiederhole das einige Male, und anschließend finde einen bequemen Sitz und lausche nach innen, wie du dich jetzt fühlst. Ist irgendetwas anders als vorher?

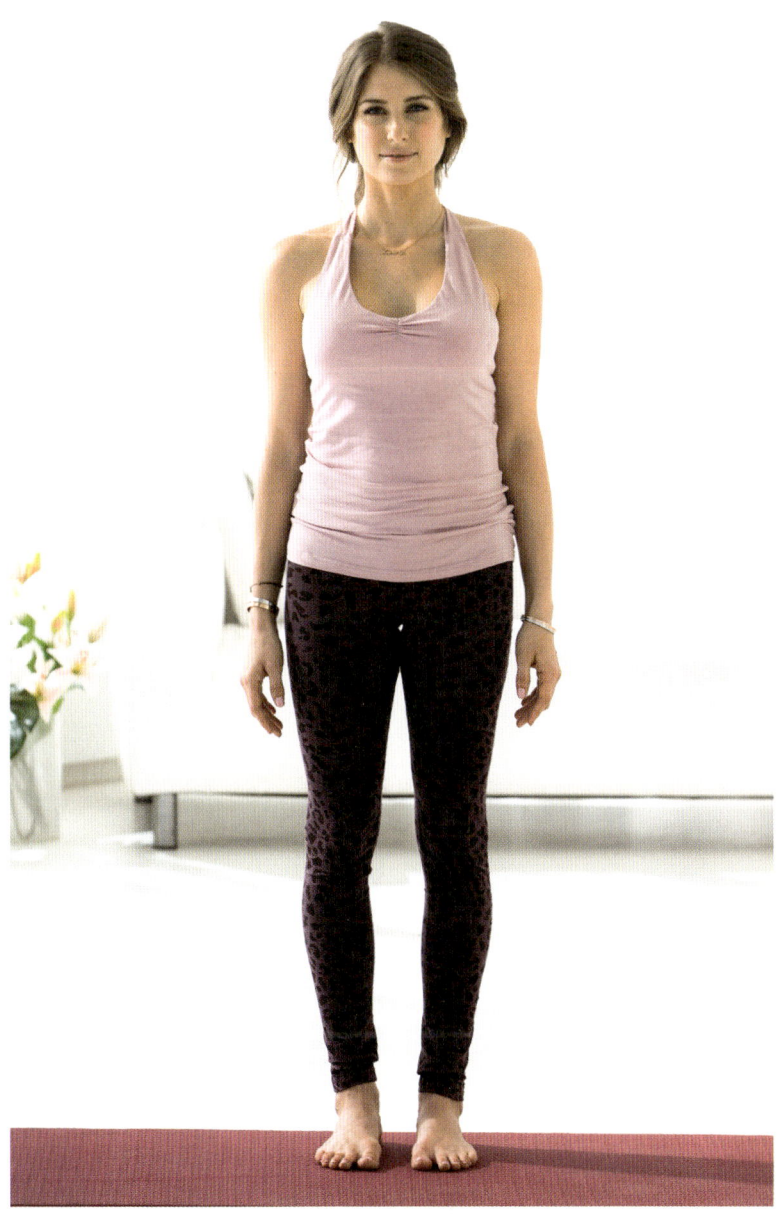

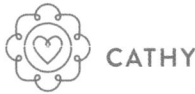 CATHY

Mein Lebensmotto: Der Glaube ist der Weg zum Ziel.

Das Rückbesinnen auf dein Fühlen ist zentral im Yoga – die Praxis ist dazu da, dich selbst, dein Selbst, zu erforschen und in dir, im vermeintlich Kleinen, das große Ganze zu erspüren, oder auch nur Wohlbefinden. Und das Ziel wie auch der Weg dorthin ist einer der Freiheit. Wenn *jiva* zu *atman* zurückfindet, sich in *atman* erkennt oder *atman* in sich erkennt, nennen die Yogaschriften dies auch *moksha* oder *jivanmukti*, „die Befreiung der Seele". (Daher auch der Name eines Yogastils, *Jivamukti Yoga*, in dessen Tradition ich, Flora, unter anderem gelernt habe.)

Und *dein* Gefühl sagt dir, wie du diesen Weg am besten gehst, schließlich führt er zu dir. Probiere also diese Praxis an, wie du ein Kleidungsstück anprobierst, bevor du es kaufst. Wenn du es dir zu eigen machen willst, lässt du es vielleicht ändern, damit es dir besser passt oder noch besser gefällt, oder vielleicht greifst du selbst zu Schere, Nadel und Faden. Und du kannst dein Lieblingsstück dann nach Belieben kombinieren – wie du magst, ganz nach deinem Geschmack. Und bitte verstehe so auch unsere Vorschläge, wie du Yoga üben kannst, und setze sie auf deine Art und Weise um. Vertraue uns und vertraue dir noch mehr!

FREIRAUM 1

Nimm dir jetzt ein bisschen Zeit für dich und einen Stift zur Hand und schreibe auf, was Yoga dir vielleicht geben kann. Was wünschst du dir für dein Leben, wovon hättest du gerne mehr? Lege dir keinerlei Beschränkungen auf, es dürfen klitzekleine und riesengroße Wünsche sein. Notiere bitte auch Zweifel, sollten da welche sein: Glaubst du nicht an die Wunscherfüllung? Glaubst du nicht, dass etwas wie Yoga dir helfen könnte? Und warum eigentlich nicht?

WER BIN ICH? WER SIND WIR? UND SIND WIR NICHT ALLE MAL FAST PERFEKT – UND ALLE EINS?

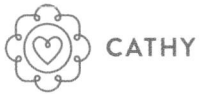 **CATHY**

„Eine gute Frage: ‚Wer bin ich eigentlich?' Ich bin ein sehr offener Mensch, sehr ehrlich und oft auch unbedacht. Vielleicht bin ich hin und wieder ein bisschen sehr gutgläubig, in dem Sinne, dass ich eigentlich immer das Gute im Menschen sehe und nicht das Gefühl habe, ich könnte dabei irgendwie auf die Schnauze fliegen, auf gut Deutsch gesagt. Gleichzeitig bin ich aber auch ein sehr nachdenklicher Mensch, ich denke gerne über die Dinge nach. Und ich habe auch gerne alles im Griff, weil ich sehr ehrgeizig bin, und wenn ich mir irgendein Ziel setze, dann möchte ich das auch erreichen, und dafür bin ich auch immer bereit, sehr hart zu arbeiten. Gut ist für mich eigentlich nie gut genug. Ich hatte schon immer einen Hang zum Perfektionismus, und ich glaube, dass mir das in meinem bisherigen Leben schon oft sehr hinderlich war, weil ich immer das Bestreben hatte, perfekt zu sein, und immer alles perfekt machen wollte.

Aber was ist nun *deine* Art und Weise? Vielleicht hast du das Gefühl, du wüsstest jetzt, vermeintlich am Anfang des Weges stehend, nicht so recht, wohin mit dir und wie „dorthin" kommen – aber ganz bestimmt hast du – immer schon – ein Gespür dafür, was du magst, was sich gut, stimmig, richtig anfühlt. Oder hast du jemals angezweifelt, welche Farben du magst und welche nicht, und warum das so ist, und ob das anders sein sollte und so weiter? Manche Farben mögen wir, manche stehen uns, andere nicht – ganz einfach. Vertraue deinem Gefühl, und vielleicht wirst du feststellen, dass es ein körperliches Spüren ist, das bekannte „Bauchgefühl", eine Gewissheit, die in dir sitzt – wir könnten dieses innere Wissen auch *Intuition* nennen.

In einem Spiegel können wir uns betrachten – und doch wirst du die Reflexion nur durch deine Augen sehen. Als Spiegel kann ein anderer Mensch in unserem Leben wirken, eine Begegnung, die uns, wenn wir sehen wollen, zeigt, wie wir sind, ähnlich wie der andere oder anders. Auch Yoga kann ein solcher Spiegel sein: Was zeigt dir die Begegnung mit dieser Praxis, mit einer Asana, einer Atem- oder Meditationsübung? Erkennst du dich sofort in ihr wieder, fällt sie dir ganz leicht, oder stellt dich ihre Form vor Herausforderungen?

Wo ist dein Körper (beziehungsweise dein „System") eher schwach, weich, wo hart oder eng? Äußere Haltungen helfen uns, unsere inneren Haltungen wie in einem Spiegel zu erkennen – und sie auszugleichen. Dieses Reflektieren geschieht weniger durch Denken als durch dein Spüren und Fühlen. Suche und finde Wohlgefühl in der Praxis, auch und gerade da, wo sie dich vielleicht herausfordert.

Yoga kann dich damit mehr in deine Mitte bringen und dir zu Selbst(er)kenntnis verhelfen und schließlich zu wahrem Selbst-Vertrauen. Und das ist in unserer Zeit mit ihren vielen verwirrenden Eindrücken und Einflüssen gar nicht so einfach: all die Möglichkeiten, all die Bilder, die wir im Kopf haben, die uns sagen, wie wir sein und aussehen sollen, unsere Körper, unsere Kleidung, allerlei Äußerlichkeiten und Moden. Oft genug sind wir mit unserem eigenen (Spiegel-)Bild unzufrieden, ganz gleich wie schön wir „objektiv" oder mit liebenden Augen betrachtet sind – was uns nicht verwundern sollte, wenn wir uns bewusst oder unbewusst ständig mit „den Schönsten der Schönen" vergleichen und uns mit überkritischem Blick mustern. Die Verunsicherung betrifft ebenso unsere inneren Einstellungen: Was meinst und willst du wirklich, wer bist du? Was ist dir wichtig? Was fühlt sich richtig und stimmig an? Und wo liegen deine individuellen Stärken, wo deine (vermeintlichen) Schwächen? Was willst du im Leben erreichen? Und wie willst du ans Ziel kommen, wenn du dir da (deinerselbst) nicht sicher bist? Yoga kann dir bei dieser Selbsterkundung und auch beim Annehmen und Ausgleichen deiner Stärken und Schwächen helfen. Dabei geht es in gewissem Sinne durchaus um Selbstoptimierung, aber immer auf der Basis von Selbstakzeptanz – was sich vielleicht nach einem Widerspruch anhört, doch im Yoga wirst du auf einiges stoßen, was zunächst widersprüchlich wirkt, schließlich wollen wir Sonne und Mond zusammenbringen, Polaritäten vereinen. Wir sind suchende, strebende Wesen (hin zur Sonne!) – aber wir dürfen und müssen auch in uns ruhen (Mond): Wir sind so, wie wir sind, mehr als gut genug, wir brauchen nicht perfekt zu sein. Die Praxis unterstützt dich darin, deine Eigenheiten zu sehen und zuzulassen, sie ganz gelassen anzuerkennen und sie auszugleichen, wo du dir (und anderen vielleicht auch) schadest, aber vor allem sollte sie eines bewirken: dass du mit dir selbst im Frieden, dass du zu-frieden bist. Mit all deinen Schrägheiten. In *deiner* Perfektion, in *deinem* Jetzt.

Die folgende Mini-Praxis holt dich über den Atem ins Jetzt, diesmal im Liegen. Vielleicht möchtest du vorher die Mini-Praxis 1 (S. 20) im aufrechten Stand wiederholen und dich anschließend bequem auf den Rücken legen – auf deine Yogamatte oder eine andere angenehme Unterlage.

Und ich glaube, diese Gelassenheit musste ich erst einmal lernen – dass ich auch mal loslassen kann, dass ich sagen kann: ‚Okay, jetzt hast du mal nicht alles geschafft, und es ist nicht alles perfekt, und das ist auch okay'. Dabei hat mir Yoga ganz bestimmt geholfen, auch dabei, dass ich zwischendurch einfach mal abschalten kann, mir Zeit für mich nehme, egal, was noch ansteht und ob das Telefon klingelt und irgendjemand irgendwas von mir will, ich kann auch einfach mal off sein."

MINI-PRAXIS 2: LIEGEN UND TIEF ATMEN – VOLLE YOGISCHE ATMUNG

In der Rückenlage strecke die Beine lang aus oder stelle die Füße auf und lass die Knie zueinander sinken – wähle die bequemere Option. Du kannst dir auch eine gerollte Decke unter den Rücken legen, entlang der Wirbelsäule, wodurch du eine angenehme Weite im Brustraum wahrnehmen dürftest. Achte dabei darauf, dass dein Kinn nicht höher strebt als deine Nase, unterstütze also eventuell auch deinen Kopf zusätzlich.

Lenke deine Aufmerksamkeit zum Atem – was vielleicht gar nicht so einfach ist, schließlich begleitet er uns ganz selbstverständlich von Geburt an, und er wird uns oft nur in unangenehmen Situationen bewusst: wenn wir nach Luft schnappen, uns der Atem wegbleibt oder stockt. Besser spüren kannst du die Atembewegung, indem du eine Hand auf deinen Bauch legst, die andere auf deine Brust. Sollten dabei deine Ellenbogen unbequem in der Luft hängen, stütze sie mit Yogablöcken, Kissen, Büchern oder Ähnlichem.

Wichtig ist, dass du entspannt liegen kannst und durch die Nase ein- und ausatmest. Mit geschlossenen Augen beobachte die Bewegungen deines Körpers im Atemrhythmus. Du wirst wahrnehmen, dass sich Bauch und Brust und damit deine Hände im Wechsel heben und senken. Oft haben wir verlernt, ruhig und tief zu atmen, und so kann es sein, dass du dir, wie so viele Menschen, ungünstige Atemmuster angewöhnt hast.

Diese kannst du jetzt wieder verlernen, dir eine günstigere Atemgewohnheit wiederaneignen. Versuche, ohne größere Anstrengung, deinen Atem zu lenken: weit nach unten in den Bauch, sodass sich der Bauch hebt, wenn du einatmest. Bleibe für ein paar Atemzüge dabei: Mit der Einatmung hebt sich die Bauchdecke, mit der Ausatmung sinkt sie wieder – das tut sie bei einer natürlichen, „unverdorbenen" Atemweise von selbst.

Du kannst mit deiner Muskelkraft nachhelfen und die Luft aus dem Körper schieben, indem du am Ende der Ausatmung den Bauch nach innen, den Nabel in Richtung Wirbelsäule ziehst. Dieses vollständige Ausatmen wird auch die Einatmung vertiefen. Und so wie du aktiv ausatmen kannst, kannst du auch aktiv noch voller einatmen: Ziehe den Atem weiterhin zunächst in den Bauch, bis sich dieser rundet, und dann ziehe ihn weiter nach oben, bis sich die Brust weitet, sich die Rippen, die Schlüsselbeine anheben. Erlebe bewusst diesen Moment der Fülle und lass dann zu, dass sich der Atem umkehrt, die Luft wieder geht – ziehe am Ende der Ausatmung den Bauch nach innen und erlebe die Leere. Es kann einige Zeit dauern, bis du dich an diese Art zu atmen gewöhnt hast und alles Technische wieder vergessen kannst. Übe die volle yogische Atmung einige Minuten lang und spüre dann im Liegen oder auch gerne im Sitzen nach. Wahrscheinlich fühlst du dich ruhig und ausgeruht, aber auch gut „aufgeladen", voller *prana*. Mach deine Erfahrung!

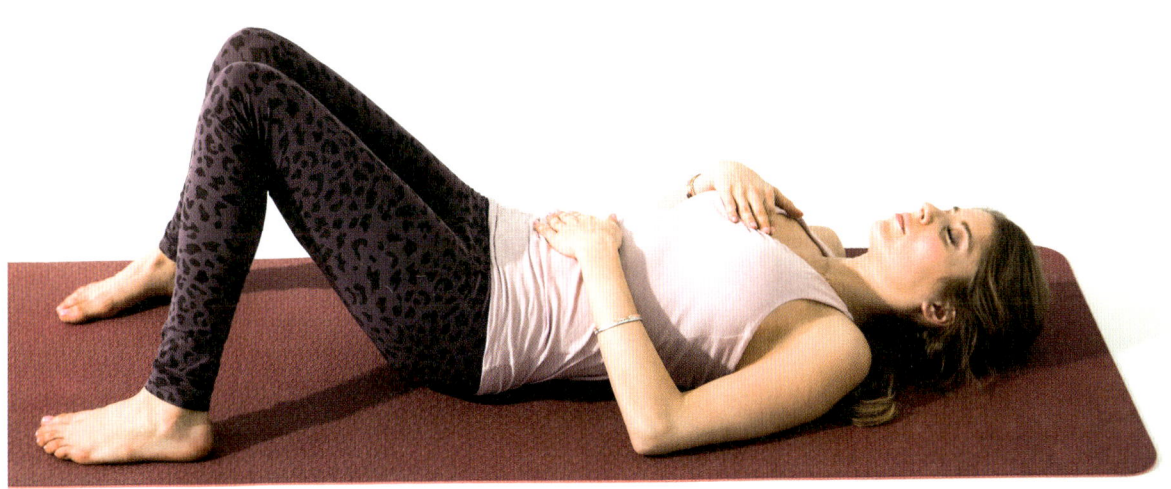

CATHY

Mich anstrengen und kritisieren und antreiben konnte ich schon immer gut, Loslassen war und ist für mich eine riesige Herausforderung. Als ich anfing, mit Flora zu üben, fiel mir auch erst auf, dass ich gar nicht richtig frei atmen konnte. Wenn sie wollte, dass ich mich entspanne und meinen Atem einfach nur kommen und gehen lasse, war das die schwierigste Übung der Welt. Und wir üben es noch immer. Aber ich kann wohl behaupten, dass ich jetzt, mit 30 Jahren, so langsam richtig atmen lerne. Und Langsamkeit fällt mir auch immer leichter – ich konnte früher nie stillstehen oder -sitzen, ich war immer von irgendetwas getrieben, und inzwischen kann ich die Schönheit darin erkennen, einfach in Ruhe zu sein und zu atmen, oder noch weniger sogar: nur den Atem zu beobachten, wie er von selbst kommt und geht.

Der Atem ist eines der wichtigsten Werkzeuge im Yoga, er ist die Verbindung von Körper und Geist und wirkt sehr schnell und effektiv auf das Nervensystem, wie du vielleicht gerade gespürt hast. Du kennst bestimmt auch die Empfindung „außer Atem" zu sein, und ebenso bestimmt fühlst du dich besser, wenn du „bei Atem" bist – und das kannst du üben. Das Gute ist: Wir brauchen den Atem nicht ständig zu regulieren, er fließt von selbst, kommt und geht, aber wir können ihn positiv beeinflussen und damit unser Wohlbefinden. Wir können uns bewusst atmend beruhigen, vom Stressmodus unseres Organismus umschalten auf den Entspannungsmodus. Damit tust du dir einen großen Gefallen, wenn auch du dich oft unter Druck fühlst, einen inneren Druck spürst, der für uns heute leider so normal geworden ist. Wir üben immer für das Leben jenseits der Matte, und so kannst du in angespannten Situationen solche beruhigenden Atemtechniken für dich nutzen: Atme langsam und tief, atme vor allem vollständig aus, und du wirst ruhiger werden. Mit dem bewussten Atmen lernen wir auch Gelassenheit und Loslassen: Mit jeder Ausatmung lässt du die verbrauchte Luft, lässt du Altes gehen – wie könntest du sonst wieder einatmen und dich mit neuer Energie auffüllen? Wenn wir an alten Gewohnheiten und Bildern von uns selbst festhalten, bleiben wir womöglich „stecken". Wir kommen dem Wohlbefinden und der Erfüllung unserer Wünsche nicht näher, wenn wir unsere Zweifel und unsere übertriebenen Ansprüche an uns nicht loslassen, sondern berauben uns all der schönen Möglichkeiten, die da vor uns liegen. Blättere zurück auf Seite 23 zum Freiraum 1, schau dir deine Zweifel an und streiche sie feierlich durch! Und atme dann tief aus, gerne hörbar und lösend durch den Mund.

Unser Wort „atmen" hängt übrigens eng mit *atman* zusammen, dem Sanskritwort für die „Weltseele". Gemäß dem Yoga kannst du die Verbindung zum Großen und Ganzen über den Atem finden. Und der Atem, die Luft, die wir atmen, verbindet alle Lebewesen, alles was auf unserem Planeten lebt, was wir wohl auch mit unserer modernen (wissenschaftlich-rationalen) Weltsicht vereinbaren können. Und die Bezeichnung *asana* können wir nicht nur mit „Haltung" oder

„Sitz", sondern auch mit „Verbindung zur Erde" übersetzen. In einer Yoga-Asana, wie etwa dem sogenannten NACH UNTEN SCHAUEN-DEN HUND, kannst du dich vielleicht für einen Augenblick in einen solchen Vierbeiner hineinversetzen. Und wenn du bewusst atmend diese Haltung, diese Verbindung beziehungsweise dich als Verbindung zwischen oben und unten, vorne und hinten, links und rechts erlebst, bewusst in deinen und durch deinen Körper spürst, erhellt sich dir vielleicht der Zusammenhang von allem mit allem (Erleuchtung!). Dann empfindest du – irgendwann zwangsläufig – eine innere Verbundenheit mit Tieren und Pflanzen und anderen Lebensformen und womöglich eine tiefe Dankbarkeit für all das, so etwa für die Bäume, die uns Menschen mit Sauerstoff versorgen.

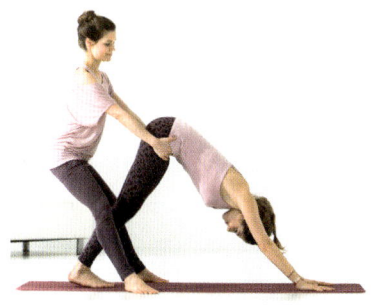

Und dann freust du dich vielleicht noch mehr, wenn du in der BAUM-HALTUNG stehen kannst. Klingt albern? Vielleicht. Und simpel? Ja, und das ist es auch, zumindest ein Stück weit. Du probierst allerlei physische Formen aus, um die Selbstverständlichkeit, „du" zu sein abzulegen, zusammen mit deiner Identität und der damit zusammen-hängenden Eingeschränktheit. Damit sich die „kleine Seele", *jiva*, in *atman* erkennen und auflösen kann, darf sie alle Bilder von sich vergessen – seien diese nun negativ oder positiv gefärbt, denn sie beschränken dich so oder so, weil Bilder stillstehen, dein Leben sich jedoch bewegen möchte, fließen möchte wie der Atem.

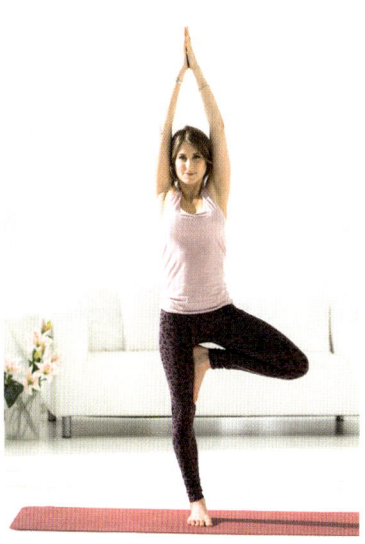

Bewusstes Atmen beziehungsweise das Üben von Atemtechni-ken, *pranayama*, hilft dir, dich in Verbindung mit deiner, unser aller Lebensenergie, *prana*, zu spüren. *Yama* meint das Regulieren (der Energie), gleichzeitig steckt in *pranayama* aber auch das Gegenteil, *ayama*, das Freisetzen oder Lösen. Wir lenken zunächst den Atem, die Körperenergien, um sie – Widerspruch aufgelöst – freier fließen und strömen zu lassen. Vielleicht kennst du das auch: Du begegnest einer Person mit einer ganz besonderen Ausstrahlung, die aus-sieht, als könnte sie Bäume ausreißen – wahrscheinlich sprudelt sie geradezu vor *prana* und strahlt das auch aus. Sie verströmt Energie. (Bäume ausreißen wollen wir natürlich nicht, lieber pflanzen, auf der Matte und gerne auch „draußen in der Welt").

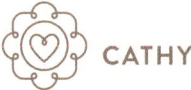 **CATHY**

„Ich fühle mich nach dem Üben frei, glücklich und vollkommen, als könnte ich Bäume ausreißen, ich bin voller Energie und Elan und Kraft, ja, Yoga gibt mir Kraft. Und Yoga gibt mir Lebensfreude, Energie, Glückseligkeit, Vollkommenheit, Zufriedenheit, und macht mich zu einem besseren Menschen, das ist es eigentlich, was Yoga mir gibt, und genau so fühle ich mich eigentlich nach jeder Praxis, und deswegen mache ich Yoga auch jeden Tag und möchte auch keinen Tag mehr ohne Yoga sein. Yoga gehört zu meinem Leben dazu, es ist ein sehr, sehr großer Teil von mir, deswegen machen wir auch dieses Buch, damit wir diesen Teil, dieses Lebensgefühl, diese Lebensfreude, diese Glückseligkeit, diese Energie und diese Kraft weitergeben können, damit andere Menschen auch genau das erfahren, was Flora und ich jeden Tag erfahren dürfen."

Das Schöne an der Praxis ist unter anderem: Sie gibt dir mehr zurück, als du hineingibst. Du brauchst dich nicht furchtbar zu verausgaben, um mehr Energie zu spüren und eine – vielleicht manchmal nicht so leicht erklärliche – Freude zu empfinden. Und so wirst du dich wahrscheinlich nicht allzu sehr disziplinieren müssen, um regelmäßig zu üben – denn dein Körper-Geist-Seele-System wird danach verlangen.

„Üben" heißt unter anderem, wir tun etwas, das wir nicht unbedingt schon können und deshalb vielleicht nicht sonderlich mögen. Manches wird dir leichtfallen, anderes weniger. Uns ist wichtig, dich wissen zu lassen, dass du nichts mitbringen musst, um mit dem Yoga-Üben anzufangen: Du brauchst nicht stark zu sein, nicht beweglich, nicht schlank, nicht gelassen, nicht jung, nicht schlau – auch wenn du all dieses Wunderbare ganz bestimmt schon bist, auf deine eigene wunderbare Weise. Wenn du übst, freue dich über Herausforderungen ebenso wie über schnelle Erfolge. Und bitte übe mit Freude, mit einer positiven Einstellung dir selbst gegenüber. Harsche Kritik, Urteile und Ungeduld und Unzufriedenheit mit dir selbst haben in der Yogapraxis keinen Raum. Vielleicht bemerkst du solche Tendenzen an dir – das kennen auch wir nur allzu gut –, dann bist du schon einen guten Schritt weiter in deiner Selbsterforschung und hin zu einem liebevolleren, „yogischen" Umgang mit diesem Selbst. Herausforderungen erleben wir auf und jenseits der Matte mehr als genug, und sie geben dir die Gelegenheit, zu üben, dich (dir in) diesen Situationen liebevoll und geduldig zu stellen. Und mit der Zeit werden die Wellen wahrscheinlich weniger hoch schlagen, deine Wertungen und Abneigungen werden leiser, du wirst gelassener und flexibler und toleranter.

FREIRAUM 2

Überlege und beschreibe: Was macht dir Freude? Was magst du? Welche Jahreszeit ist deine liebste, welche Tageszeit, Farbe, Sportart, Musik ...? Fang irgendwo an und zweifle dein Bauchgefühl nicht an. Beim Üben möchtest du dann auch mit dem Erfreulichen anfangen. Übe, wann du willst, wo du willst, auf einer grünen oder blauen Matte, mit oder ohne Musik, langsam und sanft oder dynamischer ... Und insgesamt fülle dein Leben mit mehr von dem, was dir Energie und deinem Dasein Sinn gibt.

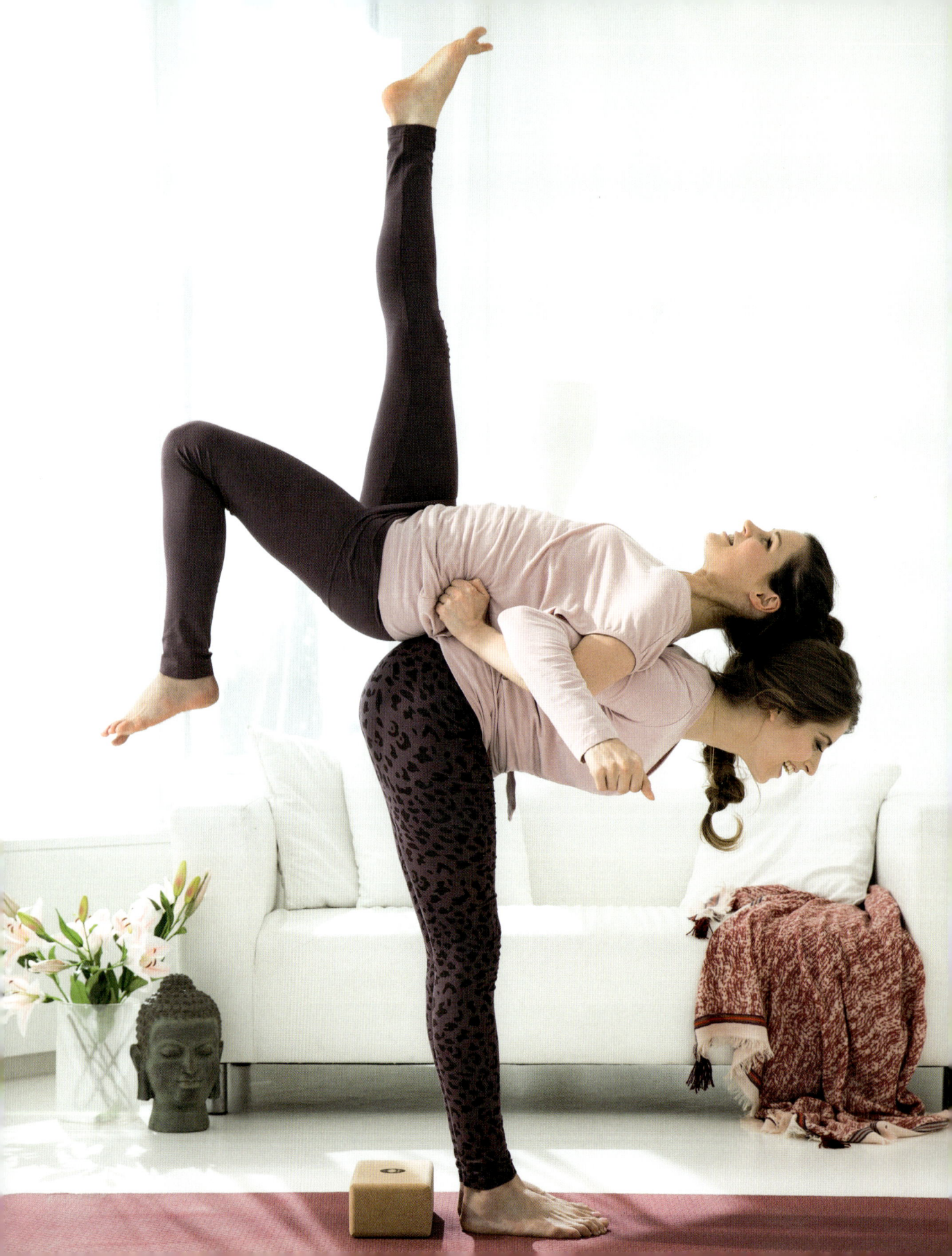

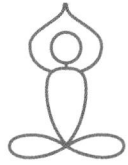

WIE ÜBE ICH YOGA?

 CATHY

„Durch Yoga kann ich mich immer noch besser kennenlernen und mehr und mehr mögen. Nachdem ich von Natur aus ein sehr nachdenklicher Mensch bin, habe ich mich schon immer viel mit mir beschäftigt, viel über mein eigenes Verhalten nachgedacht und versucht, mich zu verbessern, oder Fehler, die ich (gemacht) habe, weitestgehend auszumerzen, auch wenn Fehler menschlich sind. Yoga hat mir geholfen, Fehler zu akzeptieren, zu sagen: 'Okay, ich bin so und eben nicht anders' – das war und ist eigentlich die größte Veränderung, die mir Yoga gebracht hat: Ich wusste vielleicht schon vorher so ziemlich genau, wer ich bin, aber Yoga hat mir dabei geholfen, das – also mich – auch wirklich zu akzeptieren. Ich lerne und übe anzunehmen, dass ich auch Schwächen habe, und vielleicht kann ich an diesen Schwächen arbeiten. Aber heute ist da, dank Yoga, ganz viel Selbstakzeptanz und Selbsttoleranz. Dass man sich so liebt, wie man ist, ist so wichtig und eine Voraussetzung für Veränderung.

Du kannst jederzeit Yoga üben, und überall. Du kannst dir angewöhnen in jeder Situation mit dir in Verbindung zu sein, zu spüren, wie es dir geht, wahrzunehmen, was du denkst und fühlst. Du lässt dich nicht „vom Leben überfahren" oder „blind mitreißen" – du weißt, was für dich richtig und stimmig ist und handelst in diesem Sinne. Und das wird dir, du selbst wirst dir guttun, du hast das Gefühl, „es läuft", und zwar rund und alles in die richtige Richtung. Wir wollen nicht zu viel versprechen, mit Sicherheit werden dir auf deinem Weg auch Hindernisse begegnen. Und Yoga ist auch nicht die Lösung für alle Probleme, aber du kannst davon ausgehen, dass eine positive Entwicklung geschieht und dass du auch sonst auf diese Hindernisse gestoßen oder sogar darüber gestolpert wärst. Durch die Yogapraxis lernst du, achtsam mit ihnen umzugehen, die Hindernisse für dich zu nutzen, als willkommene Herausforderung für dein inneres Wachstum.

Aber wir fangen mit kleinen Schritten an, und immer im Augenblick. Wie Patanjalis *Yogasutra* in diesem „Jetzt" ansetzt: Yoga ist *jetzt* erfahrbar, in diesem Moment, wenn du wirklich im Moment bist, ganz bei dir, nicht im Gestern, nicht im Morgen, nicht zerstreut und in Gedanken überall, sondern vollkommen präsent. Und die Asana-Praxis kann dich in diesen Moment holen, denn dein Körper ist immer in der Gegenwart – und immer in Bewegung und Veränderung begriffen, wie die Natur um uns herum.

ALLGEMEINES ZUR ASANA-PRAXIS

Vergleicht man einen Baum als Pflanze in der Natur mit einer Yogini oder einem Yogi in der Baumhaltung, wird Folgendes deutlich: Yoga beziehungsweise eine solche Asana bildet Natur nach, macht Naturgesetze, uns selbstverständliche Grundbedingungen unseres Lebens, begreiflich und über den Körper und die Beobachtung dessen bewusst erlebbar, und es hilft, zwei wichtige Begriffe zu erklären: *sthira* und *sukha*. Die Haltung soll stabil, ruhig und kraftvoll sein und gleichzeitig angenehm, leicht und erfreulich. Mit Patanjalis Worten heißt das: *sthira sukham asanam.*

Warum sind unsere Füße unten „geerdet" und der Kopf oben, „in den Wolken"? Wir sagen, jemand „steht mit beiden Beinen im Leben", „auf dem Boden der Tatsachen" – oder er ist „abgehoben", „baut Luftschlösser". Idealerweise ist beides da: die Verbindung nach oben wie nach unten. Bäume verwurzeln sich im Erdreich und streben aus dieser Stabilität nach oben, der Sonne entgegen. Wir Menschen brauchen ebenso Wurzeln, Sicherheit, Geborgenheit – und die Möglichkeit zu wachsen, für Entwicklung, hin zu etwas Erfreulichem, das uns Sinn und Richtung gibt. Unsere Haltung braucht ein stabiles Fundament, *sthira*. Zugleich soll sie *sukha* sein, angenehm, weit, leicht. Übertrage das auch ruhig auf deine innere Haltung – zum Yoga-Üben und zum Leben insgesamt.

Wenn du – wie die meisten von uns – meist „im Kopf", rastlos und aufgedreht bist, kann Yoga helfen, in den Haltungen und dann zunehmend im Alltag Ruhe und Stabilität zu finden. Wenn du dich eher träge und lustlos fühlst, wirst du Kraft und Ausdauer entwickeln, dich aufrichten und auf ein Ziel ausrichten können. Die Dinge kommen in Bewegung und du erlebst Leichtigkeit und Freude. Kannst du das eben Gelesene im körperlichen Üben wiedererkennen? Wiederhole Mini-Praxis 1 (siehe S. 20), gefolgt von der gleich folgenden Praxis 3 und erfahre im aktiven Stehen und in der gleichmäßigen Bewegung deine Kraft, aber auch Ruhe. In Mini-Praxis 2 (siehe S. 26), wenn du diese noch anschließen möchtest, kannst du im Liegen das passive Loslassen zur Erde hin erleben, Stabilität und Vertrauen, und im ruhigen Atem das sanfte beständige Fließen durch dich hindurch.

Mein Körper ist nun mal nicht in jede Richtung besonders beweglich, und das ist okay so. Das passt auch dazu, dass ich insgesamt eher weniger flexibel bin, ich habe am liebsten alles im Griff, ich weiß gerne, was auf mich zukommt, ich versuche, die Dinge zu planen und irgendwie immer eine Struktur aufzubauen, weil es das ist, was mir Halt gibt, das brauche ich. Aber hey, das ist gut so, und durch Yoga sind meine Spontaneität und Flexibilität schon viel größer geworden."

MINI-PRAXIS 3: DYNAMISCHE TAUCHERDEHNUNG

Deine etwa hüftgelenksbreit geöffneten Füße stehen stabil auf der Matte, und du hast dich schon mit deinem Atemrhythmus vertraut gemacht – diesen nutzt du gleich als Taktgeber für eine einfache Bewegung, die sowohl kräftigt als auch dehnt. Verschränke deine Finger hinter dem Rücken, versuche dabei, die Handinnenflächen zueinander zu schließen. Rolle die Schultern zurück und richte den Brustkorb auf. Dein Bauch zieht stabilisierend nach innen. Von hier setze dich nach hinten, wie auf einen Stuhl, während du die Wirbelsäule und die Arme weiterhin möglichst nach oben hin gestreckt hältst, dein Gewicht verlagert sich etwas auf die Fersen – das ist Position 1.

Für Position 2 senke dann mit gebeugten Beinen Kopf und Rumpf nach unten in eine Vorwärtsbeuge, lass die Faust möglichst nach vorne über den Kopf sinken und streck die Beine (ein wenig mehr), dein Gewicht darf sich dabei auf den Füßen weiter nach vorne verlagern.
Jetzt beginne, zwischen diesen zwei Positionen zu wechseln: Mit der Einatmung bringe das Gesäß tief in die Stuhlhaltung, hebe dein Brustbein und den Blick, ausatmend lass deinen Oberkörper nach vorne unten sinken und strecke zunehmend die Beine. Wechsle einige Male im Atemrhythmus und spüre die Qualitäten von Kraft und Dehnung.

Abschließend nimm ein paar ruhige Atemzüge im aufrechten Stand, die Hände hängen gelöst an den Körperseiten herunter. Wie fühlst du dich?

Jetzt kannst du noch gut die Mini-Praxis 2 (siehe S. 26) anschließen oder dich auch einfach nur auf den Rücken legen und entspannen.

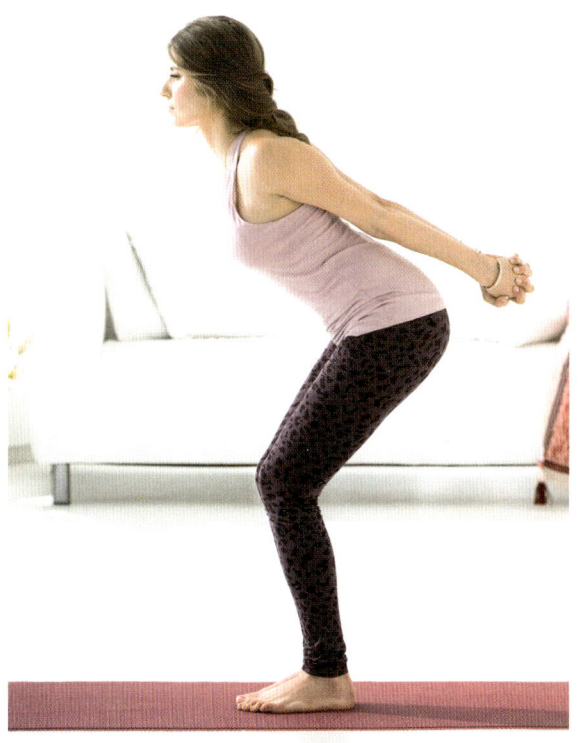 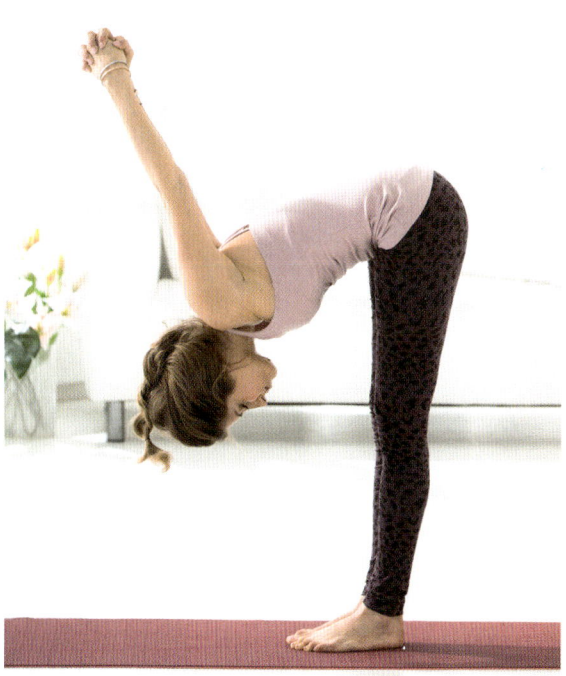

37 Allgemeines zur Asana-Praxis   37

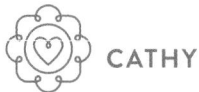

CATHY

„Wenn ich alleine übe, meist als Erstes am Morgen, komme ich manchmal wie in einen Rausch: Ich übe viele, viele Flows hintereinander und bekomme so meinen Kopf vollkommen frei, dann höre ich dazu noch klassische Musik, zum Beispiel Beethoven, und danach geht es mir eigentlich immer so, dass ich meine: Es gibt fast kein schöneres Gefühl als während und nach der Yogapraxis. Ich bin in dem Moment einfach vollkommen glücklich, noch glücklicher zu sein, wäre jetzt gar nicht möglich."

Die Asana-Praxis kann durchaus kraftvoll fordernd sein und auch deine Ausdauer beanspruchen. Gleichzeitig versuchen wir, ruhig und tief zu atmen, also gerade nicht nach Luft zu schnappen oder, noch ungünstiger, den Atem anzuhalten, wenn es anstrengend und „eng" wird. Wir üben die Körperhaltungen und Bewegungen nicht zuletzt, um mehr Raum und Bewusstheit für den Atem zu schaffen. Dies wird vor allem deutlich, wenn wir, wie man sagt, „im *vinyasa* üben". Dabei bewegen wir uns mit dem Atem, unsere Bewegungen folgen unserem Atem. Die Einatmung beginnt, und wir beginnen eine Bewegung, meist nach oben in die Streckung und Öffnung, und wenn sich der Atem umkehrt und die Ausatemphase beginnt, beginnen wir eine Folgebewegung, meist nach unten in die Beugung und Schließung. *Vinyasa* bedeutet „in einer bestimmten Reihenfolge platzieren", und diese Reihenfolge sollte sich stimmig, sinnvoll, natürlich und rund anfühlen.

Eine bekannte Asana-Folge ist beispielsweise der SONNENGRUSS, den wir dir in Kapitel 4 (siehe S. 188) vorstellen – hiervon gibt es viele Varianten, und wir wollen dich auch ermutigen, jederzeit selbst kreativ zu werden und eigene „Flows" zu kreieren. Wir üben beide gerne fließend und spielen hier mit Wiederholung und Variation, was eine fast „magische" Wirkung haben kann: Du kannst dich ganz in den Bewegungs- und Atemfluss versenken und alles um dich herum vergessen.

Dieses Im-Moment- und Frei-Sein erreichen wir durch Yoga, und es ist der Zustand von Yoga – Glück(seligkeit) oder zumindest eine sehr tiefe Zufriedenheit. Dafür üben wir Asanas und anderes, und für viele von uns (Kopfmenschen) sind auf dem Weg dorthin vor allem Körperhaltungen und Bewegungen wichtig. Im Stillstand in den Haltungen und in den Übergängen zwischen Haltungen kannst du alles andere loslassen, was dich sonst umtreibt, Gedanken und Gefühle zur Ruhe bringen und den Frieden erleben, der eigentlich immer da ist, wenn wir uns im Hier und Jetzt finden.

PRAKTISCHES RUND UM DIE PRAXIS

DEINE GRUNDAUSSTATTUNG

Was brauchst du nun zum Yoga-Üben? Zum Glück nicht viel: bequeme Kleidung, die dich nicht einengt, in der du dich wohlfühlst, außerdem eine rutschfeste Matte, eine feste Decke, zwei Blöcke, einen Gurt, und – falls du dir diesen Luxus gönnen möchtest – ein Yoga-Bolster, also ein längliches Kissen. Du bekommst eine Yoga-Ausrüstung inzwischen ziemlich problemlos und günstig – entweder in einem Yogastudio, bei einem gut sortierten Sportausstatter, im Esoterik-Laden um die Ecke oder auch in einem speziellen Yoga-Geschäft, die vielerorts aus dem Boden sprießen, weil die „Bewegung" beständig wächst. Auch im Internet gibt es zahlreiche Anbieter, bei denen du bestellen kannst. Wenn du es dir leisten kannst, achte möglichst auf gute Naturmaterialien und eine nachhaltige, faire Produktion – du vermeidest dadurch den Widerspruch, einerseits deine Verbindung mit der Erde verstärken zu wollen und ihr andererseits gleichzeitig mit deinem Konsum zu schaden. Das wäre die Umsetzung der ersten Empfehlung für den Umgang mit der Mitwelt: Wir versuchen, uns gewaltlos zu verhalten, möglichst wenig Schaden anzurichten. Aber wir sollten natürlich auch realistisch und nicht allzu perfektionistisch sein: Kaufe – den Möglichkeiten deines Budgets entsprechend – die beste Ausstattung, und freue dich ohne schlechtes Gewissen über die gute Investition.

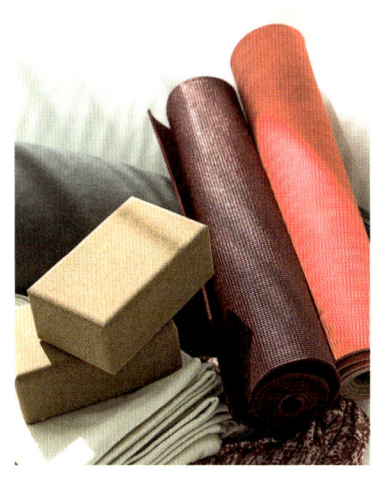

Die **Yogamatte** ist die Grundlage, deine Unterlage fürs Üben. Sie sollte ungiftig sein und eine hautfreundliche, angenehme Oberfläche haben, beispielsweise aus Naturkautschuk und nicht zu dünn sein, aber auch nicht zu dick, sodass du sie vielleicht auch auf Reisen oder in den Park mitnehmen kannst. Zur Pflege deiner Matte reicht es aus, wenn du sie ab und an mit einem nassen Tuch und neutraler milder Seife reinigst, diese abspülst und die Matte, am besten zunächst in ein Handtuch eingewickelt, trocknen lässt. Je nach Material deiner Matte gibt der Hersteller vielleicht andere Empfehlungen, dann folge natürlich diesen. Im Lauf der Zeit wird die Matte an Rutschfestigkeit gewinnen, und du wirst dich auf der Matte und in deinen Haltungen immer stabiler und sicherer fühlen.

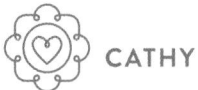

CATHY

Ich nutze meine Blöcke sehr viel – meine Körperproportionen machen mir viele Haltungen nicht gerade einfach, irgendwie sind ganz oft die Beine zu lang, die Arme zu kurz, meine Brüste zu groß … Mit Blöcken werden die Haltungen machbarer und effektiver und Übergangsbewegungen runder.

Bei der **Decke** empfehlen wir ein festes, stabiles Material, am besten Bio-Baumwolle. Gefaltet oder eingerollt kann sie dich unterstützen, und sie wärmt dich, wenn du dich in der Entspannungsphase damit zudeckst. Für den Anfang brauchst du dir vielleicht gar keine neue Decke zu kaufen, wahrscheinlich hast du schon eine geeignete zu Hause.

Blöcke nimmst du am besten aus Kork, einem nachwachsenden und leichten Rohstoff. Sie dienen zumeist dazu, den Boden näher zu dir zu bringen. Die Machbarkeit einer Asana ist zu einem guten Teil abhängig von den Proportionen deines Körpers – du kannst dich noch so viel dehnen und strecken, manchmal sind deine Arme in der Relation vielleicht einfach zu kurz. Scheue dich also nicht, Hilfsmittel einzusetzen, sie werden – gerade am Anfang – deine Asana-Praxis sicherer, effektiver und erfreulicher machen. Manchmal nutzen wir einen Block auch, um Kraft zu sparen, als Unterstützung, oder wir verwenden ihn, um Kraft aufzubauen, zum Beispiel, indem wir ihn gegen die Schwerkraft heben und festhalten. Auf Blöcken kannst du natürlich auch sitzen, wie auch auf deiner gefalteten Decke. Anstelle von speziellen Yogablöcken kannst du natürlich auch dicke Bücher oder ähnliches verwenden – sei einfach kreativ.

Gurte sind meist aus festem Stoff gefertigt und mit einer Kunststoff- oder Metallschließe versehen, wir empfehlen Bio-Baumwolle und Metall wegen der längeren Haltbarkeit. Auch der Gurt kann dazu verwendet werden, Körperteile zu verlängern, Füße zu erreichen, die zu weit entfernt scheinen, um eine sichere und wirkungsvolle Dehnung zu ermöglichen. Er kann dir aber auch helfen, den Körper zu kräftigen, indem du gegen den Gurt arbeitest, schiebst oder ziehst.

Das **Bolster** – sehr günstig sind ein abnehmbarer Bezug aus Bio-Baumwolle und eine Füllung beispielsweise aus Dinkelspelz – verwenden wir, um den Körper angenehm entlastend zu stützen. Es kommt vor allem in Entspannungshaltungen zum Einsatz, beim regenerativen Üben – ein Luxus-Accessoire, das du auch durch feste Sofakissen und Decken ersetzen kannst.

Spezielle **Kleidung** brauchst du nicht, ziehe das an, worin du dich wohlfühlst. Manche Lehrer oder Lehrerinnen oder Yogaschulen werden dich möglicherweise bitten, beim Besuch ihrer Klassen eher enganliegende Kleidung zu tragen, damit sie sehen können, ob du beispielsweise das Knie beugst oder streckst oder sogar überstreckst. Wichtig ist aber auch, dass dich nichts unangenehm einengt, einschränkt oder sich zu sehr mitbewegt – einfache Baumwollleggins und ein nicht zu weites Oberteil reichen vollkommen aus. Aber wenn du dich in einem schönen Yoga-Outfit noch wohler fühlst, dann gönn dir eines und erfreue dich daran.

Suche dir deine Grundausstattung also nach deinem Geschmack und Gespür aus, ruhig mit Rücksicht auf unsere Umwelt, in deinen Lieblingsfarben und vor allem: mit Freude, und dann finde einen gut geeigneten Platz zum Üben.

Am besten schaltest du dein (Mobil-)Telefon aus, während du übst – eine Timerfunktion kann allerdings für die Schlussentspannung, für Meditation, Atemübungen oder auch lang gehaltene (Yin- oder restorative) Positionen hilfreich sein. Es gibt auch spezielle Meditations- oder Yoga-Apps, die dich noch zusätzlich ein wenig motivieren.

DER IDEALE ORT FÜR DEINE YOGAPRAXIS

Um deine Matte herum brauchst du etwas Raum nach vorne und hinten, und auch zu den Seiten schaffst du dir am besten so viel Platz, dass du deine Arme ausstrecken kannst, ohne anzustoßen. Besonders schön ist es natürlich, wenn du in einer luftigen, schönen Umgebung üben kannst, ungestört von deiner Familie, deinem Partner oder anderen Mitbewohnern. Yoga ist Zeit und Raum für dich. Und dieser Raum sollte gut belüftet und beleuchtet, angenehm warm sowie klar und ordentlich sein, damit du dich ganz auf dich konzentrieren kannst – ohne an die anstehende Wäsche oder zu begleichende Rechnungen oder Ähnliches zu denken. Idealerweise hast du auch eine freie Wandfläche zur Verfügung, die dich stützen kann oder dir eine Ausrichtungshilfe bietet.

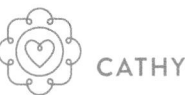 CATHY

Mein Lieblingsort zum Üben ist in Kroatien, am Meer auf einem Steg. Natürlich kann ich nicht immer dort sein, deshalb stelle ich mir diesen Ort oft vor, wenn ich übe. Das macht mich dann noch glücklicher und ruhiger als ich auf meiner Matte sowieso schon bin, egal wo.

CATHY

Ich mache Yoga meist am Morgen oder Vormittag und oft noch im Schlafanzug. So fühle ich mich wohl, und es geht schließlich nicht um Äußerlichkeiten. Ein bisschen lustig ist das natürlich schon, denn in der Öffentlichkeit bin ich ja eigentlich immer mehr oder weniger perfekt gestylt – aber wer will schon immer perfekt sein und aussehen …?

DIE IDEALE ZEIT FÜR DEINE YOGAPRAXIS

Traditionell wird empfohlen, frühmorgens oder am nicht zu späten Abend zu üben, bevorzugt aber am Tagesanfang. Es mag eine grässliche Vorstellung für dich sein, gleich nach dem Aufstehen deine Praxis zu beginnen – der Körper ist noch bettschwer und unbeweglich, aber dafür wird dein Geist angenehm klar sein. Vielleicht probierst du aus, wie es sich anfühlt, am Morgen ein paar Minuten ganz ohne Anstrengung und Erwartung deinen Körper sanft aufzuwecken – im Praxisteil findest du Übungen für einen guten Start in den Tag (siehe S. 204). Am Abend ist dein Ziel, wenn nicht gerade eine lange wache Nacht auf dich wartet, den Körper nach der Aktivität des Tages herunterzufahren. Nachdem wir uns mit Yoga ausgleichen wollen, kann es gut sein, dass du dich nach einem zwar arbeitsreichen, aber körperlich inaktiven Tag im Büro erst einmal bewegen und „durchturnen" möchtest, bevor du dich genüsslich dehnst und entspannst. Auch hierfür findest du Vorschläge weiter hinten im Buch (siehe S. 212 und 192). Je nach Bedürfnis nutzt du die Praxis also zum Aktivieren oder zum Entspannen, wobei Entspannung eben auch durch Aktivität zu erreichen ist. Du kannst dir natürlich auch morgens und abends jeweils Zeit für eine – dann wahrscheinlich eher kurze – Yogapraxis nehmen, um deinen Tag für dich gut zu rahmen, ihn bewusst zu starten und bewusst abzuschließen.

Wenn du morgens übst, versuche, nüchtern auf die Matte zu gehen. Idealerweise trinkst du nach dem Aufstehen ein bis zwei Tassen warmes Wasser, vielleicht mit Zitrone und etwas Zuckerrübensirup oder hochwertigem Honig. Dann gehst du auf die Toilette – vielleicht nicht das delikateste Thema, aber es wäre wünschenswert, dass sich dein Körper darauf einstellt, morgens noch vor dem Frühstück und vor dem Üben den Darm zu entleeren. Wahrscheinlich wirst du hier schnell „Erfolge" beobachten können und auch merken, wie viel besser du dann in den Tag startest. Wenn du abends oder tagsüber übst, achte darauf, zwei Stunden vor der Praxis keine größere Mahlzeit mehr zu dir zu nehmen. Natürlich sollst du nicht hungrig auf die Matte gehen, iss im Zweifelsfall eine leicht verdauliche Kleinigkeit (beispielsweise Obst oder Nüsse). Nach dem Üben lass deinen Organen etwas Zeit, sich wieder zu sortieren, und dann iss, was und so viel wie du magst. Wahrscheinlich wirst du feststellen, dass eine regelmäßige, über eine gewisse Dauer geübte Yogapraxis auch dein Essverhalten – wie dein gesamtes Sein und Tun – positiv beeinflusst. Du wirst eher spüren, was du brauchst, und deinen gesunden Bedürfnissen nachgeben. Und dieses „Gesund" entspricht nicht unbedingt immer den neuesten Empfehlungen von Ernährungsexperten, vertrau auch hier immer mehr deinem Bauch.

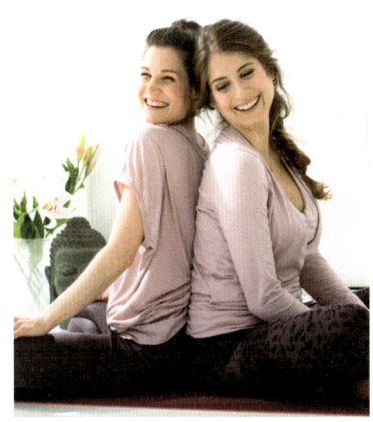

Mit der Zeit wirst du also auf verschiedenen Ebenen herausfinden, was für dich am besten funktioniert, wann du am besten auf die Matte gehst. Du kannst zu jeder Tageszeit üben, abhängig von deiner Alltagsgestaltung wirst du den passendsten Zeitpunkt finden und mit zunehmender Erfahrung nach Gefühl die für dich stimmigen Übungen wählen. Am besten übst du öfter, vielleicht irgendwann sogar jeden oder fast jeden Tag, und dafür kürzere Einheiten – übe lieber jeden Tag eine Viertelstunde als einmal pro Woche anderthalb Stunden. Es geht darum, eine für dich passende feste (und doch flexible) Routine zu etablieren - deine (Frei-)Zeit auf deiner Matte.

Und ganz wichtig: So wenig, wie du perfekt sein musst, so wenig müssen Ort und Zeit der Idealvorstellung entsprechen. Wann immer du Lust hast, Yoga zu üben, wann und wo auch immer es für dich passt, ist es richtig. Setze dich nicht unter Druck. Die regelmäßige Praxis darf eine Herausforderung sein, aber immer eine wohltuende. In einem weiten Sinne verstanden, kann so ziemlich alles Yoga sein, was dich mehr in deine Mitte bringt, die Praxis gleicht dich aus, gibt dir, was du gerade für deine Balance brauchst. Irgendwann willst du dann wahrscheinlich wie wir jeden Morgen auf deine Matte – mal kürzer, mal länger, ganz nach Möglichkeit und Laune. Innerhalb dieses Routinerahmens dürfen wir uns austoben oder ausruhen, je nachdem, was dieses Körper-Geist-Seele-System sich wünscht, ruhig oder wild.

CATHY

„Irgendwie schafft Flora es, mich immer ‚besser' zu machen. Sie gibt mir auch Übungen, die ich vielleicht in der Situation erst einmal nicht so toll finde, aber ich weiß dann auch, dass es einen guten Grund gibt, warum sie mich diese Übungen machen lässt. Und jedes Mal nach unserer Praxis habe ich ein riesengroßes, breites Grinsen im Gesicht und bin glücklich und froh, dass ich mir die Zeit genommen habe, mit ihr zu üben."

ALLEIN, ONE-TO-ONE ODER IN DER GRUPPE ÜBEN

In diesem Buch geben wir dir eine Anleitung, wie du zu Hause üben kannst. Das hat natürlich den Vorteil, dass du dich – theoretisch zumindest – vollkommen auf dich konzentrieren und in allen Richtungen experimentieren kannst. Im Privatunterricht mit einem Lehrer oder einer Lehrerin bekommst du eine ganz auf deine Bedürfnisse zugeschnittene Anleitung und hast einen Ansprechpartner für deine Fragen und Themen. Zugegebenermaßen ist dies aber ein Luxus, den sich nur wenige dauerhaft leisten (können). Beim Üben in der Gruppe, sei es in einer Yogaschule, in einem VHS-Kurs, im Fitnessstudio oder in einem anderen Rahmen, trägt dich die Gemeinschaft mit anderen durch die vielleicht auch fordernden Momente des Übens, und du findest Kontakt zu anderen YogiNIs. Gleichzeitig ist hier aber auch mehr Ablenkung möglich: Es ist schließlich durchaus interessant, zu vergleichen, wie weit andere ihren Körper verbiegen können, nur ist das so gar nicht beabsichtigt oder sinnvoll. Wir sind alle unterschiedlich, und gerade deshalb können wir uns gegenseitig unterstützen … In Kursen oder offenen Klassen kann der Lehrer, je nach Gruppengröße, nicht unbedingt individuell auf dich eingehen – scheue dich aber nie, vor oder nach der Stunde Fragen zu stellen, die meisten Lehrer oder Lehrerinnen werden sich gerne die Zeit für dich nehmen.

Es ist auf jeden Fall empfehlenswert, Yoga von einem solide ausgebildeten Lehrer zu lernen. Der Beruf als solcher ist nicht geschützt, und wahrscheinlich wirst du nie ein Zertifikat zu Gesicht bekommen, aber du wirst schnell feststellen, ob ein Lehrer sicher ist in dem, was er tut. Du wirst vielleicht merken, dass du dich entweder zu Lehrern hingezogen fühlst, die dir ähnlich sind – oder zu denjenigen, die so ganz anders sind als du. Vertrau hier deinem Gefühl, mit wem und wo du dich wohlfühlst.

Und solltest du dich dafür entscheiden, am Anfang oder auch auf Dauer hauptsächlich in Eigenregie zu üben, dann sei dein eigener Lehrer, dein eigener Spiegel und beobachte dich und dein Üben liebevoll und ehrlich: Fühlt sich wirklich gut an, was du da tust? Kannst du deine Haltung vielleicht ein wenig stabiler und ein wenig angenehmer einrichten? Dieser „innere Lehrer" kann auf deinem gesamten Übungsweg ein wichtiger Begleiter sein, auch wenn du zusammen mit anderen übst – und auch wenn du die Matte verlässt: Du wirst merken, wie du diese innere Stimme immer öfter und deutlicher hörst und wie gut es dir tut, dich von ihr leiten zu lassen, hin zu mehr Ausgeglichenheit.

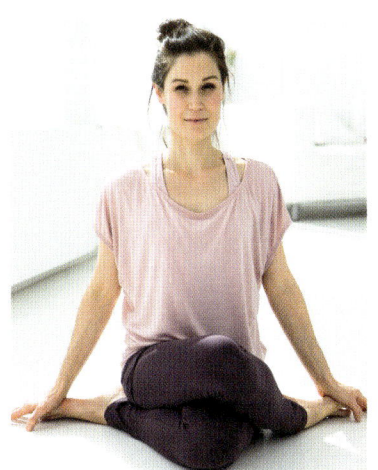

Manchmal ist es aber auch gut, sich von anderen lenken zu lassen – dahin, wohin man selbst freiwillig nicht gehen würde. Die Lehrer, die uns wirklich weiterhelfen, holen uns ab, wo wir gerade sind, wir erkennen etwas von uns in ihnen wieder, und von dort bringen sie uns woandershin. Gerade durch dieses Vertraute und andere können wir bei ihnen so viel (über und für uns) lernen.

Wenn du also über längere Zeit alleine übst, dann betrachte deine Gewohnheiten ab und an ruhig auch kritisch: Machst du nur, was du ohnehin magst? Oder übst du auch das, was dir nicht von Anfang an leichtfällt? Gibst du nur deiner ohnehin schon vorhandenen Neigung nach oder versuchst du, dich entgegen deinen Tendenzen auszugleichen? Bleib aber bei aller Kritik positiv, lass hier keinen Widerspruch zwischen einem weichen Umgang mit dir selbst und deinem „Lehrerblick" entstehen – im Zweifelsfall sei lieber nett zu dir!

FREIRAUM 3

Wo kannst und möchtest du Yoga üben, und wann? Sei kreativ, male dir die perfekte Situation aus (und gerne auch auf), und überlege, wie du dein Zuhause und deinen Alltag entsprechend einrichten könntest. Wie schaut dein idealer Yoga-Ort aus? Und notiere, wann und wie oft und wie lange du üben möchtest. Nimm dir am Anfang nicht zu viel vor, aber setz dir kleine Ziele – vielleicht zweimal die Woche je eine gute Viertelstunde. An deinem Lieblingsplatz.

MIT DIESEM BUCH ÜBEN

Einen ersten einfachen Einstieg in die Yogapraxis bieten dir unsere Vorschläge für kurze Übung(seinheit)en, die wir als „Mini-Praxis" in die ersten Kapitel eingestreut haben – du kannst sie jederzeit üben, zum Beispiel auch in Arbeitspausen.

Im vierten Kapitel stellen wir dir Haltungen und Bewegungsabläufe vor, die du nach und nach, in deinem Tempo, erkunden kannst. Auch nur eine Asana zu üben, ist schon wohltuend und besser als nichts. Zumeist wirst du aber mehrere aneinanderreihen wollen, und deshalb findest du dort auch einige Asana-Sequenzen, außerdem lernst du Entspannungshaltungen, Atemübungen und eine einfache Anleitung zum Meditieren kennen.

Manche Yogastile setzen auf feste Abfolgen und laden nicht dazu ein, viel zu variieren, auszuprobieren, zu spielen – und vielleicht entscheidest du dich irgendwann dafür, einem solchen strengen System eine Zeit lang zu folgen. Sie haben alle ihre Berechtigung und guten Gründe und helfen dir, Disziplin zu entwickeln und schnelle Erfolge zu erzielen – aber sie stehen mitunter auch im Widerspruch zueinander. Manchmal wird behauptet, eine bestimmte Yogarichtung sei das „allein Seligmachende". Dabei zeigt doch gerade die Pluralität der Schulen, dass verschiedene Wege zum Ziel führen. Und wenn Yoga, also Verbindung, das Ziel ist, dann ist es sicher weniger zielführend, Zäune zu ziehen und Trennungskategorien einzurichten.

Wir wollen dich – jenseits aller Schubladen – dazu ermutigen, dir selbst zu vertrauen, ein Gefühl dafür zu entwickeln, was für dich gut ist. Das erfordert viel mehr Achtsamkeit und Spürigkeit als das „blinde Gehorchen" innerhalb eines Systems – und bringt dich vielleicht nicht im Eiltempo, aber umso genussvoller und nachhaltiger an dein Ziel. Damit bei aller erstrebenswerten Freiheit deine Praxis ein solides Fundament bekommt, gibt es ab Seite 64 Tipps für eine Einstiegswoche und in Kapitel 4 Basics und „Regeln" für eine strukturierte Kreativität (siehe ab S. 72).

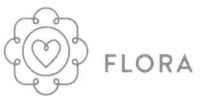 FLORA

Auch wenn du mit einer *self practice*, mit deinem inneren Lehrer sehr weit kommen kannst – besuche nach Möglichkeit dennoch, zumindest ab und an, eine Yogaschule, eine Konferenz, einen Workshop. Ich finde es wichtig, andere YogiNis und ihre Erfahrungen kennenzulernen und offen zu bleiben – und dabei aber immer dir selbst treu!

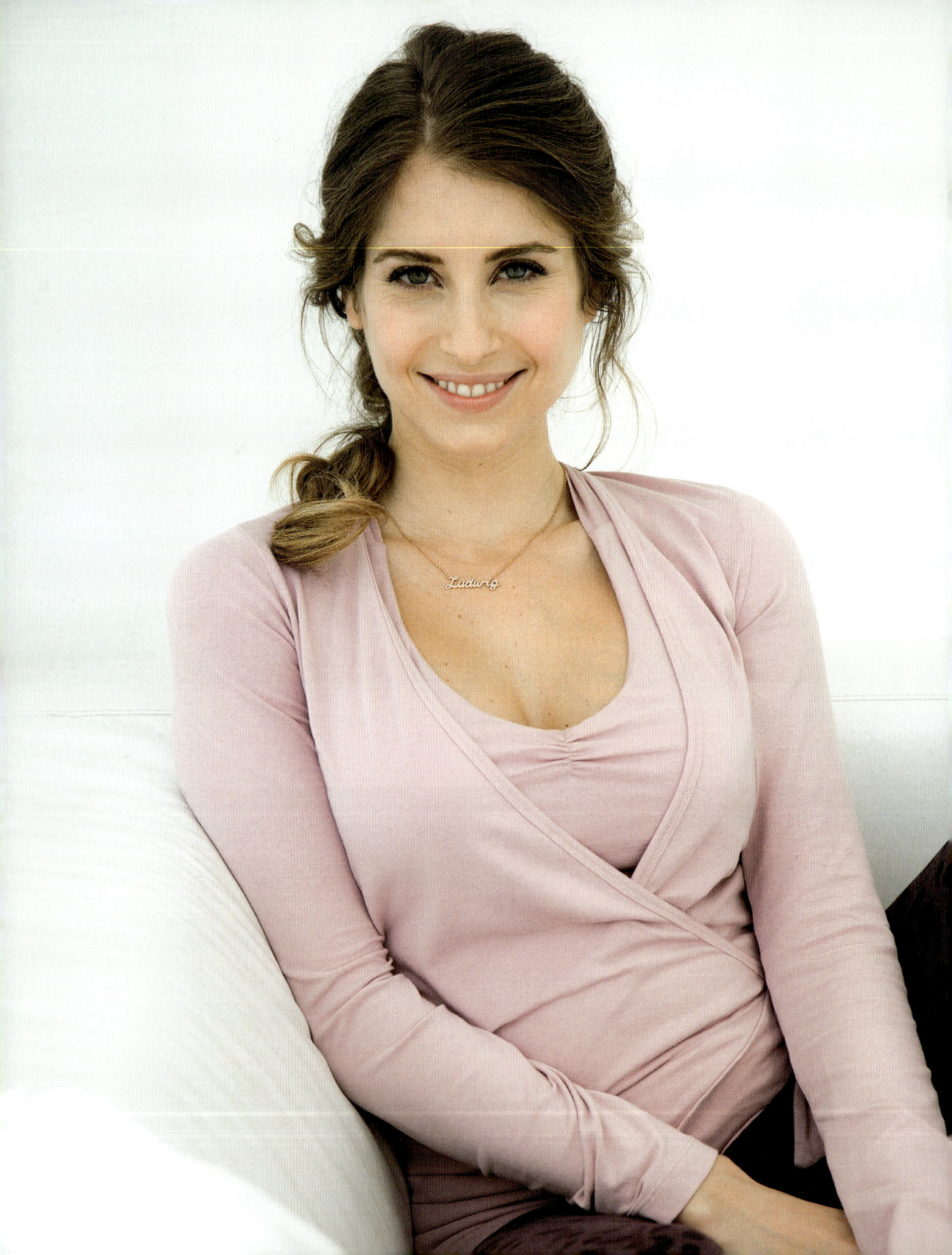

WIE WIRKT YOGA?

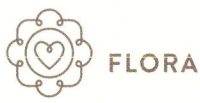

FLORA

Ich habe über die Jahre so ziemlich alle Yogastile ausprobiert und all das Unterschiedliche als gleichermaßen großartig erlebt – in der jeweiligen Konsequenz und inneren Vielfalt. Dass es diese verschiedenen Stile gibt, ist nur gut, weil wir als Übende so eine Wahl haben und erkennen können, was uns liegt und was für uns weniger gut funktioniert.

Yoga bewirkt Yoga, das Üben bringt dich in Verbindung mit dir selbst, dem Selbst, (irgendwann und immer dauerhafter: so etwas wie) Seligkeit.

Dabei wirken unterschiedliche Yogastile unterschiedlich, einige betonen eher eine fordernde körperliche Praxis, andere mehr die Ruhe und Reflexion. Probiere Neues aus, wann immer du die Möglichkeit hast. *Ashtanga Yoga* (nach Pattabhi Jois, nicht zu verwechseln mit Patanjali) zeichnet sich aus durch Kraft, Klarheit und Disziplin, *Iyengar* und *Anusara Yoga* vermitteln eine unvergleichbare technische Präzision, *Kundalini Yoga* ermöglicht in seiner Dynamik intensive energetische Erfahrungen – um nur einige Beispiele zu nennen, es gibt überall Wertvolles zu lernen. So habe ich, Flora, auch bewusst verschiedene Ausbildungen absolviert: im *Jivamukti Yoga*, einem dynamischen und stark weltzugewandten Stil, der den „spirituellen Aktivismus" hochhält und wo ich mich bis heute ziemlich zu Hause fühle; im *Aerial Yoga*, wo man im Üben mit an der Decke befestigten Tüchern Ängste erkennen und überwinden und vor allem das Loslassen und Spielen lernen kann; im *Yin Yoga*, einem meditativen Übungsweg, in dem man lange Zeit in einer Haltung ohne Aktivität und Anstrengung mit sich alleine sein darf (für mich eine Lebensaufgabe ...); im *Schwangerschafts-Yoga*, wo die so wichtigen, weil schließlich lebensspendenden Aspekte der Weichheit und Empfänglichkeit und natürlich auch die Weiblichkeit noch einmal ganz anders ins Zentrum rücken. Ich bin dankbar für all diese Erfahrungen und möchte keine missen und noch viele weitere machen. In all dem Verschiedenen konnte und kann ich mich, mein eigenes Ich immer deutlicher erkennen. Und genau das wünschen wir dir auch.

Das Üben wird dich dir selbst näherbringen und ausgleichen, dich meist glücklich und manchmal unglücklich machen, weil du deine Baustellen siehst, aber da du gleichzeitig an ihnen (also an dir) arbeitest, gräbst und findest und entsorgst und auffüllst und glättest und so weiter, wird das Unglück schnell überwunden und Zufriedenheit deine Belohnung sein. Vielleicht wirst du auch merken, dass die Stimmungsausschläge nach oben und unten nicht mehr so groß sind wie früher. Das Leben „nimmt dich nicht mehr so mit", es „beutelt" dich nicht mehr so sehr, weil du mehr Stabilität in deinen Routinen und in dir findest – man kann das auch *Gelassenheit* nennen. Du wirst körperlich beweglicher und geistig flexibler. Du findest mehr zu dir und über dich heraus, über deine Vorlieben und deine Abneigungen, kannst einerseits besser auf deine Bedürfnisse eingehen, und andererseits werden diese Wertungen („mag ich, brauche ich deshalb unbedingt, sonst bin ich unglücklich" vs. „mag ich nicht, darf deshalb in gar keinem Fall sein") mit der Zeit weicher. Daraus entstehen Ruhe und Harmonie.

Aber warum lange mit Worten unzureichend erklären, was du mehr und mehr selbst erfahren wirst? Versuche dich gleich im Ausgleichen – in einer Balancehaltung (für die Anleitung einmal umblättern und wenn du magst, wiederhole vorher Mini-Praxis 1, siehe S. 20). Ruhiger wirst du in einer solchen Gleichgewichtshaltung stehen, wenn du dich nicht nur um eine kraftvolle Stabilität bemühst, sondern auch Weichheit zulässt, zum Beispiel im Kniegelenk deines Standbeins – und vor allem auch in deiner inneren Haltung: Du musst das nicht können, wir *üben* Yoga, und es gibt Tage, da stehen wir ohne Probleme, und an anderen Tagen wackeln und fallen wir – und es spielt keine Rolle für eine „gelungene Praxis". Lach auch mal über dich und mach weiter. Die Qualität von *sthira*, von Stabilität, hat viel zu tun mit unserer Verwurzelung: mit unserem Gefühl, grundlegend zu Hause zu sein, grundlegend richtig und am richtigen Ort zu sein, auf dieser Erde, in unserer Umgebung, in unserem Körper. Und durch das Üben, vor allem von Stehhaltungen, bauen wir ein solches Zuhause-Gefühl auf, und das wird dann auch Folgen für dein Leben jenseits der Yogamatte haben. Dafür brauchst du nichts über die Begründungen der Yogatradition für diese Entwicklung zu wissen, wir alle spüren sie – und können, verwurzelt in dieser Ruhe und inneren Heimat, unser Leben tiefer genießen, wo auch immer.

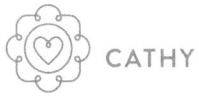 CATHY

„Ohne Yoga würde ich mich wohl wieder so rastlos fühlen wie früher. Sobald ich merke, dass ich unausgeglichen bin, gehe ich auf meine Matte und gleiche mich wieder aus. Das Üben ist heute ein wichtiger Teil meines Lebens. So wie vielleicht für manche der Morgenkaffee dazugehört, ist bei mir inzwischen Yoga mein Morgenritual, es gehört für mich dazu und gibt mir Halt. Ich möchte gar nicht wissen, wie es ist, wenn ich es nicht mache. Und das Schöne: Ich kann mein Yoga überallhin mitnehmen, wo auch immer ich bin. Und so fühle ich mich überall ein Stück weit zu Hause, weil ich diesen wichtigen Teil von mir mitnehme. Ich habe meine Yogamatte und meine Blöcke immer in meinem Koffer und mache, egal, wo auf der Welt ich gerade bin, meine Praxis. Das vermittelt mir sofort ein Heimatgefühl. Ich bin überall zu Hause, und das Gefühl brauche ich, um glücklich zu sein, deshalb möchte ich es nicht mehr missen."

MINI-PRAXIS 4: BALANCIEREN IM BAUM

Noch auf beiden Füßen stehend, verlagere das Gewicht von links nach rechts, um die Seite zu finden, die sich stärker, stabiler, vertrauenswürdiger anfühlt. Bringe alles Gewicht auf diesen einen Fuß, bleibe weich im Knie des Standbeins und beginne, den anderen Fuß vom Boden zu lösen und das Bein locker vor und zurück, vielleicht auch von der einen Seite zur anderen zu schlenkern – gib mehr und mehr die Kontrolle ab und auf. Spiele mit deinem Gleichgewicht, fordere dich heraus.

Deine Arme können dabei ausgleichen – sie werden es auch wollen, denn dein Körper möchte im Gleichgewicht sein. Bringe dann langsam wieder „Ordnung" in deine Haltung und setze den Spielbein-Fuß innen an den Knöchel des anderen Fußes oder etwas höher an die Wade.

Wenn dir das Balancieren heute schwerfällt, kannst du die Zehen auch stützend am Boden abstellen. Richte das Knie des angewinkelten Beins nach außen und schiebe den Fuß leicht gegen das andere Bein und mit diesem Bein gegen den Fuß.

Über das Zueinander-Arbeiten der Beine entsteht Stabilität im Becken, und auf dem aufgerichteten Becken lass die Wirbelsäule nach oben wachsen. Vielleicht kannst du dich noch leichter ausbalancieren, wenn du die Hände vor dem Brustbein aneinanderlegst und ebenfalls mit leichtem Druck jeweils zur Mitte schiebst, um dich zu zentrieren und zu konzentrieren. Vielleicht magst du dir auch vorstellen, wie sich dein Standfuß nach unten im Boden verwurzelt, wie Wurzeln aus dem Fußgewölbe nach unten wachsen.

Begegne Zittern und Wackeln mit Ruhe, spiele ganz unernst mit deiner Balance und ärgere dich in keinem Fall, wenn es nicht gelingen möchte. Nach ein paar Atemzügen in dieser Haltung oder einigen Versuchen, auf einem Bein zu stehen, spüre im aufrechten Stand nach, wieder sicher mit beiden Füßen verwurzelt und ruhig mit geschlossenen Augen: Nimmst du einen Unterschied zwischen deinen beiden Körperseiten wahr? Wenn du bereit bist, wechsle die Seite, und nach dem Üben des Baums auf dem zweiten Standfuß spüre wiederum in der Berghaltung nach. Wie fühlst du dich, körperlich und geistig? Ist da mehr Bewusstheit im Körper, mehr Ruhe und Fokus?

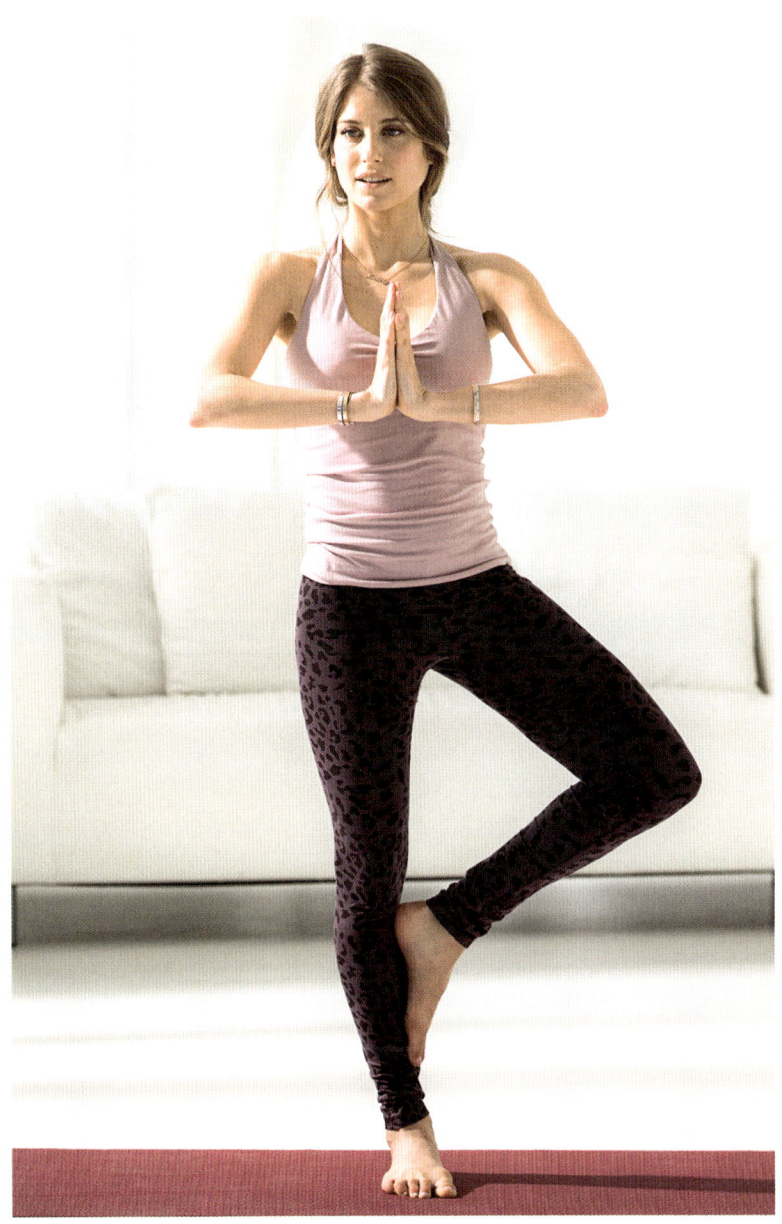

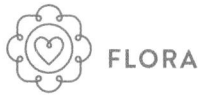

FLORA

Als ich noch nicht viel (Theoretisches) über Yoga wusste, aber schon ein paar Jahre Erfahrung mit der Asana-Praxis hatte, habe ich es jemandem, der noch weniger über dieses Üben wusste, einmal ungefähr folgendermaßen beschrieben, und ich erinnere mich immer wieder daran: „Mein Körper fühlt sich so zusammenhängend an, alles ist gut verbunden, dabei aber gleichzeitig so geräumig und weit und frei." Yoga führt zwangsläufig hin zu einem Gefühl von mehr Stabilität und Eingebunden-Sein in das große Ganze einerseits und zu Weite, Großmut, Toleranz und Freiheit andererseits. Wie sich das für *dich* äußert und anfühlt, kannst nur du selbst erfahren.

Diese grundlegende Stabilität, das Zuhause-Sein, auch im eigenen Körper, ist die Basis eines glücklichen Lebens. Wenn wir sehr viel Unruhe leben und erleben, ist es besonders wichtig, auf die eine oder andere Weise Struktur, Verlässlichkeit und Regelmäßigkeit in unseren Alltag zu bringen. Eine (Yoga-)Routine kann uns in vielerlei Hinsicht entwurzelte, vielleicht sogar (von unserem Perfektionismus, von was auch immer …) getriebene Wesen erden, immer wieder bei uns ankommen lassen. Dafür musst du weder erzwungene Ortswechsel noch Flucht und Vertreibung erlitten haben, wie sie sich häufig durch unsere Familiengeschichten ziehen und was auch heute noch vielen Menschen geschieht. Du brauchst auch kein ausschweifendes Jetset-Leben am anderen Ende der Arm-Reich-Skala zu führen, um Stetigkeit und Sicherheit zu vermissen, denn auch vermeintliche kleine Zukunftsängste – vielleicht die Arbeit und damit unsere materielle Basis betreffend – nehmen uns schon dieses sichere Gefühl und rufen Unruhe und Rastlosigkeit hervor. Wenn wir aber durch eine regelmäßige Yogapraxis Stetigkeit schaffen können, wenn wir immer mehr in uns ruhen, *sthira* erfahren, dann kommt *sukha*, dann entstehen Leichtigkeit, Weite, Freude ganz von selbst. Du wirst auf diesem Weg, der ja nun schon lange beschritten und beschrieben wird, wahrscheinlich Ähnliches erleben wie wir.

Wenn wir noch einen Schritt zurückgehen, weil dieses das ganze Leben betreffende Mehr an *sthira* und *sukha* vielleicht erst mal nur eine ferne Idee für dich ist und in deinen Ohren womöglich esoterisch und übertrieben klingt, können wir die körperliche Yogapraxis mit Sport vergleichen. Hierbei können wir sehen, dass die Asana-Praxis einige Aspekte von körperlichem Training erfüllt, die sonst selten allesamt harmonisch innerhalb eines „Systems" oder einer Sportart angesprochen werden – und die Liste könnte natürlich noch fortgesetzt werden:

• Stabilität: Kraft und Balance • Kondition • Koordination • Flexibilität

Wahre Beweglichkeit besteht, vereinfacht gesagt, aus all diesen Fähigkeiten: Wir wollen uns aus einer stabilen Grundlage heraus bewegen, mit Ausdauer, Eleganz und Weichheit, Geschmeidigkeit. Ein allein starker Körper ist nicht unbedingt beweglich, man denke nur an Bodybuilder: Sie sind im Extremfall durch einseitiges Training in ihren Alltagsbewegungen eingeschränkt, und durch immergleiche Bewegungen schulen sie ihre Koordination nur sehr bedingt. Bei einer Sportart wie Laufen wird zwar Kondition aufgebaut und auch Kraft, nur werden sich auch hier die Muskeln verkürzen, wenn nicht ausgleichend gedehnt wird. Man könnte vielleicht in eine Joggingrunde gewisse spielerische Elemente einbauen, um die ewig gleiche Routine aufzulockern und dem Körper auch immer wieder etwas Neues abzufordern oder anzubieten, aber die Möglichkeiten dazu sind doch begrenzt und werden wohl nur von wenigen ausgeschöpft. Wunderbar ist am Laufen allerdings der Aspekt des Trainierens draußen, an der – im Idealfall – frischen Luft und in naturschöner Landschaft. Das ist vielleicht der einzige Punkt, der in der Yogapraxis zu kurz kommen könnte, wenn wir immer nur innerhalb von Gebäuden sind und üben. Also nimm deine Yogamatte ruhig auch mit ins Freie – oder übe einfach barfuß auf der Wiese, am Strand, wo auch immer.

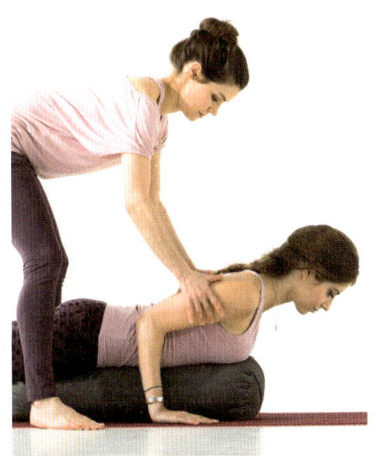

Körperlich wirst du durch Yoga also vor allem Kraft, Balance, Koordination, Flexibilität und – wenn auch in geringerem Maße als durch einen Ausdauersport wie Laufen – Kondition und auf jeden Fall ein effektiveres Atemverhalten und größeres Lungenvolumen aufbauen, und all das, wenn die Praxis individuell für dich passt, in einem ausgewogenen Verhältnis. Solltest du beispielsweise sehr dehnbar sein, aber über nicht allzu viel Kraft verfügen, dann übe mehr von denjenigen Haltungen und Bewegungen, die Kraft aufbauen – und anders herum. Die Yogahaltungen arbeiten immer, wenn auch nicht alle gleichermaßen, an Kraft und Dehnung gleichzeitig. Sie sprechen immer den Körper als Gesamtheit an, manche Partien werden gekräftigt, andere gedehnt, was ein harmonisches Körperbild schafft. Teils baust du positive Spannung auf, teils entspannst du – und beides führt schließlich zur Entspannung. Unser Körper will aktiv sein, will sich in der Kraft spüren. Und wenn du deine Kraft spürst – das ist sicher einleuchtend –, kannst du dich auch leichter entspannen: Du weißt um deine Stärke(n).

Gleichgewichtshaltungen und Bewegungsabläufe schulen deine Balance und Koordination, und in längeren und öfter wiederholten fließenden Abfolgen wie dem Sonnengruß kannst du durchaus auch Kondition aufbauen, wiederum auf eine Art und Weise, die den gesamten Körper fordert. Anders als beispielsweise beim Laufen werden im Sonnengruß deutlich mehr Muskeln angesprochen, im Ober- wie im Unterkörper. Auch so entsteht Harmonie.

Doch es geht natürlich nicht nur um Muskeln oder um die Gelenke, die in der Asana-Praxis schonend bewegt und in einem möglichst freien Bewegungsspiel unterstützt werden – wichtiger ist die umfassende Wirkung auf unsere Gesundheit, nicht zuletzt auf die Organe. Yoga ist ein Heilsystem: Wir massieren durch Haltungen und Bewegungen gezielt unseren Körperinnenraum und unterstützen so das Funktionieren all des Wertvollen, das beständig in uns für uns arbeitet. Du dürftest beispielsweise ziemlich schnell merken, dass regelmäßiges Üben die Verdauung fördert, und nach Ayurveda, der traditionellen indischen Heilkunde, der älteren Schwesternwissenschaft des Yoga, ist die Verdauung zentral für unser Wohlbefinden. Mit Yoga heizen wir unser *agni*, unser Verdauungsfeuer, und damit unseren Stoffwechsel. Folge: Alles läuft ein bisschen besser. Von großer Bedeutung für die Abläufe und den Informationsfluss im Körper und damit unsere Gesundheit ist auch das Hormonsystem, das durch unsere heutige Lebensweise auf harte Proben gestellt wird – durch Umweltgifte, künstliche Hormone in Arzneimitteln, Nahrungsmitteln und im Wasser, vor allem aber durch Stress. Yoga kann uns allgemein als Entspannungstechnik, aber auch durch eine gezielte Unterstützung der Drüsenfunktionen helfen, unser natürliches Gleichgewicht und ein störungsfreies Fließen in den körperlichen Abläufen wiederherzustellen. Was stockt, willst du in Bewegung bringen, und was im Übermaß in Bewegung ist, willst du beruhigen – und für beides bietet Yoga Werkzeuge.

Über die Macht des Atems und damit die Möglichkeit, unser Befinden zu beeinflussen, hast du ja schon gelesen – und im besten Fall hast du die Auswirkung eines bewussten Atmens auch gleich

gespürt. Der Yoga sagt, unser Atem nimmt eine Brückenfunkti-
on ein – zwischen Körper und Geist und zwischen den körperlichen Funktionen, die wir steuern können, und denen, die sich
nicht beeinflussen lassen. Wir können mit unserem Atem auf
das vegetative Nervensystem einwirken, also unter anderem auf
Herzschlag und Stoffwechsel. Es gibt Berichte über Yogis, die
große Aufmerksamkeit auf sich und die Yogatechniken lenken
konnten, indem sie teils vorgaben, teils überprüfbar demonstrier-
ten, wie sie ihren Herzschlag willentlich anhalten konnten. Das
braucht nun überhaupt nicht unser Ziel zu sein, doch für unsere
Gesundheit ist es unabdingbar, uns „herunterzufahren" und Stress
wirkungsvoll begegnen zu können. Wir sind gerade heute häufig
– durch vielerlei Faktoren bedingtem – Stress ausgesetzt, und wir

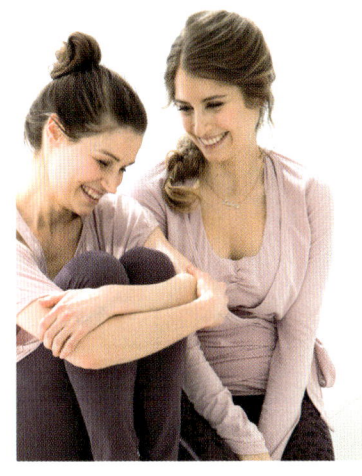

können meist nicht sonderlich gut damit umgehen. Denn unser
System ist nicht für den heutigen Stress gemacht: Wir müssen uns
nicht vor wilden Tieren in Sicherheit bringen, sondern beispielsweise mit schwierigen Arbeitsbedingungen umgehen, und das
zumeist in körperlicher Inaktivität. Sport kann uns helfen, Hormone abzubauen, die in Stresssituationen ausgeschüttet werden und
eine Kette von Reaktionen in Gang setzen. Doch oftmals befinden
wir uns nicht nur punktuell, sondern längerfristig oder gar dauerhaft in solchen Situationen, und gerade dann haben wir oft weder
die Zeit noch die Energie, uns auch noch zum Sport aufzuraffen.
In einer Lebenslage, in der wir uns elend und erschöpft fühlen, ist
hartes körperliche Training ziemlich sicher auch nicht die beste
Wahl. Wir brauchen einen nährenden Umgang mit uns und unseren Ressourcen – und eine Dauerstrategie gegen Stress, die wir
idealerweise täglich nutzen. Schon eine Viertelstunde Yoga kann
einiges bewirken – der Körper darf sich etwas auspowern, Cortisol
und Co. geben, was sie brauchen, sich auf verschiedenen Ebenen
befreien von Schädlichem und Verbrauchtem und zur Ruhe kommen. Und ein bewusster, vertiefter Atem begleitet all dies – vielleicht magst du ihn als Anker für deine Yogapraxis betrachten: Wir
üben Asanas, um tiefer und freier atmen zu können, wir erlangen
Kontrolle über unseren Atem und damit letztendlich über unseren
Geist. Wir können uns gezielt und genüsslich in die Ruhe atmen,

hin zu mehr Gleichgewicht. Im stillen Sitzen können wir uns auf unseren Atem konzentrieren, auf diese verlässliche Bewegung in uns, die uns mit allem verbindet und uns beständig versorgt.

Der Atem hat immer auch eine Reinigungsfunktion: Mit dem Ausatmen geben wir Stoffwechselendprodukte ab – und du kennst bestimmt auch das Bedürfnis, über den Atem Emotionen nach außen zu bringen, durch Seufzen oder hörbares Ausatmen durch den Mund, manchmal müssen wir auch lauter werden. Probiere es ruhig aus, in der nächsten Stresssituation oder auch gleich: Ruf dir ein Ärgernis, etwas Beängstigendes, was auch immer dich belasten könnte, in Erinnerung, atme tief ein, halte kurz den Atem an und gib ihn dann geräuschvoll durch die geöffneten Lippen ab – lass Dampf ab. Und wahrscheinlich fühlst du dich augenblicklich besser, erleichtert.

Die gesamte Yogapraxis zielt auf Reinigung ab: Wir befreien den Körper von Blockaden unterschiedlichster Art, lösen und löschen angesammelte unverarbeitete Gefühle aus unserem System. Das erscheint zunächst vielleicht schwer nachvollziehbar, doch auch unsere westliche Wissenschaft kennt inzwischen das Zellgedächtnis und erforscht seit einiger Zeit intensiver, was unser Binde- beziehungsweise Faszialgewebe alles leistet und speichert. Durch Druck und Zug auf dieses Gewebe löst du Gespeichertes. Ebenso hat die Hitze, die in der Yogapraxis entstehen kann, einen reinigenden Effekt – das kennst du von anderen Methoden, die dich ins Schwitzen bringen. Deshalb können sichtbare Effekte von Yoga eine Gewichtsabnahme und ein klareres Hautbild sein – das sind zwar nicht die wichtigsten Gründe zu üben, aber bestimmt schöne Nebenwirkungen.

Diese Reinheit ist natürlich nicht nur körperlich: Durch die Klarheit, Ruhe und Beweglichkeit, die wir uns „erüben", werden wir auch mental klarer, freier und nicht zuletzt kreativer. Unser Geist kann besser arbeiten, wenn wir einerseits Ruhe, andererseits Freiheit erfahren – kein „Kreativer", keine Künstlerin möchte wohl unter Druck und Beschränkungen tätig werden. Nicht umsonst praktizieren zahlreiche Künstler Yoga – auch solche, von denen man es vielleicht nicht vermuten würde. So ist zum Beispiel der US-amerikanische Gitarrist John Porcelly Yogalehrer, er ist bekannt unter anderem für sein Wirken in der Hardcore-Punk-Band „Shelter", die ihrer Botschaft und Texte wegen auch ins Genre „Krishnacore" gehört. (Krishna wird als der Gott der bedingungslosen Liebe verehrt.) Und da ist auch noch sein Kollege Robert Ehrenbrand, Bassist bei „Boysetsfire" – die Liste ist lang und gespickt mit ungleich bekannteren Namen wie Madonna, Sting, Beyoncé ... Die Philosophie des Yoga findet auch immer wieder ihren Weg in Songtexte, wenn auch teils stark simplifiziert, wie beispielsweise in John Lennons Titel *Instant Karma*. Zur Verbreitung des Yoga im Westen hat er mit den Beatles allerdings einen großen Teil beigetragen: Dass sie im indischen Rishikesh im Ashram von Maharishi Mahesh Yogi, dem Begründer der Transzendentalen Meditation, in die Welt des Yoga eintauchten, prägte nicht nur diese vier Ausnahme-Musiker, sondern inspirierte auch viele andere. Und die Beatles waren während ihrer Zeit in Rishikesh kreativer als je zuvor: Sie haben angeblich in sieben Wochen 48 Songs geschrieben!

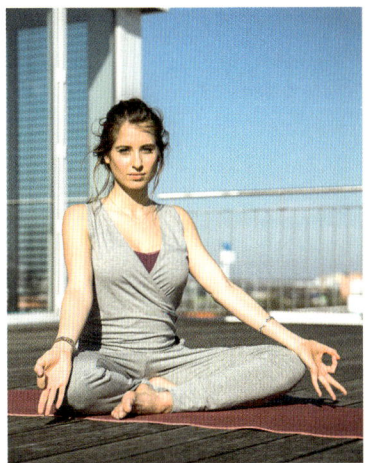

In deiner Praxis solltest du dir auch nie die Kreativität nehmen lassen, es geht immer darum, neugierig und ganz bewusst Möglichkeiten zu erforschen, offen zu sein für bislang Unbekanntes, mutig Grenzen zu verschieben, manchmal auch die Grenzen der Bequemlichkeit, um gewohnte Pfade zu verlassen und Neuland zu erobern. Du kannst vielleicht viel glücklicher sein, als du es dir überhaupt vorstellen kannst, wenn du dich nicht beschränkst.

Durch die Yogapraxis schaffen wir uns neue Räume, Spielräume, Optionen. Für uns ist nichts alternativlos, weil wir beweglich sind, auf vielen Ebenen. Wir streben nicht nach Vollkommenheit im Sinne von Perfektion, wir streben nach *unserer* Vollkommenheit, danach, unser Leben zu leben, die „beste Version" unseres Selbst zu sein. Wir selbst. Nichts weniger. Und wenn dir das jetzt übertrieben erscheint – warum könntest du hinter deinen Möglichkeiten zurückbleiben wollen? Weil du sie dir nicht vorstellen kannst? Jetzt noch nicht? Wenn die Dinge in Bewegung kommen und du Klarheit darüber gewinnst, wohin du willst, wenn du dich also ausdauernd auf ein Ziel fokussieren,

Prioritäten setzen und deine Kräfte konzentrieren kannst, kannst du dieses Ziel auch erreichen. Nicht um dich für andere zu optimieren, sondern um zufrieden dein Leben zu leben.

Wir üben immer für uns, was wiederum anderen zugutekommt. Wir üben uns darin, im Augenblick und ganz bei uns zu sein, mit uns selbst in Einklang und Frieden zu leben, und doch üben wir auf ein Ziel hin: dauerhafte Zufriedenheit, was auch immer dies für jede/n Einzelne/n von uns bedeutet. Es mag als Widerspruch erscheinen, wenn wir einerseits vollkommen annehmen wollen, was gerade ist, und uns andererseits Ziele für die Zukunft setzen. Vielleicht lässt sich der Konflikt für dich folgendermaßen auflösen: Du bist im Jetzt zufrieden, mit dir und deinem Leben – es ist ja ohnehin, wie es ist –, und das bildet die Basis für die Veränderung, die ebenso ohnehin stattfindet. Und wenn Veränderung zwangsläufig stattfindet, ist es doch nur gut, dieser eine Richtung zu geben. Also: Wohin willst du? Was wünschst du dir? Lausche nach innen, befrage deinen Bauch – was bereitet dir Freude? Blättere vielleicht zurück zu den ersten Reflexionen zu diesen Fragen (S. 30 ff.). Finde den wichtigsten Wunsch und die richtigen Worte für deine Zielsetzung, oder wie wir es auch nennen: dein *sankalpa*. Am besten formulierst du einen einfachen, präzisen Satz, positiv, als Feststellung oder Behauptung (auch wenn du meinst, sie stimmt jetzt noch nicht – vergiss diesen Einwand gleich wieder) und in der Gegenwart. Das kann etwas eher Allgemeines sein wie „Ich bin stark" oder auch eine ganz konkrete Vorstellung. Wenn ein passendes inneres Bild für dich auftaucht, verbinde es mit diesem Satz. Gib deiner Yogapraxis durch die Erinnerung an dein *sankalpa* eine Ausrichtung, deine Ausrichtung, wiederhole es jeweils am Anfang und Ende des Übens. Und gerne öfter, vor allem dann, wenn du meinst, die Orientierung zu verlieren.

FREIRAUM 4

Notiere dir hier deine Intention – oder mach dir Notizen, wie sie aussehen könnte. Lass dir Zeit für den Prozess der Findung und Formulierung. Und dann glaube an die Wirksamkeit deines Wünschens und Tuns. Versuche, für eine Weile bei deinem *sankalpa* zu bleiben – nimm dir aber auch die Freiheit, es zu verändern, sollte es sich für dich nicht mehr stimmig anfühlen.

Mit solchen klaren und wiederholten Gedanken richtest du deine Energien aus. Du kommunizierst mit deinem Unterbewusstsein und räumst Hindernisse aus deinem Weg, von deren Existenz du möglicherweise gar nichts wusstest, die dich aber davon abgehalten haben, dein zufriedenstes Selbst zu sein.

Vielleicht klingt das alles für dich unglaubwürdig und über-enthusiastisch, aber es kommt von zwei Frauen, die erlebt haben, wie anstrengend das Leben sein kann, wenn man sich selbst nicht annimmt, wenn man nicht mit, sondern gegen die eigenen Bedürfnisse und Wünsche handelt – und so war die Steigerung ins Positive eben sehr bemerkenswert. Und für uns funktioniert dieser Weg, diese Praxis, für dich mag es Yoga in Kombination mit etwas anderem sein, oder du findest deine tiefste Zufriedenheit beim Klettern oder anderweitig draußen in der Natur oder wie auch immer. Wir können dich nur dazu einladen, Yoga auszuprobieren und deine Erfahrungen damit zu machen. Und es dürften gute Erfahrungen werden.

Wenn es sich auch für dich so entwickelt, dass Yoga dir viel geben und helfen kann, entsteht unter Umständen die Gefahr, dass dir die Praxis phasenweise fast zu wichtig, dass sie zum Selbstzweck wird. Das kenne zumindest ich, Flora, von mir und befreundeten Yogalehrerinnen und -lehrern. Dann darf man nicht vergessen, dass die Praxis, vor allem die Asana-Praxis, nur ein Mittel zum Zweck ist. Wir üben Asanas, um besser in die Stille gehen und sitzend meditieren zu können, nicht um aufsehen- und neiderregende Bilder in sozialen Medien zu veröffentlichen. Es geht nicht um unseren Handstand und darum, dabei besonders gut auszusehen (wobei es natürlich auch solche Posen und Posts sind, die Interesse für die Praxis wecken können – die Intention dahinter kann also eine durch und durch uneitle sein!). Es geht um unsere innere Entwicklung und um unser Verhalten in der Welt. Die Yogapraxis ist die Grundlage dafür, dass wir unsere Beziehungen liebevoll leben können – unsere Beziehungen zu denjenigen, die uns nahestehen und zu denjenigen, die weit weg sind gleichermaßen – und zu uns selbst.

Und genau dort findest du auch deine Stärke: in dir, in einer Ruhe, einem Ruhen in dir. Manchmal glauben wir, Kraft käme von außen und aus der Aktivität, wir müssten Kraftfutter essen, Muskeln aufbauen, möglichst viel trainieren und machen und tun. Doch dabei stellen wir vielleicht eher unsere Kraft unter Beweis, und wir verbrauchen welche. Natürlich ist es gut, durch ein gewisses Maß an „Training" körperliche Kraft und mentales Durchhaltevermögen zu erlangen, aber dann ist es auch wichtig, diese Kraft nicht einfach so zu verpulvern. Je tiefer du in dir ruhst, je klarer du bist in deinen Überlegungen und Entscheidungen, wofür du deine Kraft einsetzen möchtest, desto wirkungsvoller kannst du handeln. Und dann ist es auch wieder wichtig, dir ausreichend Ruhe zu gönnen. Das alte, inzwischen vielleicht etwas abgedroschen klingende Sprichwort „In der Ruhe liegt die Kraft" stimmt eben einfach.

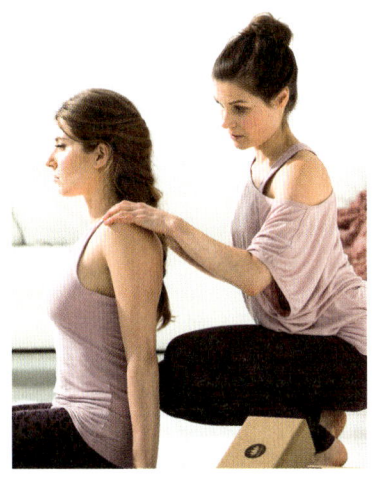

Wenn du dich bis hierher noch nicht an den Praxisteil gewagt hast, dann ist JETZT die Zeit gekommen – geh mit Neugier und Freude an die Praxis heran und dabei geduldig und spielerisch und liebevoll mit dir um!

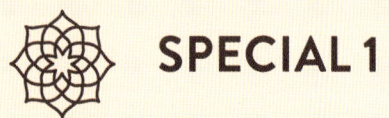

SPECIAL 1

DISZIPLIN ODER BEGEISTERUNG: ANFANGEN UND DRANBLEIBEN
Vorschläge für einen guten Einstieg – eine Woche voller Yoga(tage)

Du hast vielleicht schon für dich herausgefunden, was dir eher schwerfällt: in die Aktivität zu kommen oder in die Ruhe zu gehen. Wo sitzen deine inneren Widerstände, und wo hemmen sie dich? Und wie begegnest du ihnen am wirkungsvollsten?

Im Yoga sprechen wir von *tapas*, dem inneren Feuer, das uns konsistent üben lässt. Manchmal wird der Begriff übersetzt mit „Disziplin", und vielleicht braucht es für manche von uns am Anfang eine gewisse Strenge, bis das Üben zur Routine im positiven Sinn geworden ist, eine liebe Gewohnheit, die wir nicht mehr missen wollen. Begeisterung ist wahrscheinlich der schönere Antrieb, und wenn du diese bei der Praxis empfinden kannst, wird dir das regelmäßige Üben leichtfallen und Freude bereiten! Dafür ist es aber wichtig, dass du auf eine Art und Weise übst, die dir wohltut. Du willst dich beim und nach dem Yoga besser fühlen als davor. Das heißt nicht, dass du alle Anstrengungen vermeidest, aber du wirst die für dich richtige Dosierung finden. Strebe nach Wohlgefühl, und du wirst üben wollen. So gesehen ist Yoga ein sich selbst verstärkendes System: Du willst mehr davon, weil es einfach funktioniert.

Um dir den Einstieg zu erleichtern, haben wir zehn Empfehlungen gesammelt. Suche dir eine Woche aus, in der du jeden Tag ein wenig Zeit für dich und Yoga hast, eine Viertelstunde oder mehr.

1. Vor dem Start: Bereite dich vor. Hast du alles, was du brauchst? Hast du den richtigen Ort gefunden und eingerichtet?

2. Baue dir ein festes tägliches Zeitfenster ein. Reserviere jeweils morgens oder abends mindestens 15 Minuten für deine Yogapra-

xis. Es mag anfangs schwierig sein, aus dem Bett zu kommen, aber die frühe Tageszeit hat den Vorteil, dass wir hier zumeist zuverlässiger planen können. Wenn deine Wochen sehr unregelmäßig strukturiert sind, kannst du natürlich auch an dem einen Tag am Morgen, am anderen am Abend üben – dies wiederum hat den Vorteil, dass du spürst, wann dir die Praxis leichter fällt oder auch mehr nützt. Eine Regelmäßigkeit in der Praxis – *dass* du (fast) täglich übst – wird dir besonders dann zugutekommen, wenn es sonst in deinem Leben wenig Regelmäßiges gibt. Eine weitere Option wäre, morgens und abends jeweils (kurz) zu üben. Finde heraus, was für dich funktioniert, schaffe Regelmäßigkeit und Struktur – gepaart mit Flexibilität.

3. Bleibe sechs Tage lang dabei: Versuche, an jedem dieser Tage mindestens 15 Minuten auf deiner Matte zu verbringen. Wenn dir das völlig unmöglich erscheint, dann vereinbare mit dir, an wie vielen Tagen du diese Zeit finden willst.

4. Setze dich niemals unter Druck, während dieser Zeit etwas erreichen zu müssen. Dass du übst, ist wunderbar und völlig ausreichend. Wie du übst, kann jeden Tag unterschiedlich sein.

5. Nimm dir vor, dich innerhalb dieser Woche mit einigen Grundhaltungen – dem aufrechten Stand und den Bewegungsrichtungen der Wirbelsäule, dazu ein bis zwei Sitzhaltungen – und einer der vorgeschlagenen Sequenzen vertraut zu machen. Beginne gerne mit der ersten, aber fühle dich nicht daran gebunden. Wenn du sehr neugierig bist, kannst du natürlich auch mehrere Sequenzen oder auch einzelne Haltungen zusätzlich „lernen". Probiere dich aus, finde deinen Modus. Aber bei aller Freiheit: Bleib dran, mach jeden Tag etwas, mindestens kurz! Wenn es am Ende weniger als eine Viertelstunde ist, dann ärgere dich nicht, du brauchst die fehlenden Minuten auch nicht am nächsten Tag dranzuhängen.

→ → →

6. Beobachte, was das Üben mit dir macht. Schreibe auf, wie du dich damit fühlst – davor, danach, möglichst jeden Tag. Gewöhne dir an, dein Tun und Erleben zu reflektieren. Wenn du bereits Tagebuch schreibst, wird dir das leichtfallen. Bedanke dich auch bei dir selbst für dein Üben, belohne dich, wenn du magst, und womit du magst. Vielleicht ist das Üben selbst auch Belohnung genug.

7. Wähle jeweils ganz frei die Intensität deines Übens: Wenn du dich müde fühlst, mach weniger und langsamer, wenn du mehr machen möchtest, dann mach mehr. Die Praxis ist dazu da, dich auszugleichen. Du kannst auch jederzeit, vielleicht wenn du in deiner Arbeit eine Pause brauchst, eine Mini-Praxis üben. Integriere das bewusste Sein mit dir und deinem Körper und deinem Atem mehr und mehr in deinen Alltag.

8. Am siebten Tag entscheide: Willst du heute auf deine Matte? Oder möchtest du dir heute lieber „freinehmen"? Das ist keine Prüfung. Es ist völlig in Ordnung, nicht jeden Tag zu üben, im fordernden *Ashtanga Yoga* sind beispielsweise pro Woche sechs Tage Praxis und ein Ruhetag vorgesehen, hinzu kommen „Mondtage", die sich an Voll- und Neumond orientieren, und an denen ebenfalls pausiert wird. Vielleicht magst du auch, als Frau, beobachten, ob sich dein Zyklus mit dem Üben verändert und/oder sich dein Befinden mit dem Zyklus wandelt (auf Seite 216 f. findest du eine Sequenz für die Zeit der Menstruation). Nimm immer Rücksicht auf deine Befindlichkeiten.

9. Am Ende deiner Woche schau für dich zurück: Wie ging es dir mit dem Üben – was hat gut funktioniert, was war vielleicht schwieriger? Lege deinen Fokus auf das Funktionierende. Beglückwünsche dich zu deinem Durchhaltevermögen!

10. Schau nach vorne: Wie, was, wann möchtest du weiterüben? Freu dich auf die weitere Zeit mit dir, auf Erfolge und Herausforderungen – und auf das Näherrücken deines Ziels, falls du eine Intention formuliert hast.

FREIRAUM 5

Wie könnte dein künftiges Üben aussehen? Wann und wie oft magst du dir die Zeit dazu nehmen? Wenn es dich motiviert, notiere dir auch, in welchem Zeitraum du dir beispielsweise eine bestimmte Sequenz „erarbeiten" möchtest.

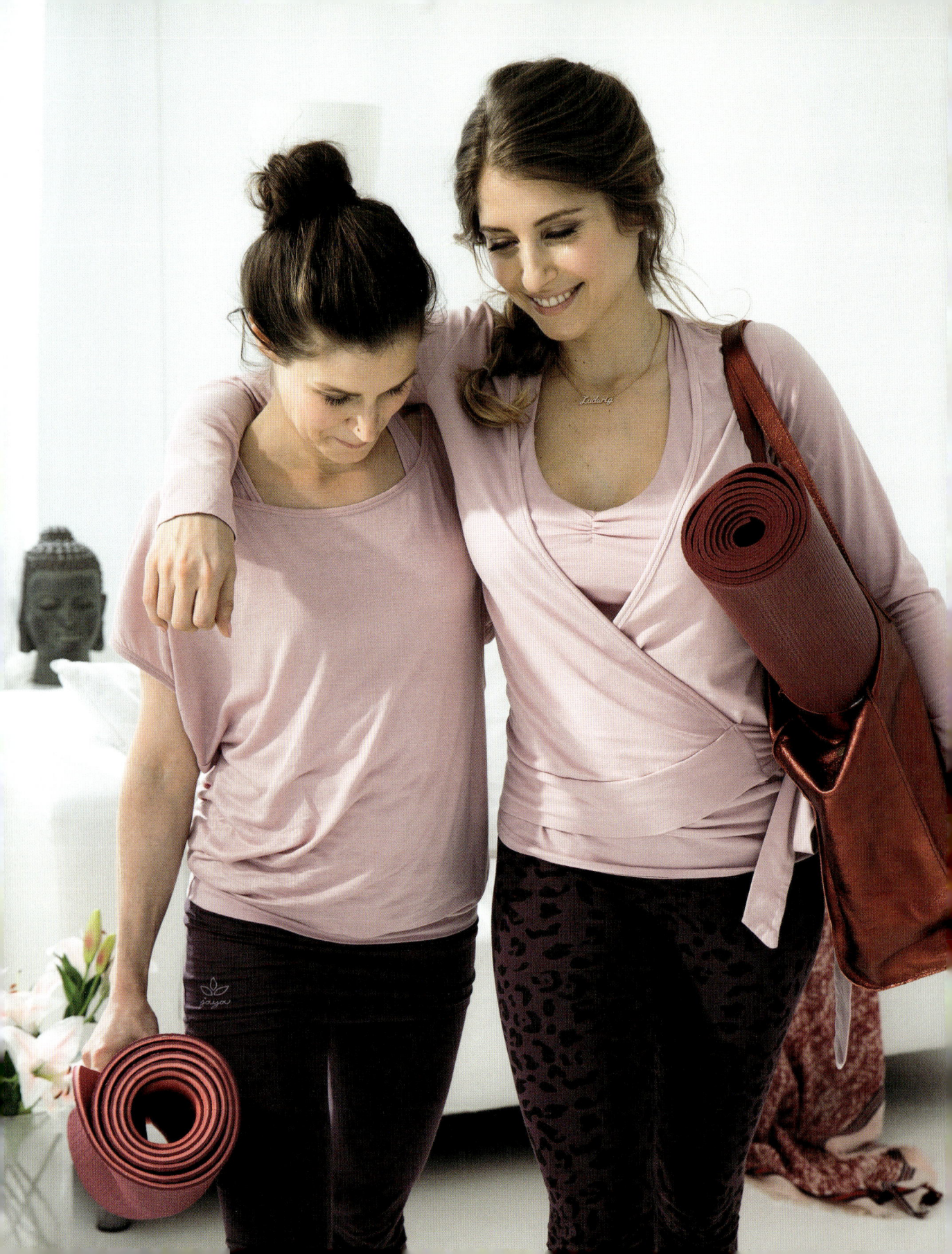

PRAXISTEIL

HALTUNGEN & BEWEGUNGEN, ENTSPANNUNG, ATEM & MEDITATION

GRUNDLAGEN DER PRAXIS – ELEMENTE EINER ÜBUNGSEINHEIT

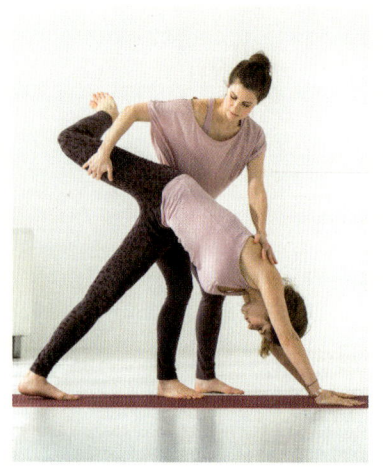

Jetzt und hier ist es so weit – im Folgenden findest du unsere Vorschläge, wie du deine ganz individuelle Yogapraxis gestalten kannst. Viel Freude damit!

Auch wenn deine Übungspraxis von Tag zu Tag unterschiedlich aussehen kann, wird dir eine gewisse Grundstruktur, ein wiedererkennbarer Rahmen, zumindest am Anfang guttun. Je nachdem, wie viel Zeit du hast und wonach du dich fühlst, kann die Gewichtung und Ausgestaltung im Einzelnen variieren, aber jede runde Übungseinheit beinhaltet folgende Komponenten:

- Ankommen – auf der Matte, im Körper, beim Atem – und auf die Praxis einstimmen
- Aufwärmen und sanft in Schwung kommen
- Am gewählten Schwerpunkt „arbeiten"
- Ausgleichen und entspannen
- Abschließen

Du kannst, wenn dir das liegt, mit einer Art Ritual beginnen – zum Beispiel für einen Moment oder auch länger still aufrecht sitzen, die Augen und die Hände vor dem Brustbein schließen, deinen Atem wahrnehmen, dich fragen, wie es dir geht, und dich an dein sankalpa erinnern, sofern du eine solche Intention formuliert hast. Abschließend bedanke dich einmal bei dir für deine Zeit und sprich vielleicht auch ein größeres Dankeschön für all das aus, was dein Leben erfreulich gestaltet, aber schätze auch seine Herausforderungen wert. Dankbarkeit ist eine innere Haltung, die uns zufriedener durchs Leben gehen lässt. Vielleicht magst du auch dein ganz eigenes Ritual kreieren oder diesen Part erst einmal knapp halten. Mach dir jedenfalls am Anfang deiner Praxis bewusst, dass du jetzt den Alltag hinter dir lässt, mit allem, was dich im Positiven wie im Negativen beschäftigt, und dich ganz dir selbst zuwendest. Spüre in deinen Körper hinein, nimm Kontakt zu deinem Atem auf.

Bringe deinen Körper mit einfachen, angenehmen Bewegungen langsam auf „Betriebstemperatur" – zum Beispiel mit der der ersten vorgestellten Sequenz oder einfachen Bewegungen zum Beispiel im Vierfußstand (Katze und Kuh, S. 136). Achte darauf, ob einzelne Bereiche deines Körpers heute mehr Aufmerksamkeit brauchen, schenke ihnen diese auch, jetzt und im folgenden Üben.

Wenn du dich dann bereit fühlst, wendest du dich deinem heutigen Schwerpunkt zu – der gewählten Sequenz oder einzelnen Haltungen und Bewegungen. Wenn du Kraft aufbauen möchtest, übe vermehrt kräftigende Asanas wie Steh- oder Stützhaltungen, wenn du flexibler werden möchtest, übe Haltungen, die eher deine Beweglichkeit fördern und so weiter.

Je nachdem, für welchen Schwerpunkt du dich entschieden hast, solltest du anschließend einen Ausgleich schaffen: Du machst ein, zwei Übungen, die deinen Körper in die Gegenrichtung bewegen, die dafür sorgen, dass sich am Ende alles „rund" anfühlt. Nach einer Reihe von Rückbeugen wird es dir beispielsweise guttun, deine Wirbelsäule erst einmal wieder in eine neutrale Länge zu bringen – zum Beispiel durch eine Drehung – und mit Vorbeugen abzuschließen. Vertraue auch hier deinem Gefühl, es sagt dir, was du jetzt brauchst, was dein Körper braucht. Nimm dir am Ende der Übungseinheit *immer* zumindest zwei, drei Minuten Zeit für eine Schlussentspannung, klassischerweise begibt man sich dazu in die Rückenlage. Je länger du übst, desto länger sollte auch diese Phase ausfallen. Wenn du morgens nur kurz übst, kann es ausreichen, wenn du abschließend einfach dasitzt und der Wirkung nachspürst. Grundsätzlich ist die Entspannung aber ein wesentlicher Bestandteil der Yogapraxis, gönne dir davon reichlich, wann immer du kannst.

ASANAS: ALLE MÖGLICHEN KÖRPERHALTUNGEN UND UNZÄHLIGE VARIANTEN UND ÜBERGÄNGE

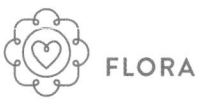

FLORA

Ordnung, die wir denkend schaffen, hat für mich wenig mit Yoga zu tun. Die schönsten Asana-Reihen und Übergänge ergeben sich ganz organisch – der Körper spürt und weiß schon, wo er hin will.

Es wurden und werden immer wieder Versuche unternommen, alle Yogahaltungen zu systematisieren. Doch wie (und warum) will man Formenvielfalt – und damit Freiheit, die ja das Ziel unseres Übens ist – in eine feste Struktur zwängen? Schon die Angaben darüber, wie viele Asanas es gibt, weichen stark voneinander ab. Mal ist in den Schriften von 84.000 Haltungen die Rede, ein andermal werden 32 „nützliche" Asanas herausgestellt. Wir finden die Idee schöner, dass es Möglichkeiten gibt – und mit fortschreitender Praxis mehr und mehr davon –, unseren Körper zu bewegen, ihn in alle möglichen Formen zu bringen, sodass am Ende nur ein Formenkontinuum besteht – oder vielmehr fließt, wobei die eine Haltung in die andere übergeht und wir uns gelöst von starrer Struktur und Identität erleben, als im besten Sinne formlos und frei.

Der Versuch unserer Ordnung hier orientiert sich an den Ausgangshaltungen, damit du leichter von einer Asana in die andere übergehen kannst. Möglichkeiten der Anordnung findest du in den Sequenzen und in den Erläuterungen zum Sequenzieren (siehe S. 200 ff. und 197 f.).

Viele Yogabücher befassen sich ausführlich mit der einen korrekten Ausrichtung einer Asana – wie diese auch immer festzulegen sein mag ... Dieses Buch gehört nicht dazu. Unsere Körper sind individuell verschieden, die einzelnen Haltungen sehen bei unterschiedlichen Übenden unterschiedlich aus, und sie können mit unterschiedlichen Absichten und Schwerpunkten unterschiedlich praktiziert werden. Bei verschiedenen Lehrern und Schulen wirst du womöglich sich widersprechende Anweisungen kennenlernen, und je nach deiner Zielsetzung und deinen körperlichen Voraussetzungen ergibt die eine oder andere Ausrichtung für deinen Körper mehr oder weniger Sinn. Kein noch so gutes und gewissenhaft geschriebenes Buch kann einen Lehrer ersetzen, der mit dir individuell erarbeiten kann, was für dich optimal ist. Deshalb brauchst du, insbesondere wenn du allein übst, eine gute Anbindung an deinen „inneren Lehrer", um zu spüren, ob sich eine Haltung für dich „richtig" anfühlt. „Richtig" heißt: Du verspürst keinen Schmerz, vor allem nicht in den Gelenken, aber durchaus vielleicht eine kleine Herausforderung und Dehnung – und wachsenden Raum in deinem Körper. Dieses Spüren des eigenen Körpers, diese Verbindung zu uns selbst, ist eine Übungssache, und vielleicht betrachtest du dich auch anfangs (Ausnahmsweise! Übe dich lieber im Spüren, gerne mit geschlossenen Augen ...) von Zeit zu Zeit beim Praktizieren im Spiegel. Im Englischen spricht man passenderweise von *alignment* („Anordnung einer oder mehrerer Linien"), denn oft geht es nämlich darum, Linien im Körper zu finden, organische, nicht unbedingt schnurgerade Linien. Und am besten übst du, mindestens ab und an, mit einem Lehrer, der dich liebevoll „korrigieren" kann, dir also eine Rückmeldung gibt, wie du noch sicherer, gesünder und effektiver üben kannst. Wenn dir verschiedene Lehrer abweichende Anweisungen geben, dann frage im Zweifelsfall nach, vertraue aber vor allem deinem Körpergefühl.

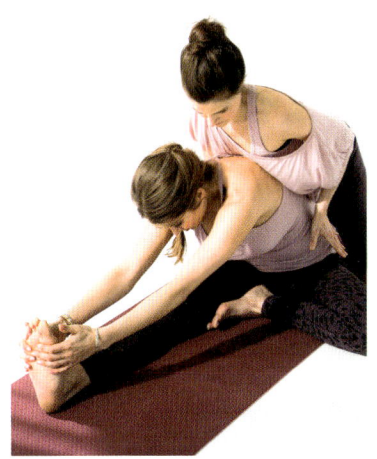

Wir stellen dir hier eine Auswahl von Haltungen vor – möglichst einfache und sichere, dabei aber wirkungsvolle Übungen, mit den Einrichtungsanweisungen, die sich nach unseren (logischerweise begrenzten) Erfahrungen als sinnvoll und wichtig erwiesen haben. Dabei ist es immer schwer, eine solche Auswahl zu treffen, denn es gibt unzählige Asanas und Varianten, und wenn du ein bisschen so bist wie wir (oder vor allem Flora – wenn Cathy unsere Struktur und kraftvolle Disziplin ist, dann ist Flora neugierige Leichtigkeit und Unstetigkeit – zusammen *sthira* und *sukha* in perfekter Harmonie ...), dann hast du jede Woche wieder eine andere „absolute Lieblingshaltung“, und es fallen dir immer noch neue Variationen und Übergänge zwischen Haltungen ein. Du darfst jederzeit kreativ sein – die Yogapraxis fußt immerhin auf Selbsterforschung, und die Haltungen nutzen auf eine sehr schlaue Art sämtliche Bewegungsmöglichkeiten des Körpers. Diesem sind natürlich(e) Grenzen gesetzt, aber die spürst du dann ja auch, und du kannst sie vielleicht nach und nach erweitern, um dich in deinem Körper freier zu fühlen. Wir haben unsere Asana-Auswahl vor allem mit dem Blick auf AnfängerInnen zusammengestellt, aber du solltest auch mit einer gewissen Yogaerfahrung hier gute Inspirationen für deine Praxis finden. Einige fortgeschrittene Varianten haben wir bewusst zum Experimentieren und Spielen aufgenommen. Vollständigkeit können wir in einem Buch dieses Umfangs sowieso nie auch nur annähernd erreichen, und deshalb mussten einige Lieblingshaltungen tatsächlich draußen bleiben. Ebenfalls weggelassen haben wir Hinweise zu den Wirkungen der einzelnen Haltungen – aus Platzgründen und auch deshalb, weil du selbst die Effekte spüren und erforschen kannst (oder lernen kannst, immer mehr zu spüren). Anhand der Sequenzen wirst du einen ersten Überblick und ein Gefühl für die jeweiligen Qualitäten der Asanas bekommen. Uns bleibt die Hoffnung auf eine Fortsetzung – vielleicht als „Band II“, vielleicht in anderer medialer Form, aber vor allem geht ja deine, unsere Praxis jenseits dieses Buchs weiter. Versuche dich in den hier vorgestellten Haltungen zu Anfang mit ein wenig Vorsicht und Rücksicht auf die Individualität deines Körpers und habe aber gleichzeitig ein bisschen Mut und vor allem viel Freude!

Wir verwenden übrigens auch mit Freude manchmal die Sanskrit-Bezeichnungen für die einzelnen Haltungen – aber nicht, um das Ganze wichtiger oder mystischer klingen zu lassen oder durch „Insiderwissen" Distanz zu schaffen, sondern weil man in der Tradition davon ausgeht, dass Sanskrit eine klingende Sprache ist, die allein durch ihre Schwingung den Inhalt des Gesagten oder auch Gesungenen vermittelt. Das ist für dich vielleicht nicht so ohne Weiteres nach-vollziehbar – aber wahrscheinlich gefällt auch dir der Klang von beispielsweise *Tadasana*, vielleicht sogar besser als „Berghaltung". Zu merken brauchst du dir keine der Bezeichnungen, es geht um dein (körperliches) Ausprobieren und Erfahren, und auch hier gibt es verschiedene Schulen und verschiedene Benennungen. Wir haben auch Haltungen integriert, für die man üblicherweise keine Sanskrit-Namen verwendet.

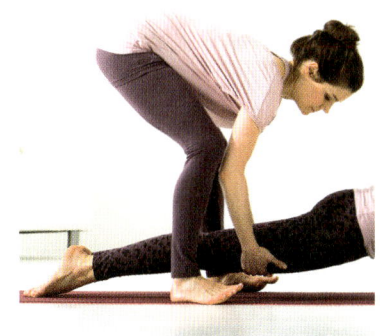

Zur Erinnerung: **Jede Haltung sollte sich stabil und angenehm anfühlen – *sthira sukham asanam*.** Das tut sie vielleicht nicht gleich beim aller-ersten Ausprobieren, also experimentiere – unseren Vorschlägen folgend und manchmal vielleicht auch davon abweichend –, wie du die Haltung für dich passend einrichten kannst, und beobachte, wie sich deine Praxis entwickelt, was sie mit dir macht.

Bei allem Vertrauen auf dein Körpergefühl und die Robustheit unse-res Körpers – hier vermitteln wir dir noch ein paar Grundprinzipien für ein gesundes *alignment* und Üben. Bitte lies sie dir vor deinem Einstieg sorgsam durch und kehre auch zwischen deinen Übungen immer wieder hierher zurück.

• Achte auf deinen **Atem**, egal, ob du gerade in einer Haltung ruhst oder dich zwischen Haltungen bewegst. Solange er ruhig, tief und gleichmäßig fließen kann, geht es dir wohl gut mit deiner Praxis. Kommst du außer Atem, überprüfe Haltung oder Bewegung und mache lieber weniger, übe sanfter und langsamer. Zum Ausruhen eignet sich beispielsweise die Kindhaltung (siehe S. 194).

• Achte auf deine **Gelenke**, vor allem auf deine sensiblen Hand- und Kniegelenke. Die Handgelenke sind es nicht unbedingt gewohnt, nennenswertes Gewicht zu tragen oder zu stützen, und in einigen Haltungen wird ihnen genau das abverlangt, wie beispielsweise im

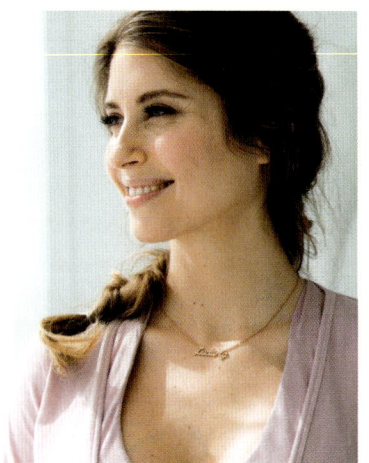

Nach unten schauenden Hund. Es kann sein, dass du diese Belastung gerade anfangs sehr spürst. Wärme deine Gelenke möglichst immer zu Beginn der Praxis auf, vor allem, wenn sie sich kalt und steif anfühlen sollten, und zwar ohne Belastung. Lass deine Hände kreisen (dabei kannst du sie gerne zu Fäusten ballen), spiele mit deinen Fingern Klavier, schüttle die Hände aus – und wiederhole das bei Bedarf zwischendurch. Gewöhne dir außerdem an, deine Gelenke übereinander zu positionieren. Im Vierfußstand (siehe auch S. 136) beispielsweise – Hände und Knie und Füße sind deine Kontaktpunkte mit der Matte – stehen deine Handgelenke unter den Ellenbogen und diese wiederum unter den Schultern, deine Knie stehen unter den Hüftgelenken. Und am besten richtest du die Handgelenke – die Falten zwischen Hand und Unterarm zeichnen eine Linie – parallel zum kurzen Ende der Matte aus. So geht die Bewegung „sauber" in die Öffnung und Schließung, und auch wenn eine leichte Abweichung in andere Richtungen möglich ist, ist das Handgelenk vor allem für diese Scharnierbewegung gemacht. Dasselbe gilt für deine Knie: Am gesündesten ist zunächst eine reine Bewegung der Streckung und Beugung, kein Ausweichen nach innen oder außen und kein Drehen. Auch wenn bei einem gesunden Gelenk und einer guten Stabilisierung durch die Muskulatur diese abweichenden Bewegungen problemlos durchführbar sein sollten, versuchen wir in der Asana-Praxis in der Regel, die „richtige" Ausrichtung und Gelenkbewegung zu erreichen. In Stehhaltungen platzierst du dein Knie jeweils über dem Knöchel (oder, bei angewinkeltem Bein, auch etwas dahinter, das Knie ist dann in einem stumpfen Winkel gebeugt) und richtest es zur Fußmitte hin aus.

- Achte als Erstes immer auf die **Basis** deiner Haltung, auf deine Erdung. Du möchtest stabil stehen oder sitzen, deshalb schaffe dir ein gutes Fundament. Im aufrechten Stand, in der Berghaltung oder *Tadasana*, heißt das: Die Füße sind parallel ausgerichtet, die zweite Zehe zeigt dabei gerade nach vorne, beziehungsweise sind die Außenkanten der Füße parallel zum langen Mattenrand ausgerichtet, was aber je nach Fußform für dich stimmen kann oder auch nicht. Die Fußgelenke stehen unter den Knien und diese wiederum unter den Hüftgelenken (wobei es auch die Variante mit geschlossenen Füßen gibt, lass dich davon nicht verwirren – es gibt immer Gründe, so oder so zu üben ...), und du verteilst das Gewicht auf den Füßen gleichmäßig zwischen links und rechts, vorne und hinten, innen und außen. Das Fußgewölbe ist angehoben, dazu schiebst du das Gewicht jeweils auf die Außenkante des Fußes – die Unterschenkel arbeiten in dieser Aktion voneinander weg – und erdest gleichzeitig den Großzehenballen gut, indem du den „Knubbel" unter deiner großen Zehe in die Matte drückst, dadurch entsteht auch eine Kraft nach innen. Das sollten keine anstrengenden Aktionen sein, vielmehr geschieht es durch ein subtiles Tun oder auch nur durch das Verlagern des Gewichts und das Ausrichten deiner Aufmerksamkeit. Du kannst dir auch vorstellen, dass jeder Fuß für sich auf vier Punkten ruht: Außen- und Innenferse, Großzeh- und Kleinzehballen. Ähnlich möchtest du bei Sitzhaltungen das Gewicht gleichmäßig zwischen beiden Seiten verteilen und über beide Sitzbeinhöcker gut mit der Unterlage verbunden sein.

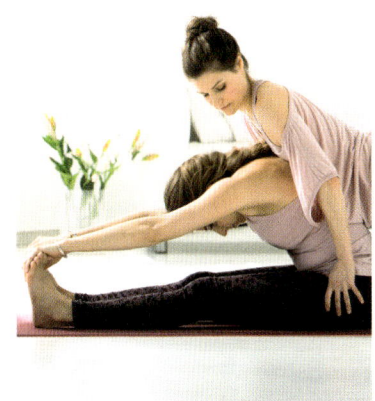

- Achte auf die **Ausrichtung und Stabilität deines Beckens**. Es sollte (in den meisten Haltungen) möglichst parallel bleiben, das heißt, beide Beckenseiten, beide Hüftgelenke, sind auf einer Höhe, was insbesondere bei Drehungen interessant ist. Versuche aber auch nicht, dein Becken mit aller Anstrengung parallel zu halten, das kann zu einer unnatürlichen Haltung und längerfristigen Schädigung führen. Stabilität erreichst du durch Anheben des Beckenbodens – indem du deine Füße gut ausrichtest und zwischen den Sitzbeinhöckern einen leichten Zug oder Sog nach innen-oben aufbaust. Vielleicht funktioniert auch für dich hier ein immer wieder gerne angeführter Vergleich: Du musst auf die Toilette, aber da ist keine weit und breit. Also aktivierst du bestimmte Muskeln, um den Urinstrahl zu verhalten – und genau diese Muskeln heben deinen Beckenboden. Allein über dieses Thema könnte man ein ganzes Buch schreiben, und es gibt auch schon einige, solltest du tiefer in diese Materie eintauchen wollen.

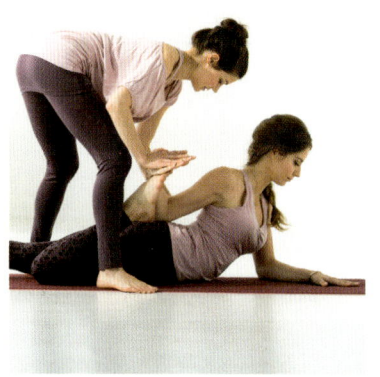

• Achte auf **Länge in der Wirbelsäule**. Sie richtet sich über dem Becken auf – weshalb die Ausrichtung des Beckens über den bewusst platzierten Beinen und Füßen so wichtig ist. So wie die Wirbelsäule die mittig tragende Struktur in unserem Körper ist, die Zentralachse, unser hoffentlich starkes Rückgrat, ist sie auch in der Yogapraxis von zentraler Bedeutung. Hier geht es um die Aufrichtung dieser flexiblen Säule. Und „Aufrichtung" heißt nicht Begradigung: Die „richtige Linie" ist die natürliche Kurvenform der Wirbelsäule, und diese organische Linie soll in die Länge beziehungsweise Höhe wachsen. Das bedeutet, wir gleichen – individuell verschieden – bei Bedarf eine allzu stark ausgeprägte Kurve in der Lendenwirbelsäule („Hohlkreuz") sanft aus, indem wir das Steißbein in Richtung Schambein beziehungsweise Körpervorderseite führen und diese Haltung durch den Einsatz der Bauchmuskulatur stabilisieren. Ebenso gleichen wir einen möglichen „Buckel" in der Brustwirbelsäule aus (eigentlich gilt und hilft immer die Erinnerung, das Brustbein, das „Herz", zu heben) und auch eine möglichweise zu starke Stauchung der Halswirbelsäule (das Kinn senkt sich dafür leicht zum sich hebenden Brustbein, wodurch der Nacken gestreckt wird). Dabei geht es ausdrücklich nicht darum, diese natürlichen Kurven zu begradigen. Stell dir vor, dass du durch die Asana-Praxis insgesamt in jeder Haltung Raum schaffen möchtest, Raum für den Atem, Raum zwischen den Wirbeln. Stell dir im aufrechten Stand vor, dass du nach oben wächst. In Rückbeugen stabilisiere dich durch die Bauchkraft und einen leicht nach innen-oben gehobenen Beckenboden. In Vorwärtsbeugen strecke die Wirbelsäule, indem du in Richtung Rückbeuge denkst und das Brustbein nach vorne-oben streben lässt.

- **Wenn du stabil bist, werde weich in der Haltung.** Genieße! Die Muskeln, die aktiviert werden müssen, um die jeweilige Position einzunehmen und zu halten, werden und bleiben ausreichend aktiv, ohne dass du sie noch zusätzlich anspannen müsstest. Und wo der Körper entspannen kann, lass ihn entspannen. Sei so stabil wie nötig und so weich wie möglich. Es geht nicht darum, eine Haltung perfekt einzurichten und dann starr zu halten. Strecke, schwinge und spiele dich in deine Haltung hinein. Merkst du, wie du mehr Raum für den Atem bekommst – kannst du noch spüren, wie dich dein Atem sanft bewegt? Dann bist du vollkommen „richtig" in der Haltung. Löse sie auch immer achtsam wieder auf.

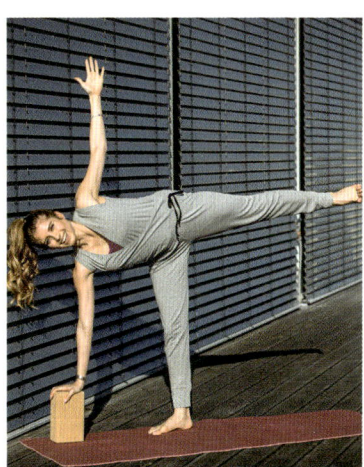

Lass dir jeweils Zeit, eine neue Haltung kennenzulernen. Probiere lieber zunächst eine unterstützte oder anderweitig vereinfachte Variante aus, nutze Hilfsmittel. Die meisten Asanas halten wir fünf bis zehn ruhige, tiefe Atemzüge lang – vor allem in Vorbeugen und anderen entspannenden Positionen kannst du aber auch deutlich länger verweilen. Bei asymmetrischen Asanas achte darauf, beide Seiten etwa gleich lange zu üben, mache dich aber auch nicht verrückt mit dem Zählen der Atemzüge, wobei dies eine gute Methode sein kann, um mit der Achtsamkeit beim Atem zu bleiben. Gewöhnlich beginnen wir mit der rechten Seite, brechen aber hier ab und an gerne aus der Gewohnheit aus. Bei Twists lässt sich die Drehung des Oberkörpers zunächst nach rechts allerdings gut begründen, und zwar mit dem Verlauf des Darms, hier bleibe ruhig bei der tradierten Reihenfolge.

EINE STABILE BASIS BAUEN – STEHEN UND SITZEN

Jede Haltung hat ein Fundament, eine Basis, sei es nun im Stehen oder Sitzen oder Liegen. Im Liegen brauchst du dich um die Stabilität kaum zu kümmern, sie ist durch den breiten Bodenkontakt gegeben. Je kleiner deine Basis wird, desto interessanter wird das Stabilisieren und Balancieren und gleichzeitig das Aufrichten auf deinem Fundament. Betrachte die folgenden Haltungen als grundlegend für alle weiteren Asanas.

AUFRECHT STEHEN
Berghaltung, TADASANA mit Varianten – und die elementaren Bewegungsachsen

1   Die Füße stehen parallel unter den Hüftgelenken oder können auch geschlossen werden, die Wirbelsäule richtet sich lang nach oben hin auf. Verlagere das Gewicht gleichmäßig auf deinen Füßen, hebe die Fußgewölbe an und strecke die Beine mit leichter Muskelspannung, sodass sich die Kniescheiben etwas nach oben ziehen, du im Kniegelenk aber nicht überstreckst. Das Brustbein strebt in die Höhe, die Schultern sinken nach hinten-unten. Stehe stabil, kraftvoll und dabei weich und angenehm.

2   Hilfsmittel (wie im Bild bei Cathy) unterstützen die Erdung über Außen- und Innenferse, Großzeh- und Kleinzehballen. Während du die Unterschenkel nach außen gegen den Gurt schiebst, halte den Block zwischen den Beinen gut fest, ziehe dafür die Oberschenkel zueinander. Den Scheitel lass nach oben streben. Für mehr STRECKUNG und Weite im Brustraum (rechts) verschränke deine Hände hinter dem Rücken, alle Finger sind verzahnt und die Handflächen möglichst geschlossen. Rolle die Schultern zurück, und um sie tiefer zu senken, ziehe die Faust zunächst nach unten und hebe sie dann weg vom Gesäß. Jede Einatmung hebt und weitet den Brustkorb, jede aktive Ausatmung bringt kraftvolle Stabilität in den Bauch und die Beckenregion.

3   Mit geschlossenen Händen, Blick zu den Daumen: Diese Variante findet sich zumeist an Anfang und Ende des Sonnengrußes. Die Aufwärtsbewegung streckt intensiv die Wirbelsäule, du hebst das Brustbein und den Blick nach oben an.

4   Um dich zur Seite zu neigen, verzahne die Finger über dem Kopf und halte die Handflächen möglichst geschlossen. Ziehe dich mit einer Einatmung nach oben lang und beuge ausatmend den Oberkörper nach links, bleibe so einige ruhige Atemzüge lang, richte dich einatmend auf und wechsle die Seite. Schön ist auch ein wiederholter Wechsel im Atemrhythmus, ohne Verweilen in der SEITBEUGE.

→ → →

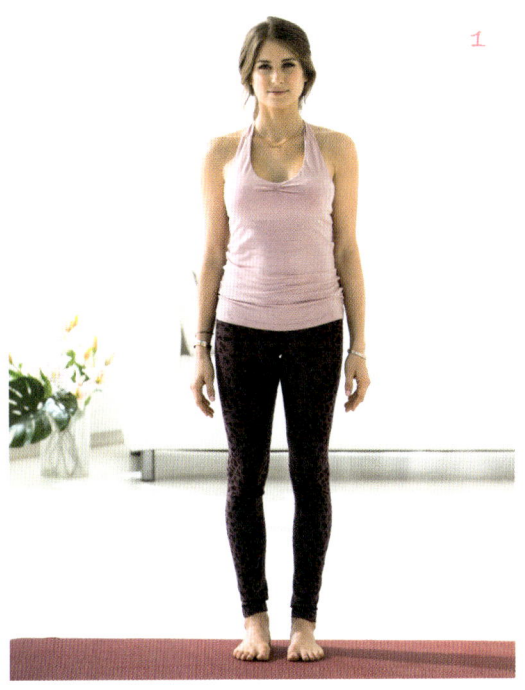

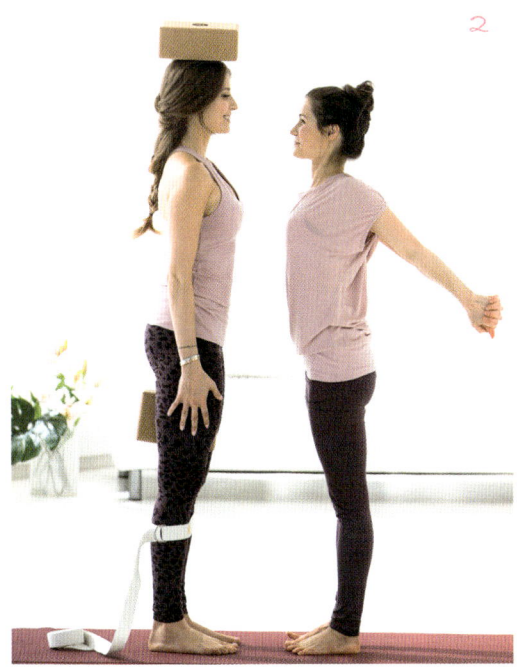

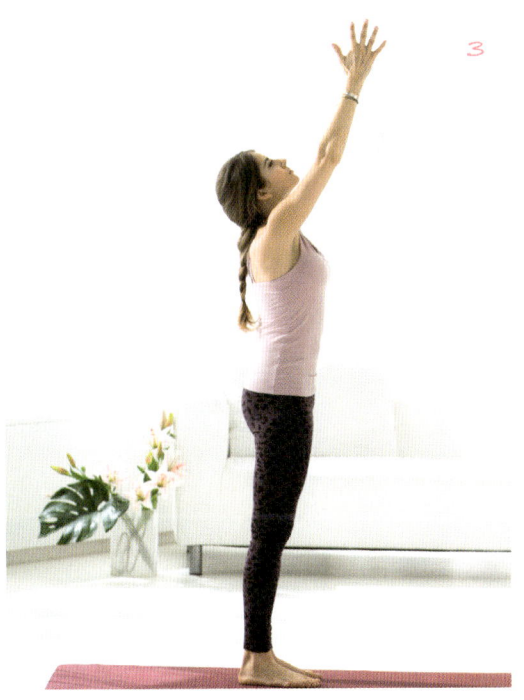

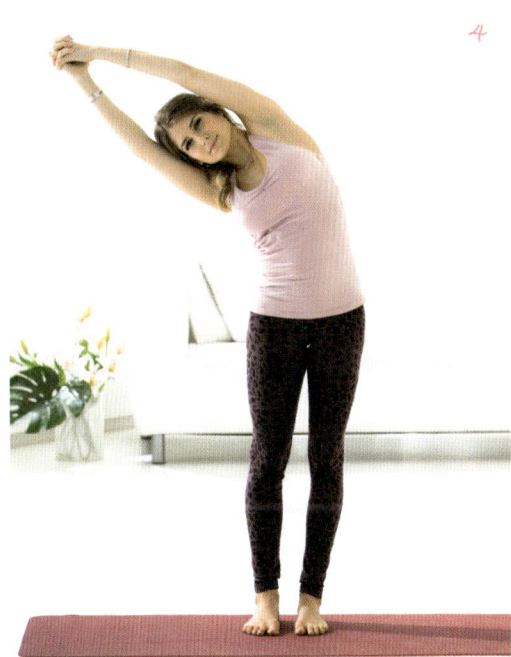

5 Für eine DREHUNG, hier vor allem im Bereich der Brustwirbelsäule, stabilisiere deinen Stand aktiv über die Füße und versuche, dein Becken parallel zum kurzen Mattenrand zu halten. Einatmend hebe die Arme und ausatmend drehe nach rechts, lass die Arme etwa auf Schulterhöhe sinken. Um die Seite zu wechseln, komme mit der Einatmung zurück zur Mitte und drehe ausatmend zur anderen Seite. Schaffe mit jeder Einatmung mehr Länge in deiner Wirbelsäule. Auch hier kannst du jeweils für einige Atemzüge auf einer Seite bleiben oder wiederholt im Atemrhythmus wechseln – oder beides kombinieren.

6 Für die RÜCKBEUGE, also eine besonders intensive Streckung der Wirbelsäule – diese bereiten wir durch Seitbeugen und Drehungen bestens vor –, brauchst du ein gutes Fundament, einen kraftvollen Stand und eine stabile Mitte. Platziere die Hände links und rechts vom Kreuzbein (das ist die Knochenplatte am unteren Ende der Wirbelsäule) und ziehe hier nach unten, um Länge im unteren Rücken zu schaffen. Richte die Ellenbogenspitzen nach hinten aus, sodass sich dein Brustbein hebt, ohne dass du Enge im oberen Rücken wahrnimmst. Ausatmend ziehst du den Bauch nach innen und aktivierst bewusst die Kraft deiner Beine, einatmend hebe das Brustbein höher und beuge den Oberkörper in der Brustwirbelsäule sanft nach hinten.

7 Für eine VORBEUGE aus dem Stand lege die Hände an die Hüften und strecke die Wirbelsäule. Beuge die Knie zumindest leicht an und lass deinen Oberkörper durch eine Kippung des Beckens über die Beine sinken. Du kannst deine Arme einfach nach unten hängen lassen, oder du greifst mit der Hand jeweils den gegenüberliegenden Ellenbogen und entspannst den Rücken, den Nacken und die Schultern. Bist du sehr beweglich, kannst du versuchen, die Beine zunehmend zu strecken und das Gewicht auf den Füßen etwas weiter nach vorne zu verlagern. (Um den Rücken zu schonen versuchen wir zumeist, uns mit möglichst gestreckter Wirbelsäule nach vorne zu beugen, aus den Hüftgelenken heraus. Übe die Beugung der Wirbelsäule selbst, das Einrunden des Rückens, nur ohne Belastung und mit gebeugten Knien.)

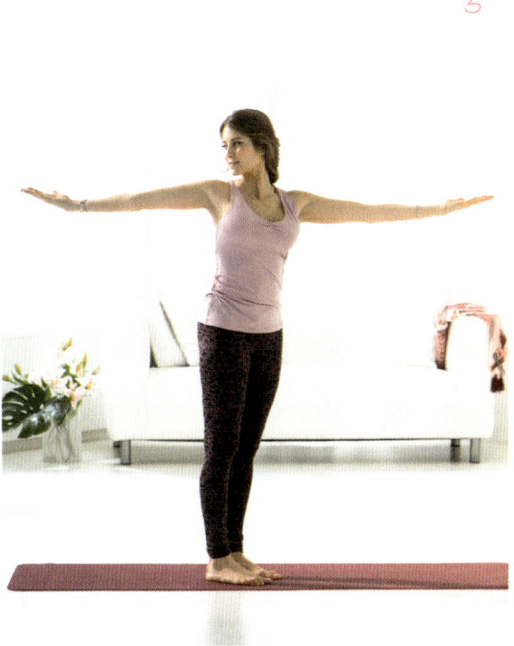

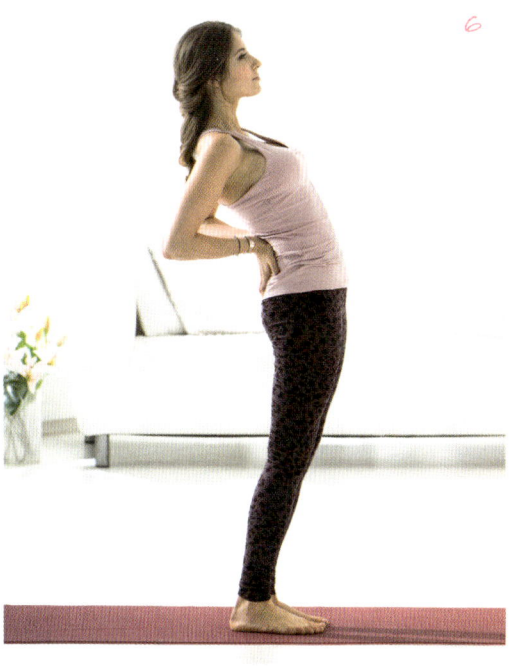

7

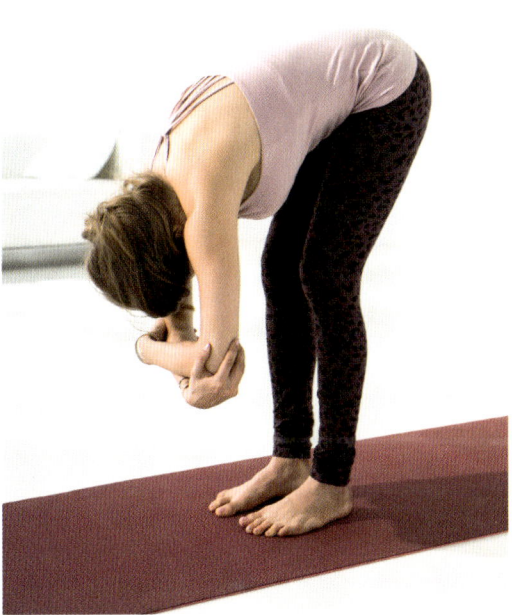

TADASANA, der aufrechte Stand, kann als Ausgangshaltung für alle anderen Asanas betrachtet werden.

Du wirst in allen unterschiedlichen Haltungen Aspekte dieser Haltung wiederfinden: die essenzielle Erdung, das stabile Fundament, die bewusste Aktivität der Füße, die Aufrichtung des Beckens und der Wirbelsäule, die stabile Symmetrie. Diese Symmetrie verlassen wir jeweils teilweise, wenn wir den Körper in folgende Richtungen bewegen: (Über-) Streckung der Wirbelsäule beziehungsweise Rückbeuge, Vorbeuge, Seitbeuge und Drehung.

AUFRECHT SITZEN MIT GEKREUZTEN BEINEN
Einfacher Sitz, SUKHASANA, und Variante: SIDDHASANA

Die Grundbedeutung des Sanskritwortes *asana* ist „Sitz". Wir können davon ausgehen, dass die ersten Yogahaltungen Sitzpositionen waren, kraftvollere und akrobatischere Asanas kamen erst später hinzu. Das „Turnen" mag uns manchmal vom Eigentlichen, von Meditation und innerer Stille und Zufriedenheit ablenken – ein gelassenes, achtsames und freudiges Formenspiel mit dem Körper – wie mit den weiterführenden Haltungen (ab S. 90) – kann uns aber auf dem Weg dorthin helfen.

1 Einfacher Sitz mit gekreuzten Beinen, SUKHASANA: Am besten setzt du dich erhöht – auf einen Block, ein Kissen oder eine gefaltete Decke –, damit dein Becken höher positioniert ist als deine Knie. Wenn sich der Sitz so gar nicht „einfach" anfühlen will, und das ist anfangs ganz normal, kannst du außerdem jeweils die Knie unterstützen, beispielsweise mit Blöcken. Um das Becken und die Wirbelsäule aufzurichten, greife mit beiden Händen um die Knie und ziehe den Oberkörper leicht nach vorne, das Brustbein hebt sich, und du rollst auf den Sitzbeinhöckern etwas vor, das Becken kippt leicht, als würdest du darin stehendes Wasser nach vorne ausschütten. Lass die Schultern nach hinten-unten sinken, und lege deine Hände auf den Oberschenkeln oder Knien ab.

Dieser Sitz ist eine Möglichkeit, dich für Atemübungen oder zur Meditation richtiggehend niederzulassen und Ruhe zu finden. Wahrscheinlich ist es anfangs gar nicht so leicht, länger ruhig zu sitzen – unter anderem deshalb üben wir ja.

SUKHASANA kann ebenso wie SIDDHASANA die Ausgangsposition für weitere Haltungen sein: Vorbeuge, Seitbeuge, Drehung, Rückbeuge – oder auch für Bewegungen, wie ein Kreisen mit dem Oberkörper, auch SUFI-KREISE (siehe S. 200) genannt.

2 Bequemer Sitz, SIDDHASANA oder MUKTASANA: Eventuell erhöht sitzend, lege die Füße voreinander. Dabei platziere erst eine Ferse nah am Schambein und den anderen Fuß davor. Wie auch für SUKHASANA gilt: Verlagere das Gewicht gleichmäßig auf beide Sitzbeinhöcker und richte die Wirbelsäule mittig auf. Da diese Sitzpositionen mit gekreuzten Beinen nicht symmetrisch sind, wechsle immer wieder die Position der Füße.

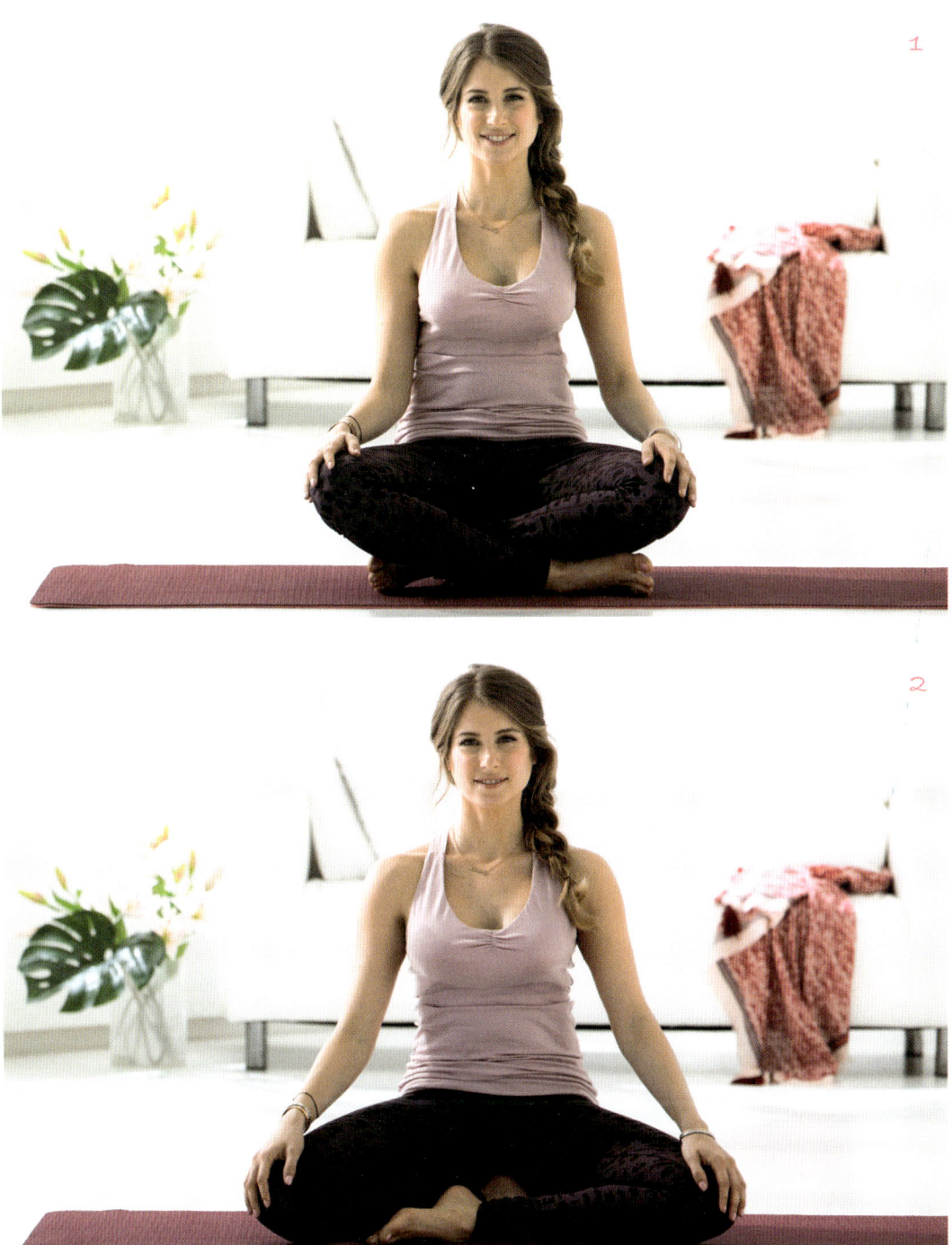

1

2

SYMMETRISCH AUF DEN FERSEN SITZEN
Fersensitz, VAJRASANA, und Kindhaltung, BALASANA

1 Im Fersensitz, VAJRASANA, sitzt du, wie der Name schon sagt, auf deinen Fersen. Die großen Zehen berühren sich dabei. Richte den Oberkörper auf, lege die Hände auf den Oberschenkeln ab und versuche, deine Beine vollkommen zu entspannen. Dieser symmetrische Sitz eignet sich fürs Verweilen, wird sich aber nicht unbedingt von Anfang an über längere Zeit gut anfühlen. Erleichterung verschafft beispielsweise eine gerollte Decke zwischen den Fersen und dem Gesäß oder auch eine Decke unter Schienbeinen und Füßen.

2 Für die Kindhaltung, BALASANA, beuge dich aus dem Fersensitz nach vorne. Hierfür kannst du deine Knie auch etwas weiter öffnen. Du legst die Stirn auf der Matte ab oder leicht erhöht auf deine Hände, die du aufeinanderlegst wie für ein Kissen; für noch mehr Höhe kannst du sie auch zu Fäusten ballen und aufeinandersetzen. Die Arme können nach hinten oder nach vorne abgelegt werden. Entspanne in dieser Haltung. Du kannst sie immer einnehmen, wenn dir der Sinn nach Ruhe und Rückzug steht.

3 Für die Variante der Gedrehten Kindhaltung, PARIVRITTA BALASANA, strecke in der Position zunächst den rechten Arm lang nach vorne aus und schiebe den linken Arm unten durch. Der linke Handrücken ruht dabei auf dem Boden, wie auch die Schläfe oder Wange. Vielleicht möchtest du die Knie etwas öffnen.

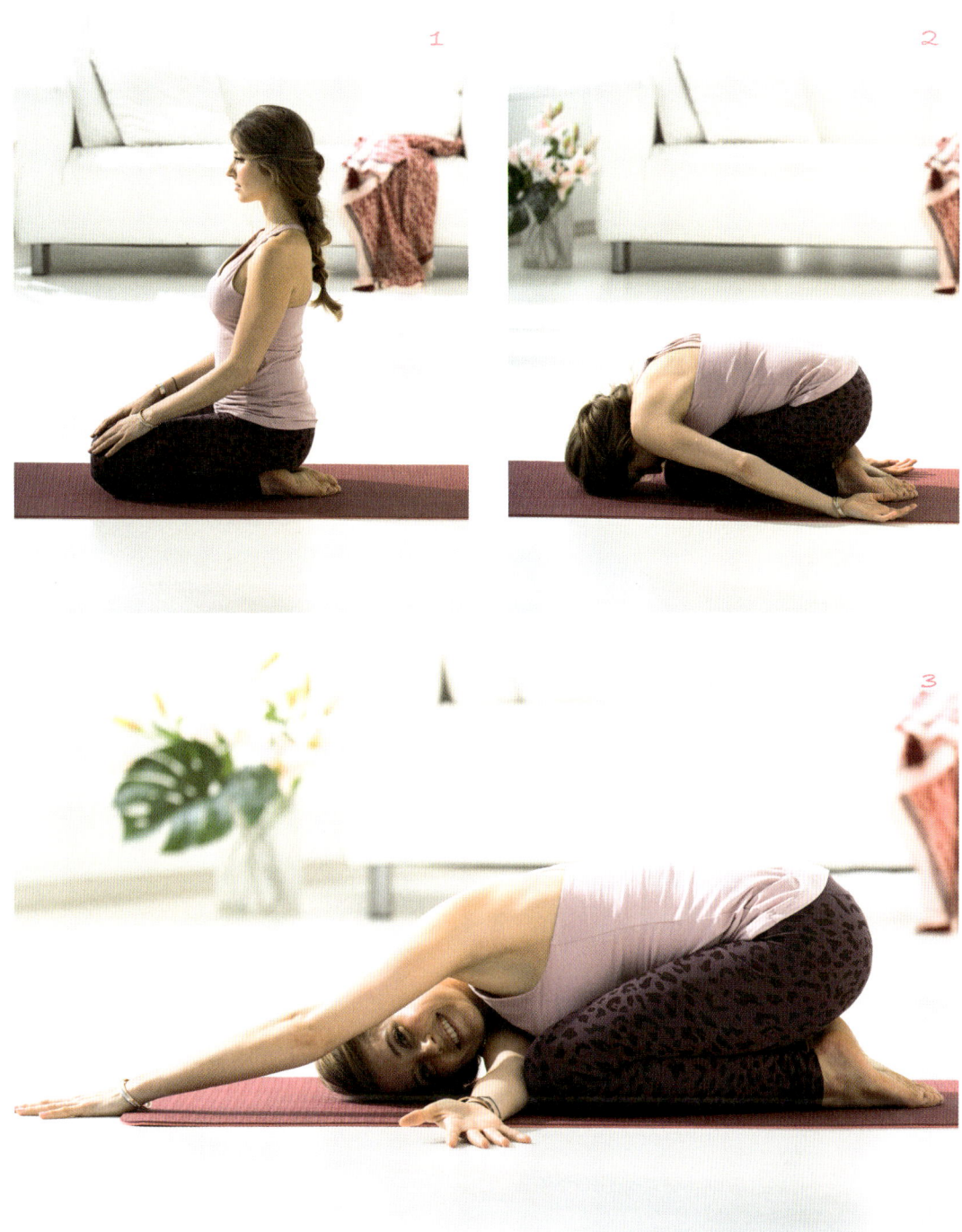

SYMMETRISCH ZWISCHEN DEN FERSEN SITZEN
Heldensitz, VIRASANA

1   Für VIRASANA wirst du wahrscheinlich zumindest anfangs einen Block oder auch mehrere Blöcke quer zwischen den Füßen platzieren wollen. Die Oberschenkel rotieren nach innen, die Vorderseiten rollen also zueinander nach unten. Lege die Füße möglichst gerade und parallel ab, bei großer Spannung in den Füßen polstere mit einer Decke. Ziehe die Waden etwas nach hinten-außen und hebe die Innenknöchel mit den Händen an, um sie leicht nach außen zu lenken. Baue dir deinen Heldenthron so hoch wie nötig, um die Knie zu schonen, und löse immer achtsam auf: Setze deine Hände seitlich etwas vor den Knien auf und hebe dein Gesäß, laufe mit den Händen nach vorne und stelle die Zehen auf, schiebe dich, ohne die Knie zu verdrehen, in einen weiten und kurzen NACH UNTEN SCHAUENDEN HUND (siehe S. 140). Alternativ strecke im VIERFUSSSTAND (S. 136) ein Bein nach hinten aus, stelle die Zehenballen auf und öffne zunächst dieses eine Kniegelenk, nach ein paar Atemzügen wechsle die Seite.

2   Eine Variante für mehr Länge und Atemraum: Strecke die Arme nach oben und hebe den Brustkorb gleichmäßig an. Verzahne deine Finger ineinander und schiebe die Handflächen in Richtung Decke.

3   Wenn du problemlos ohne Block zwischen den Fersen sitzt, kannst du dich für SUPTA VIRASANA nach hinten ablegen. Positioniere zur Unterstützung ein langes Kissen oder mehrere Blöcke und eine Decke darüber ein Stück hinter deinem Gesäß. Dich auf die Hände stützend, hebe dein Becken etwas an, um Länge im unteren Rücken zu schaffen und neige dich, diese Aktion wiederholend, nach hinten. Wenn du gut liegst, kannst du mehrere Minuten in die Haltung hineinentspannen. Um zu lösen, setze die Hände an deine Fersen und richte den Oberkörper möglichst symmetrisch auf.

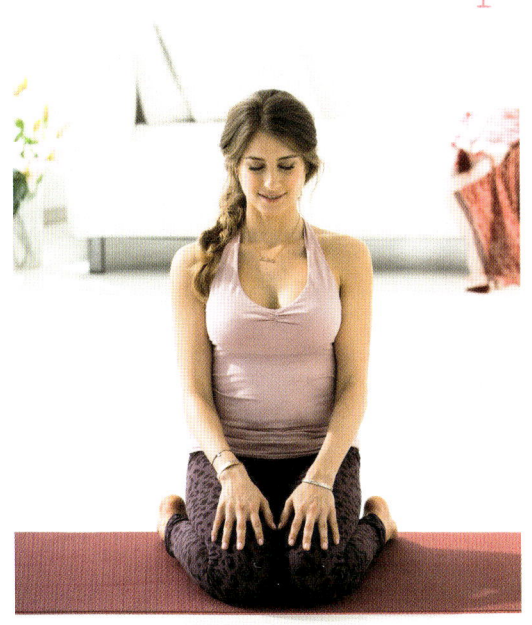

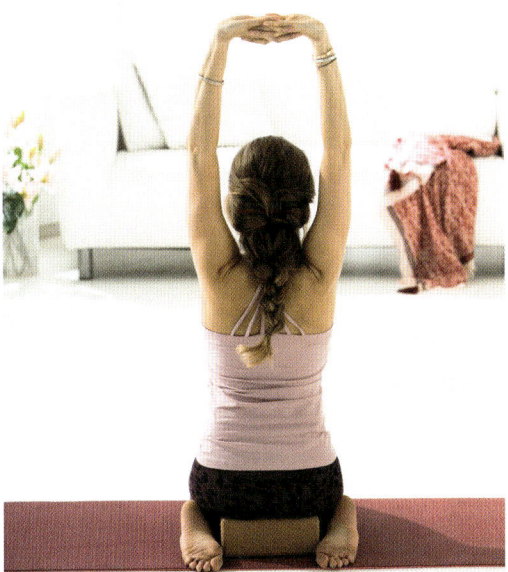

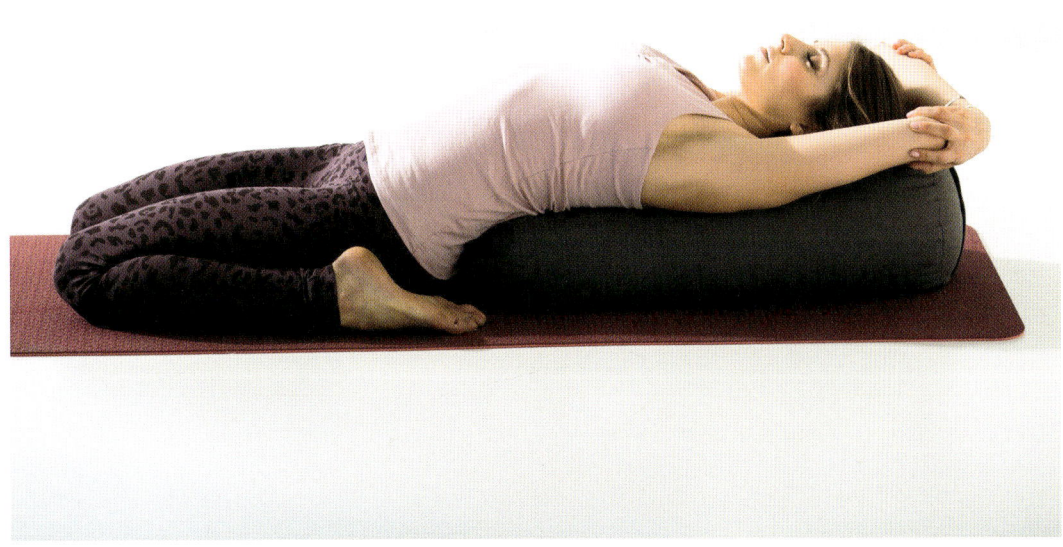

Symmetrisch Zwischen den Fersen sitzen   89

WEITERFÜHRENDE HALTUNGEN

STEHHALTUNGEN

Haltungen im Stehen erden und aktivieren, sie bauen Stabilität und Hitze auf. Hier sind sämtliche Bewegungsrichtungen möglich: vor und zurück und zu den Seiten beugen, drehen.

Kraftvolle Haltung, UTKATASANA

1   Mit der sogenannten kraftvollen Haltung, UTKATASANA, tust du genau das: Du baust Kraft auf. Du kannst die Füße schließen oder auch hüftgelenksbreit aufstellen. Achte aber unbedingt darauf, dass deine Knie so weit geöffnet sind wie die Füße, denn sie weichen gerne aus, wenn du dich weit nach hinten setzt, wie auf einen Stuhl. Bringe das Gewicht in Richtung Fersen und lass deine Knie nicht zu weit nach vorne kommen. Den Oberkörper richte kraftvoll diagonal nach vorne auf, das Brustbein ist angehoben, die rückenstreckende Muskulatur arbeitet, und die Bauchmuskulatur unterstützt. Wenn deine Füße geschlossen sind, drücke die Knie zueinander und schiebe die Innenknöchel leicht voneinander weg. Wenn möglich, bringe die Handflächen zusammen und strecke die Arme, dein Blick geht zu den Daumen.

2   Für eine einfachere Variante öffne die Arme schulterbreit und unterstütze deine Fersen mit (je) einem Block.

3   Für mehr Öffnung in Schultern und Brustkorb schließe die Hände hinter dem Rücken und hebe die gestreckten Arme etwas an.

4   Eine fordernde Haltung ist PARIVRITTA UTKATASANA, eine intensive Drehung: Dafür kannst du die Hände vor dein Brustbein bringen und den unteren Ellenbogen außen an dein Knie setzen – nutze den Hebel, wenn überhaupt, behutsam, um dich tiefer in die Drehung zu bringen.

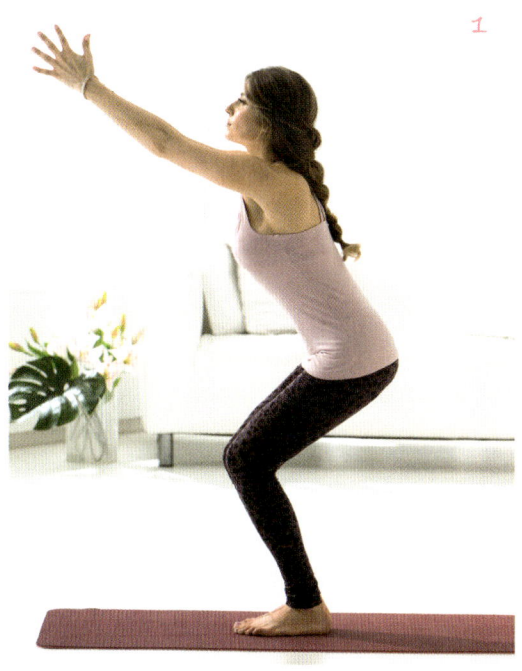

1

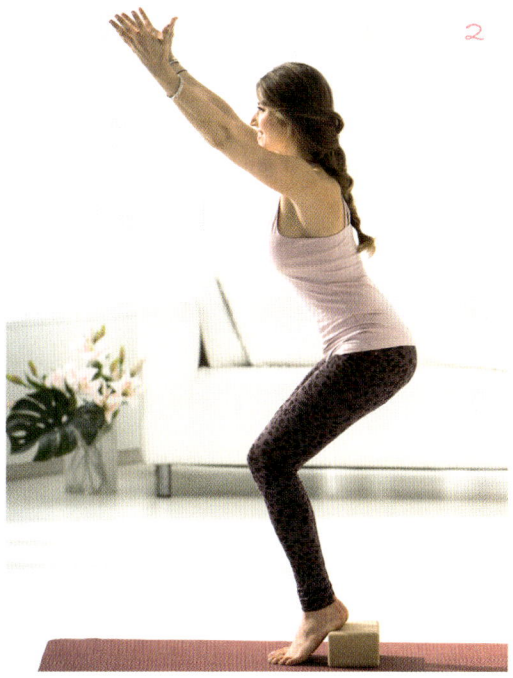

2

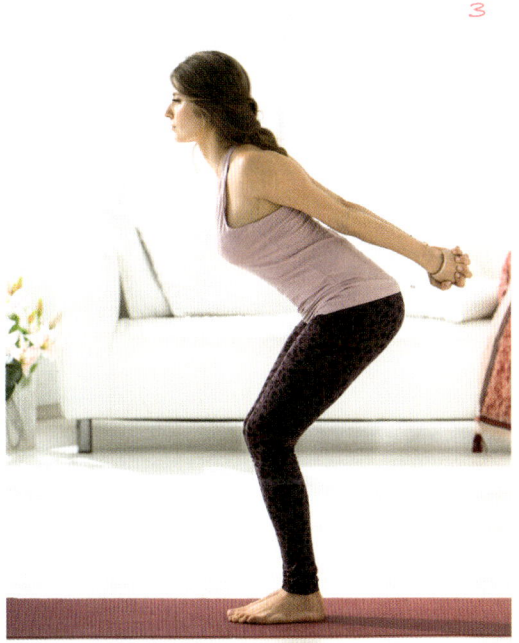

3

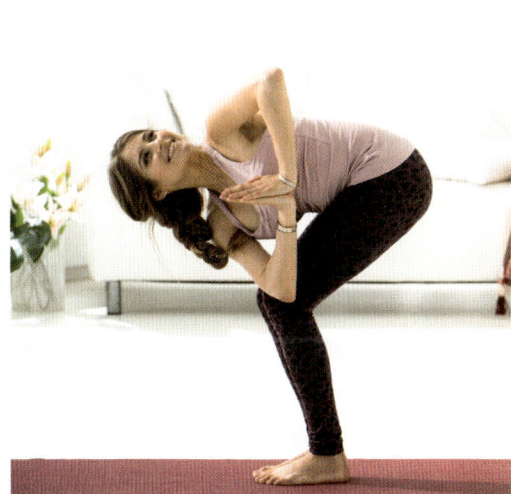

4

Hocke, MALASANA

1   In Indien und anderen Regionen der Welt ist die Hocke eine ganz „normale" Sitzhaltung, doch uns Gewohnheitsstuhlsitzern fällt sie häufig schwer. Unser Ziel ist es, mit möglichst langem Rücken in die Dehnung zu sinken – hierfür schiebe deine Hände mittig vor der Brust zueinander und mit den Ellenbogen die Knie auseinander. Lass das Brustbein nach oben und das Kinn leicht nach unten zeigen.

2   Vermeide unbedingt Schmerzen in den Knien, achte darauf, dass deine Füße und Knie in dieselbe Richtung weisen. Gehe eventuell nicht ganz so tief in die Position. Eine Unterstützung unter dem Gesäß (oder auch eine gefaltete Decke oder Blöcke unter den Fersen) erleichtern die Haltung.

3   Fordernder wird MALASANA, wenn du die Arme lang nach oben streckst und die Handflächen, die Finger verzahnt, in Richtung Decke schiebst.

4   Du kannst dich in der Hocke auch nach vorne aushängen, vielleicht ein wenig von der einen Seite zur anderen Seite schaukeln und deinen Nacken dehnen.

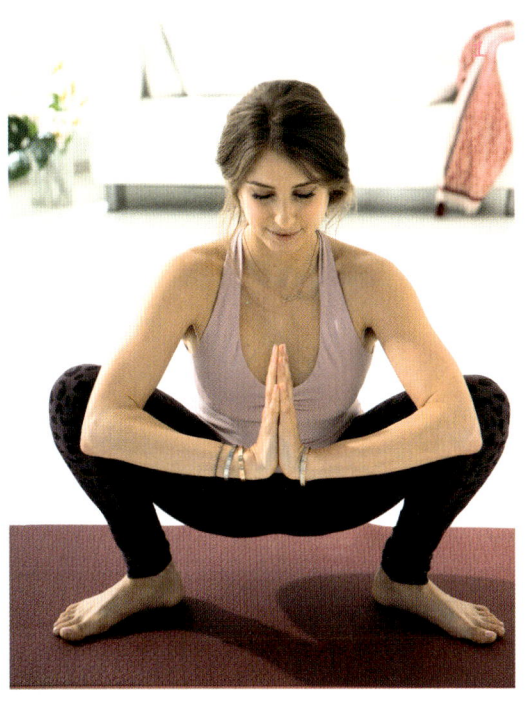
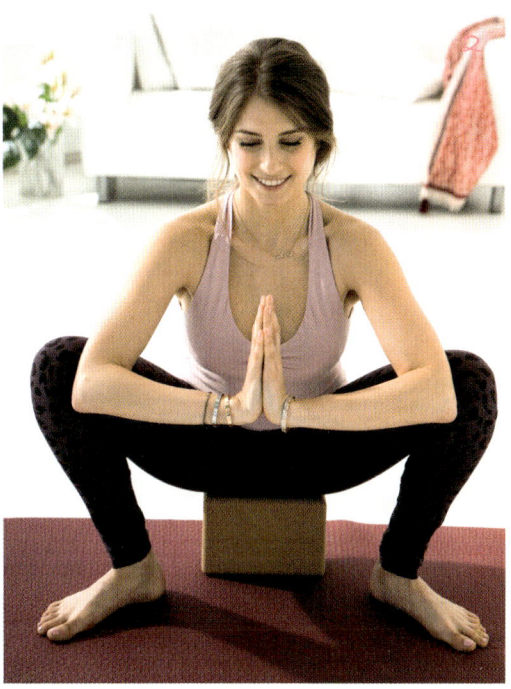

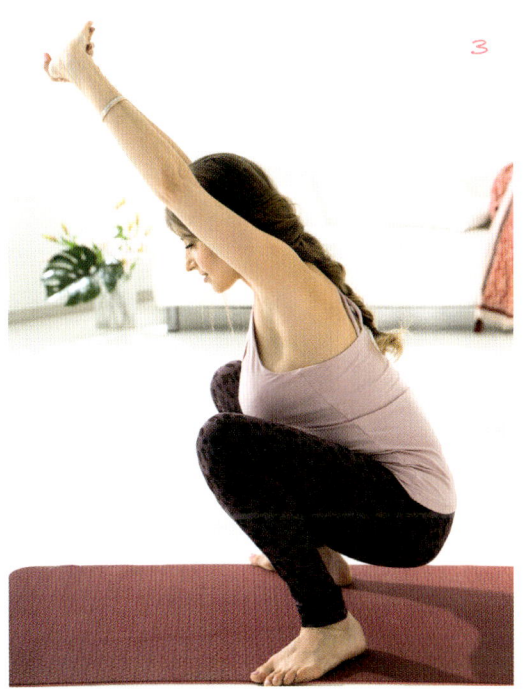

3

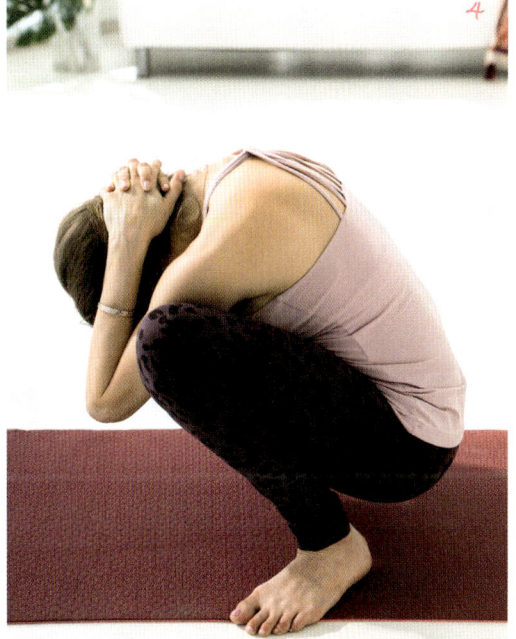

4

Vorbeuge im Stehen, UTTANASANA

1. UTTANASANA kannst du in vielen Varianten üben – und sie ist für viele von uns eine Übung in Geduld. Achte auf einen stabilen Stand und Weichheit im Oberkörper sowie darauf, möglichst aus den Hüftgelenken nach vorne zu beugen.

2. Blöcke können den Boden näher zu dir holen, um die Hände abzusetzen. Bei schmerzhaftem Ziehen im Rücken beuge die Beine, um sie mit wachsender Beweglichkeit mehr und mehr zu strecken.

3. Über gebeugten (und irgendwann auch gestreckten) Beinen kannst du den Oberkörper weich aushängen lassen – angenehm ist es hier, jeweils von außen um den Ellenbogen zu greifen (wechsle ab und an den Griff) und sanft von der einen zur anderen Seite pendeln. Für noch mehr Länge in der Halswirbelsäule könntest du auch die Finger verzahnen und die Hände an den Übergang vom Nacken zum Schädel legen, um den Kopf noch schwerer nach unten sinken zu lassen.

4. Intensiv dehnt die Variante der TAUCHERDEHNUNG: Hierfür formst du im Rücken aus beiden Händen eine Faust und lässt sie nach vorne über den Kopf sinken. Diese Haltung kann im Wechsel mit der entsprechenden UTKATASANA-Variante (siehe S. 204) geübt werden: Einatmend tauchst du auf für die STUHLHALTUNG, ausatmend ab in die VOR-BEUGE (wie auch in der Mini-Praxis 3 beschrieben, siehe S. 36).

 CATHY

Am Anfang konnte ich mir nicht mal vorstellen, mit meinen Fingern irgendwann den Boden zu berühren – und dafür hat sich dann doch so einiges bewegt, auch wenn Flexibilität bis heute nicht meine größte Stärke ist. Dafür habe ich ein starkes Bindegewebe, ist ja auch für was gut ...

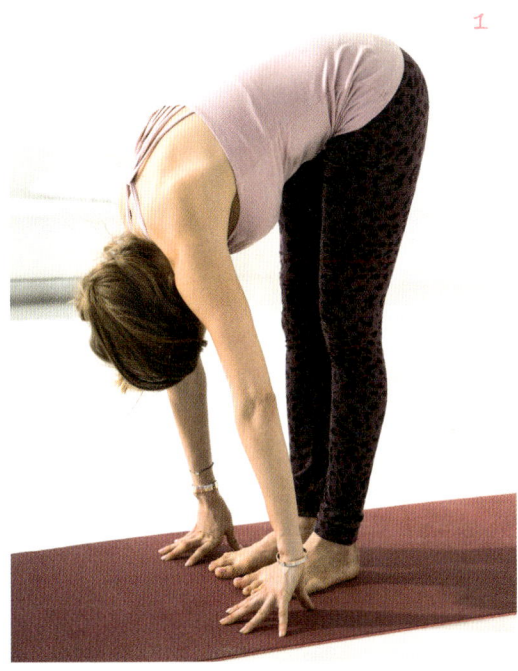
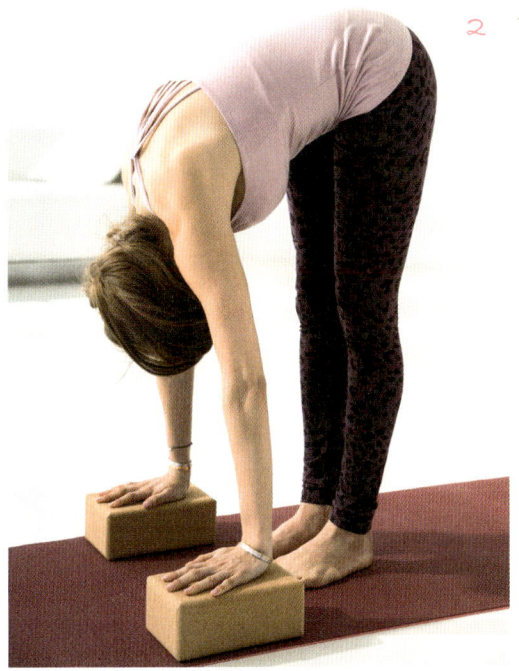

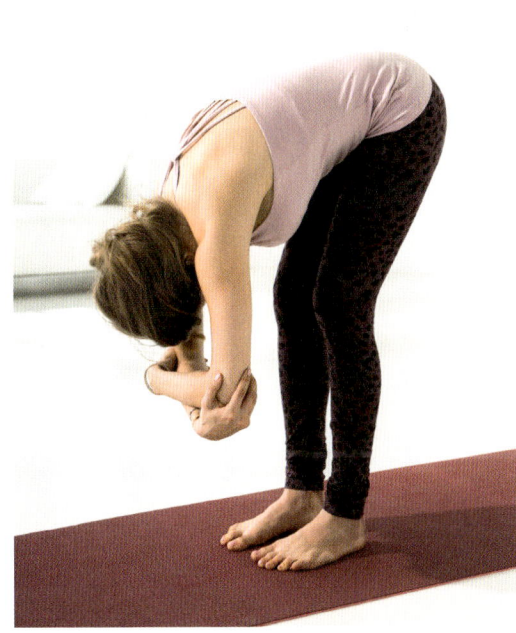
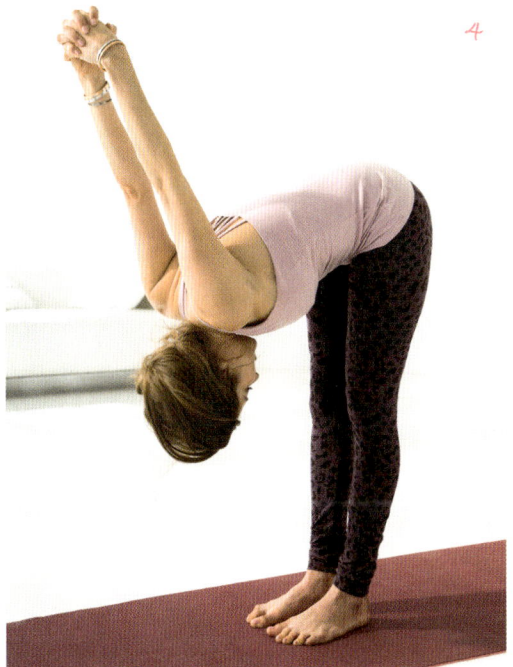

Halbe Vorbeuge im Stehen, ARDHA UTTANASANA

1   In ARDHA UTTANASANA versuchst du nicht, möglichst tief über deine Beine zu tauchen, vielmehr streckst du die Wirbelsäule in Richtung Hohlrücken und hebst dein Brustbein weit nach vorne-oben. Deine Hände können hierbei den Boden berühren, mit den Handflächen oder Fingerspitzen.

2   Wahlweise kannst du unterstützend Blöcke benutzen oder deine Hände an die Schienbeine setzen.

3   Auch an der Wand kannst du diese Haltung wunderbar üben, strebe hierbei einen 90-Grad-Winkel zwischen Oberkörper und Beinen an, schiebe kraftvoll in Boden und Wand, hebe Brustbein und Sitzbeinhöcker und strecke die Wirbelsäule.

4   Zusammen mit einem Partner könnt ihr euch gegenseitig helfen, euch den Rücken lang zu ziehen

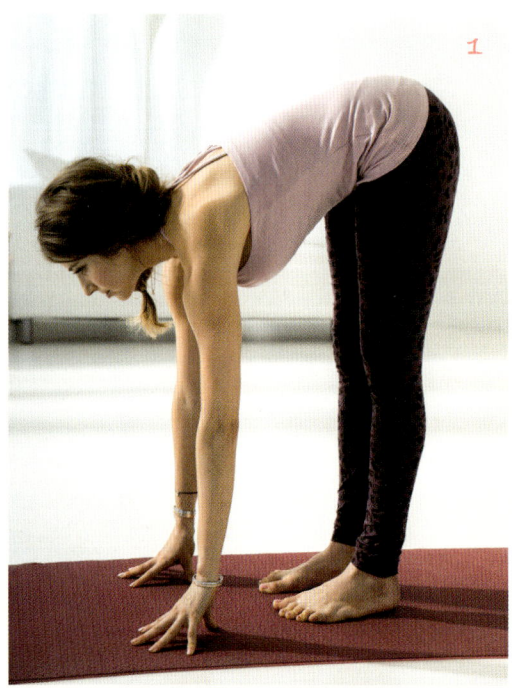
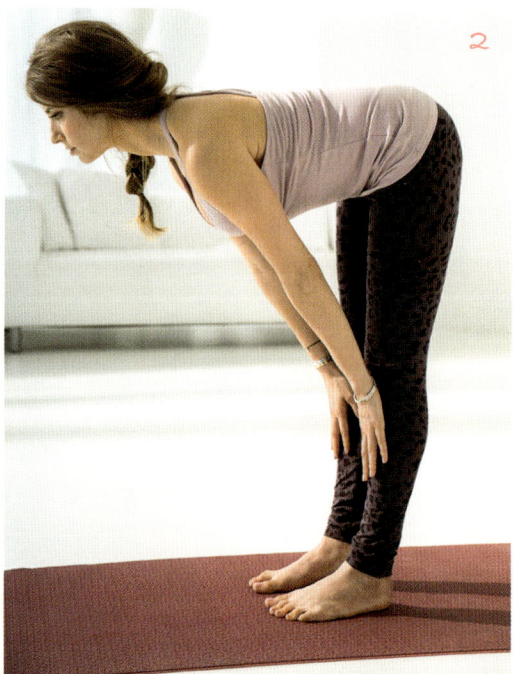

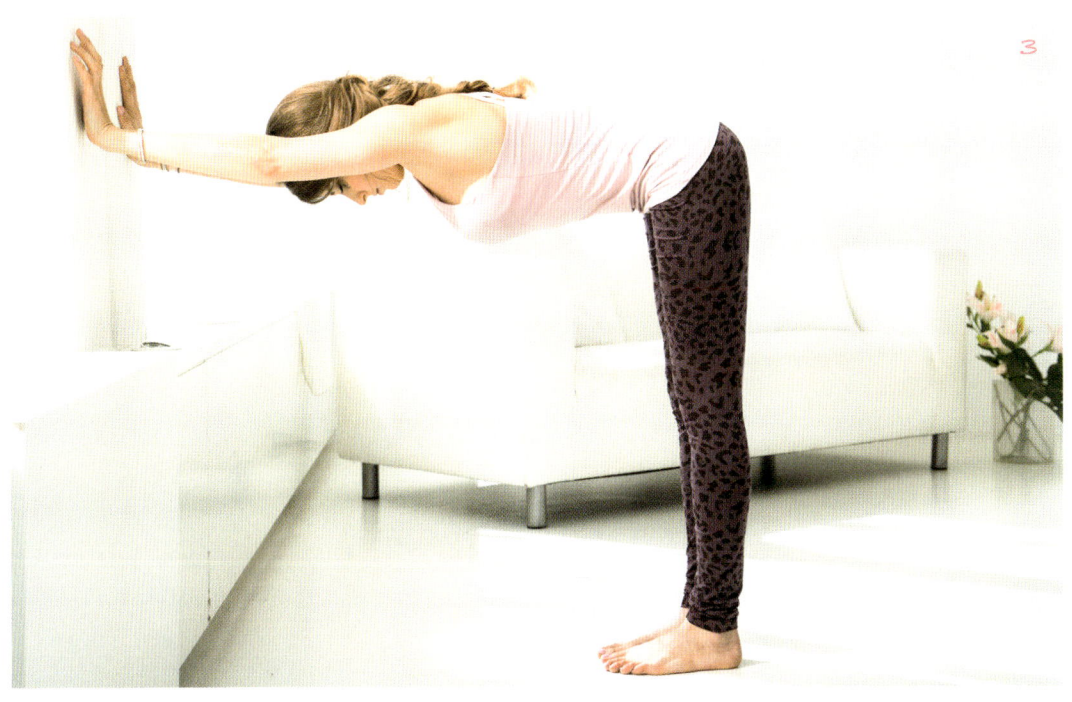

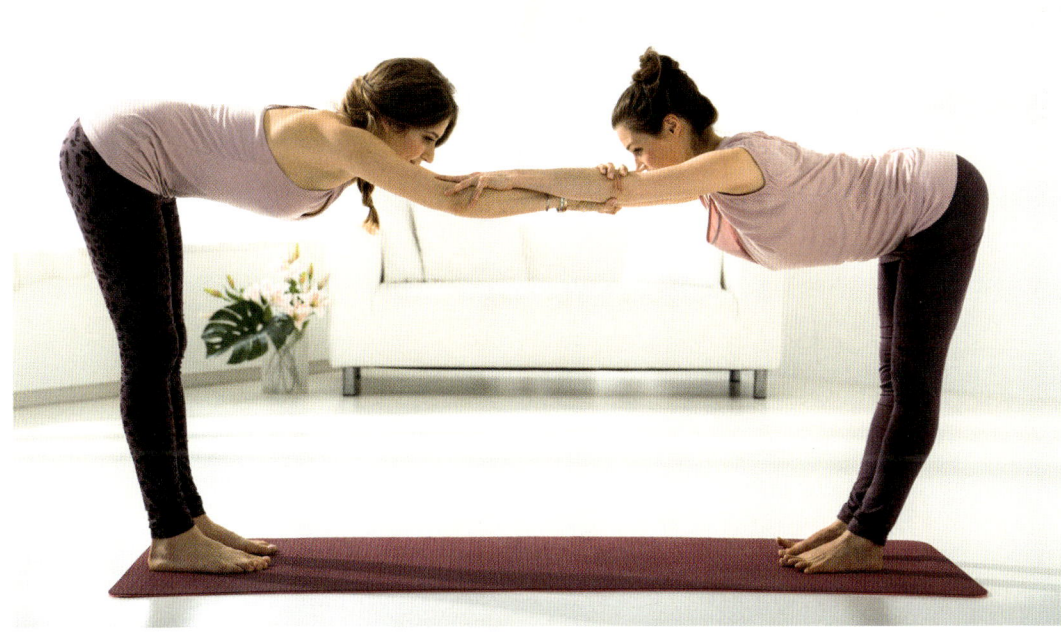

Grätsche im Stehen, PRASARITA PADOTTANASANA

1   Für die Vorbeuge aus einer Grätsche im Stehen, PRASARITA PADOTTANASANA, öffnest du die Füße mit einem langen Schritt, drehst den Oberkörper zur Seite, die Füße mit und schiebst die Fersen jeweils leicht nach außen, sodass die Füße parallel beziehungsweise leicht eingedreht stehen. Einatmend strecke die Wirbelsäule, setze dabei die Hände in die Hüften und ziehe die Ellenbogenspitzen nach hinten, ausatmend lass dich mit dieser Länge nach vorne sinken. Stelle deine Finger auf und strecke dich nochmals einatmend in eine Halbe Vorbeuge.

2   Um dich tiefer nach unten zu beugen, wandere mit einer Ausatmung mit den Händen zurück und lass den Scheitel tief nach unten sinken. Die Ellenbogen sind in der finalen Haltung im 90-Grad-Winkel gebeugt, der Kopf berührt den Boden – dass dies passiert, ist aber nicht entscheidend, du kannst dir auch den Boden mit Blöcken näher herholen oder den Kopf einfach schwer hängen lassen.

3   Für einen TWIST strecke den Rücken, platziere zunächst die linke Hand mittig (auf einem Block) und die rechte auf deinem Kreuzbein, um zu beobachten, ob dein Becken mitdreht, und versuche, nur die Schultern in eine Linie zu bringen, die Hüften bleiben parallel zum Boden ausgerichtet.

4   Optional strecke im TWIST den oberen Arm in Richtung Decke.

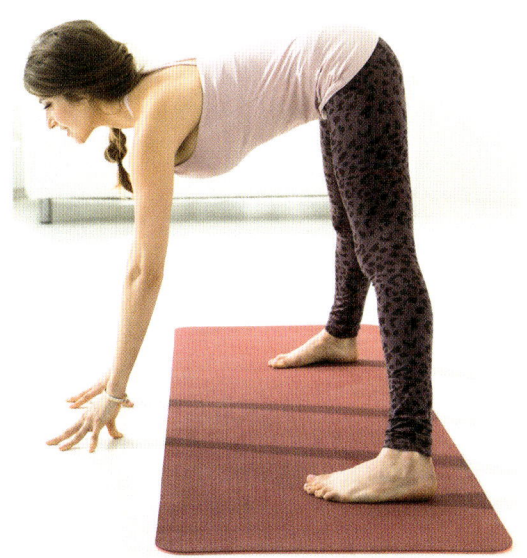

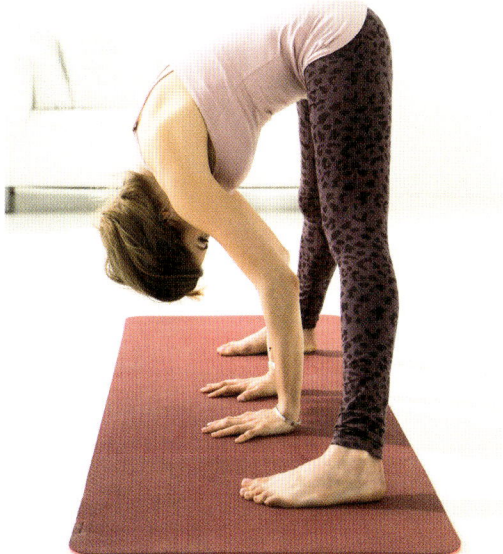

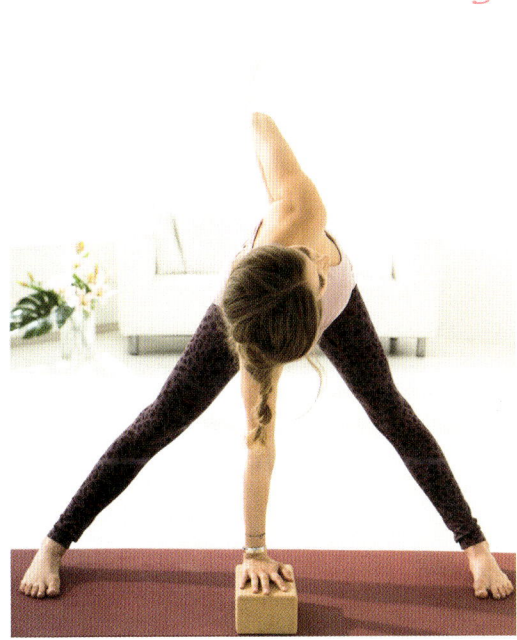

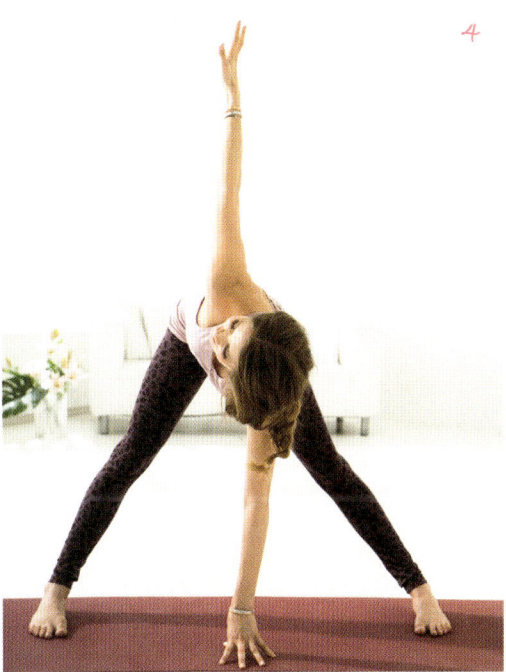

Intensive Flankendehnung, PARSVOTTANASANA

1 PARSVOTTANASANA dehnt nicht nur die Körperseiten, sondern vor allem auch die Beinrückseite. Du setzt einen Fuß eine gute Schrittlänge zurück und lässt dabei einen etwa hüftgelenksbreiten Abstand zwischen deinen Füßen, sie sollten in keinem Fall über Kreuz stehen. Die Zehen deines hinteren Fußes weisen leicht nach außen, du verankerst dich gut über beide Fersen und versuchst, deine Hüften möglichst parallel zum kurzen Ende der Matte zu halten. Einatmend schaffe Länge im Oberkörper, ausatmend lass dich aus den Hüftgelenken nach vorne-unten sinken. Deine Hände können vorwärts wandern, und auch hier können Blöcke den Boden näherholen.

2 Eine Variante ist die HALBE VORWÄRTSBEUGE in dieser Position: die Streckung des Oberkörpers, etwa parallel zum Boden. Schiebe beide Fersen stark in die Matte und rolle die Oberschenkelvorderseiten zueinander. Optional hebe die Zehen und Zehenballen des vorderen Fußes an. Hilfreich sind Blöcke unter den Händen.

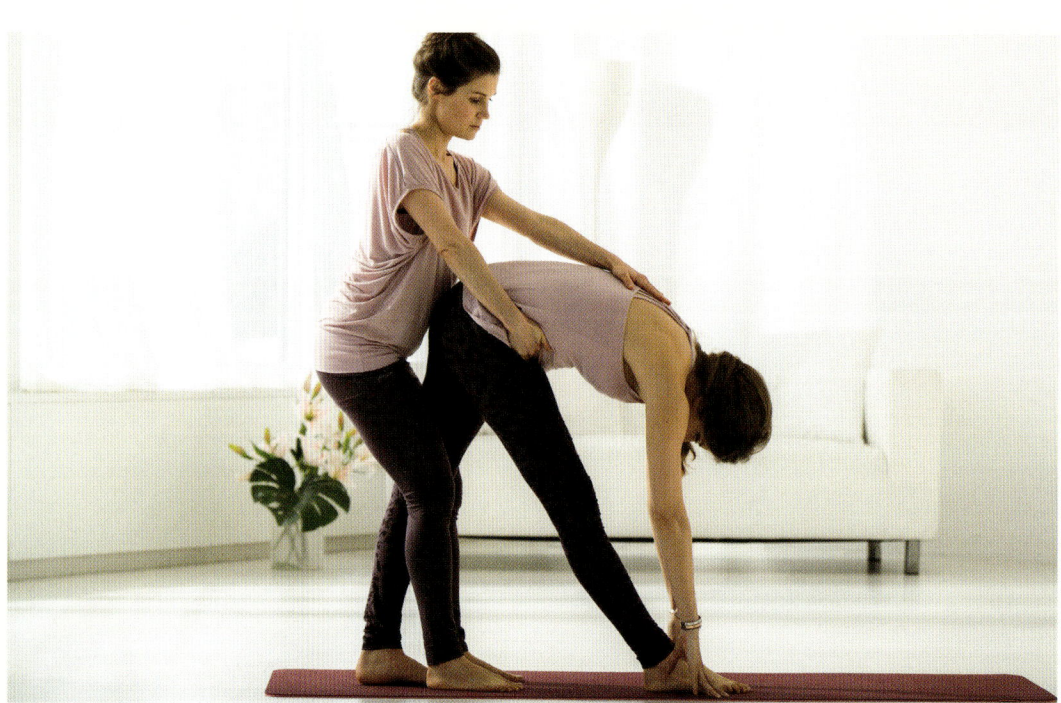

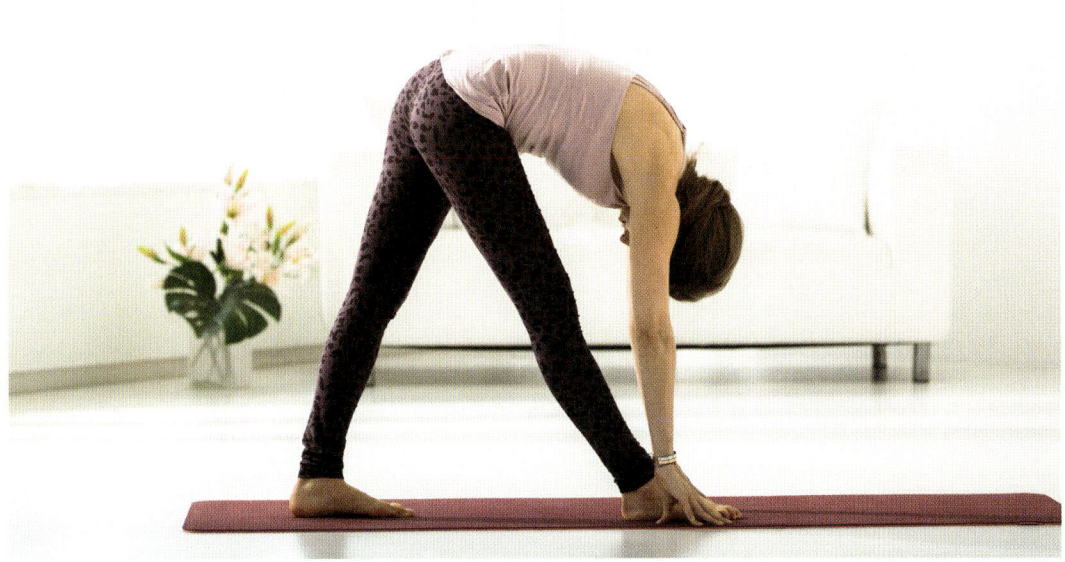

1

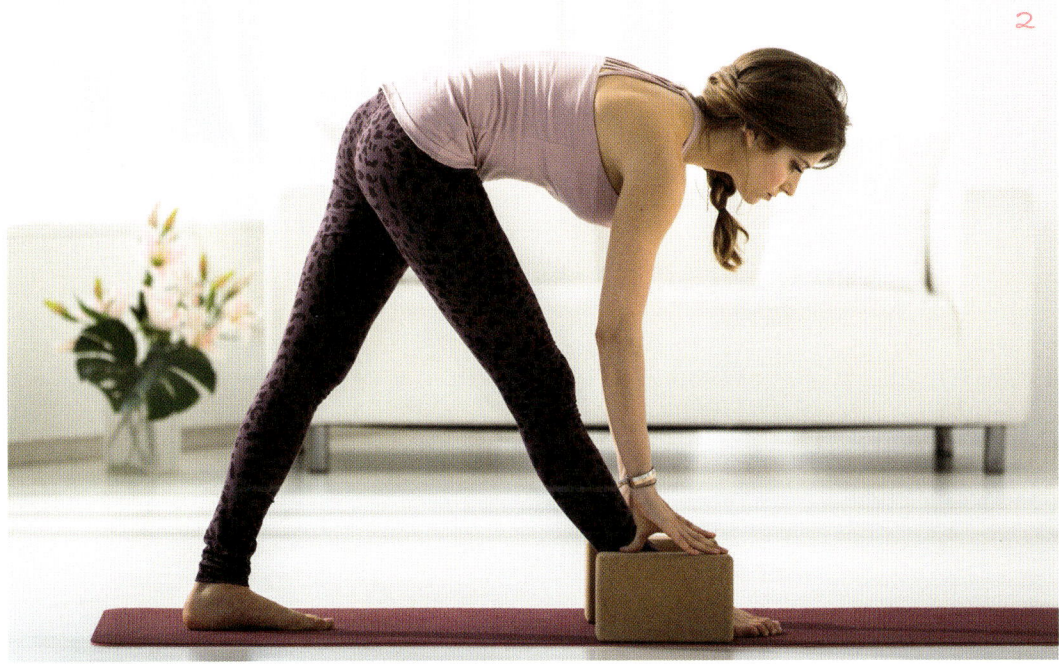

2

Ausfallschritt, ANJANEYASANA-Varianten

1 Im Ausfallschritt sollte sich dein vorderes Knie direkt über oder etwas hinter dem Knöchel befinden. Deine Füße und Beine sind die kraftvolle Basis der Asana. Blöcke unter deinen Händen schenken dir optional etwas Höhe, um mehr Länge im Oberkörper zu schaffen, du kannst auch auf deine Fingerspitzen kommen. Für eine Balance-Variante kannst du die Arme gestreckt nach hinten nehmen, finde dabei eine Linie vom hinterem Fuß bis zum Scheitel.

2 Für eine Drehung setze – mit dem rechten Fuß vorne – die linke Hand etwa eine Handbreit neben der Innenseite des Fußes ab und drehe die Schultern übereinander. Halte dabei das Becken gerade, schiebe die rechte Hüfte zurück und hebe die linke an.

3 Für einen engeren TWIST schiebe den Ellenbogen von außen gegen das Knie. Optional hebe für die Balance das hintere Knie an.

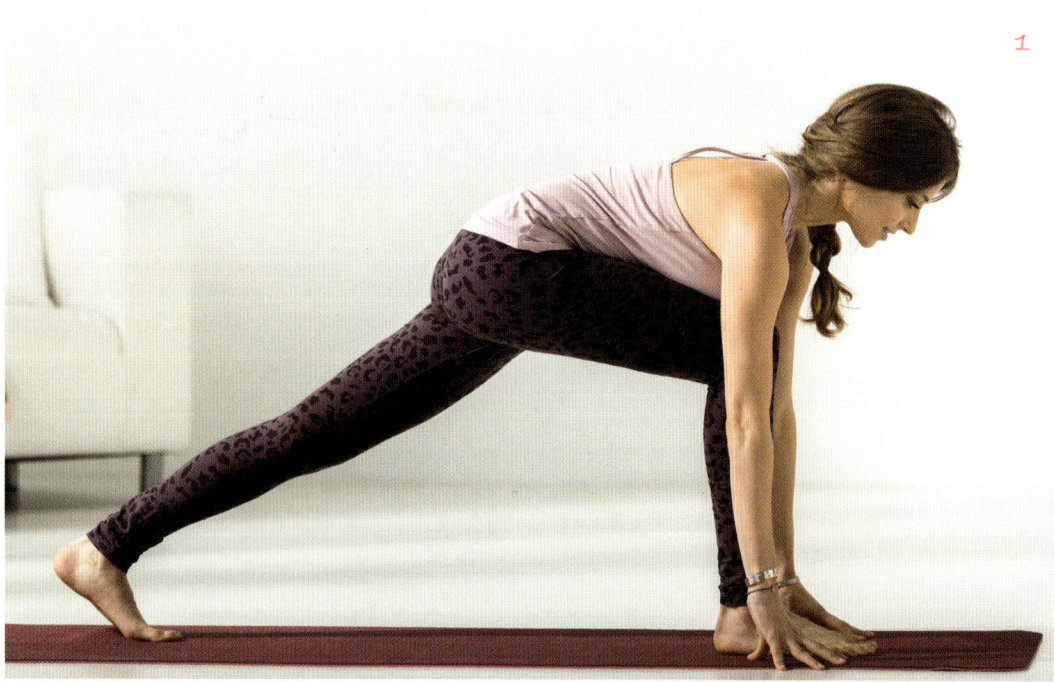

1

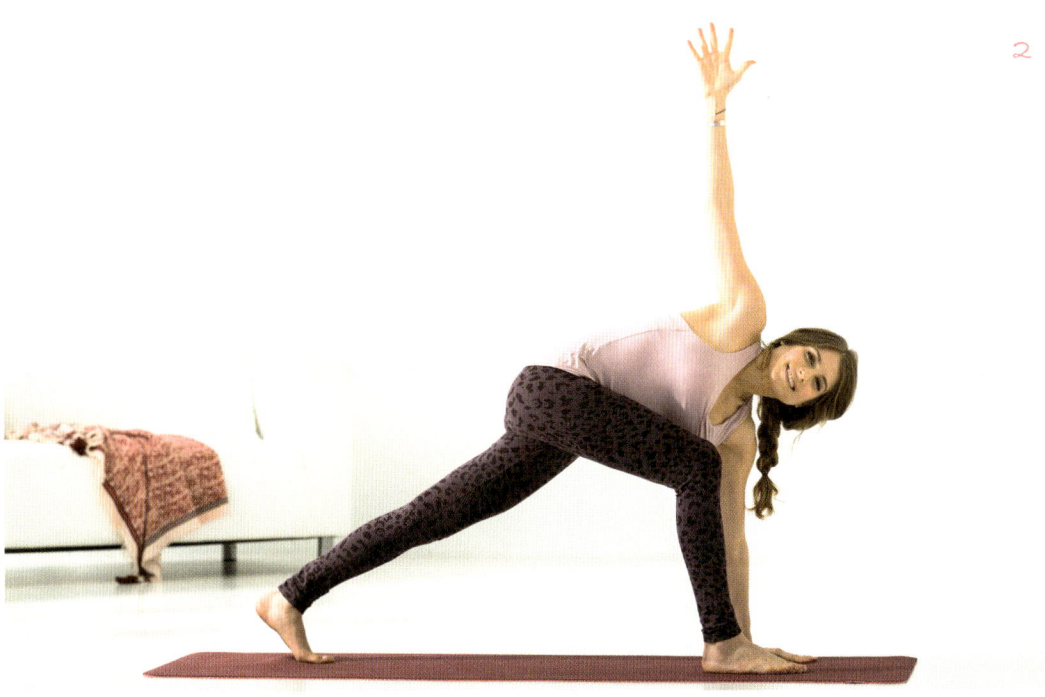

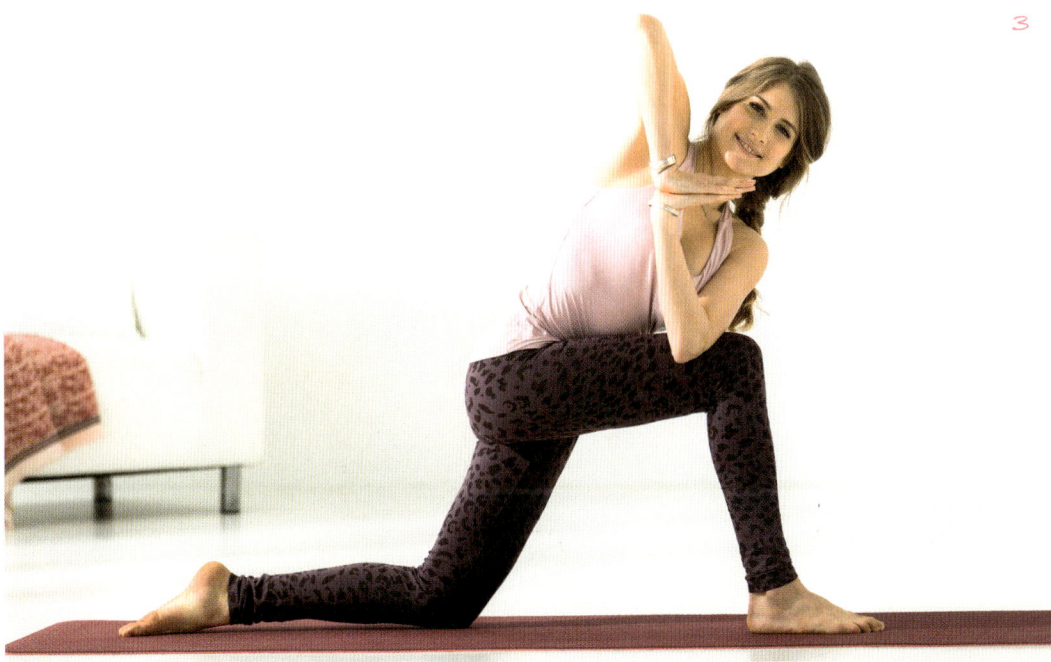

Tiefer Ausfallschritt, ANJANEYASANA-Varianten mit abgesetztem Knie

1   Für eine intensive Dehnung des Hüftbeugers setze im Ausfallschritt das hintere Knie ab, optional auf eine Decke. Hebe dein Brustbein und strecke die Arme lang nach oben.

2   Alternativ platziere die Hände auf dem vorderen Oberschenkel. Um dich in der Haltung zu stabilisieren, schiebe den vorderen Fuß kraftvoll in die Matte und ziehe den Fuß und das hintere Knie zueinander.

3   Nach dieser fordernden Haltung lass den Oberkörper nach vorne aushängen, lege ihn auf dem Oberschenkel ab und atme tief und entspannend in den Bauch.

Die Dehnung des Hüftbeugers ist für uns Gewohnheitsstuhlsitzer und auch für sportlich Aktive wichtig, weil sie dem Anziehen der Beine zum Oberkörper hin (wie beim Laufen) entgegenarbeitet. Diese Bewegung ist eng gekoppelt mit der „Fight-or-Flight"-Stressre-aktion unseres Körpers – und die Entspannung dieser Körperregion reduziert spürbar die Grundanspannung in unserem Leben.

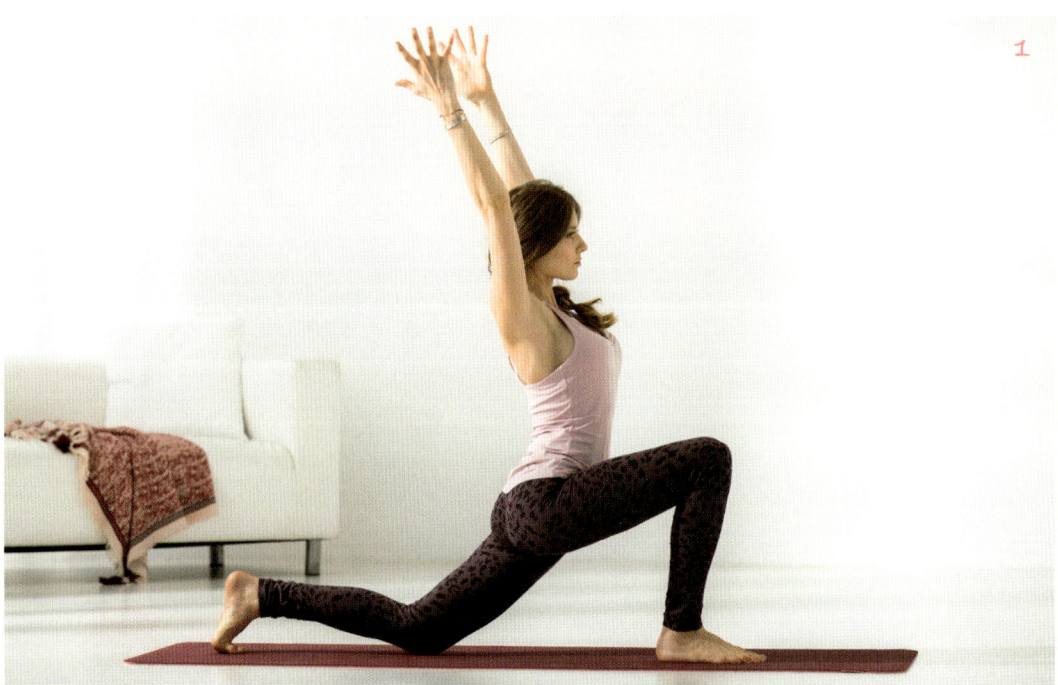

1

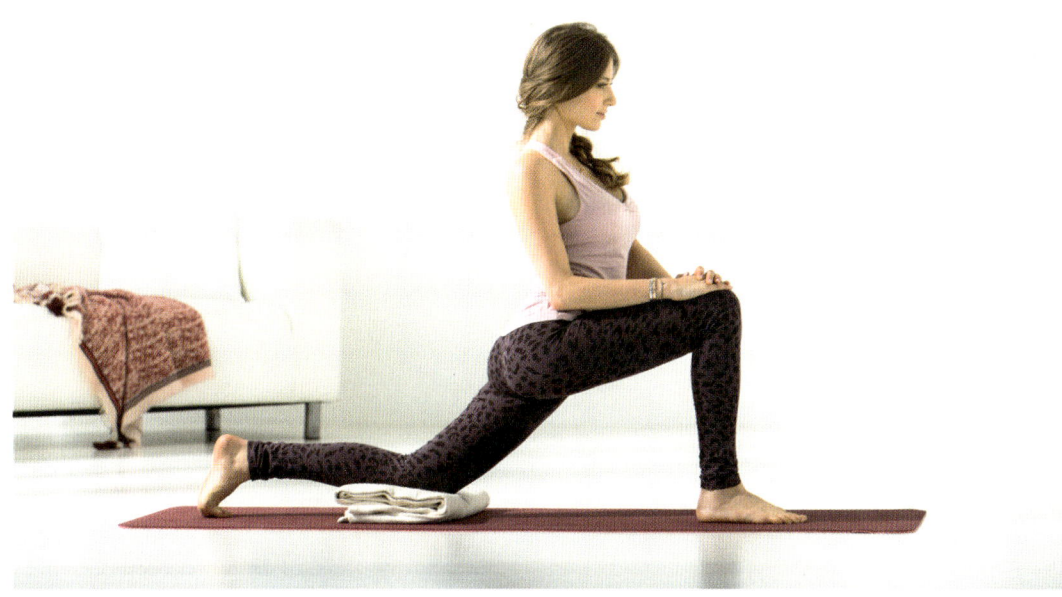

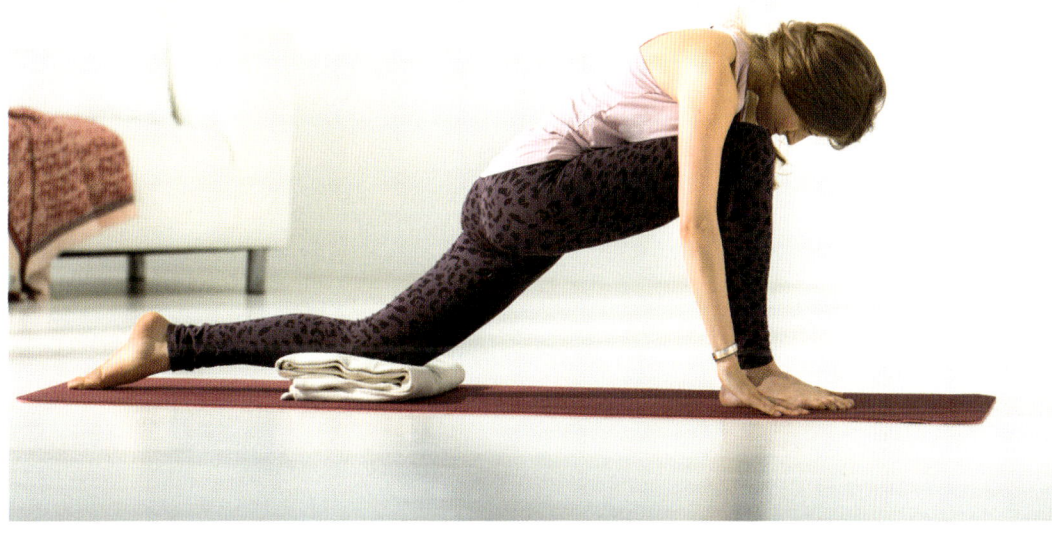

Hoher Ausfallschritt, ASHTA CHANDRASANA

1   In ASHTA CHANDRASANA (oder auch ALASANA) achte darauf, dass sich dein vorderes Knie direkt über oder leicht hinter dem Knöchel befindet. In der Weite finde einen hüftgelenksbreiten Abstand zwischen deinen Füßen, die hintere Ferse schiebt zurück, der vordere Fuß – insbesondere die große Zehe – drückt in den Boden, und du kannst die Balance unterstützen, indem du die Oberschenkelinnenseiten zueinanderziehst. Führe die gestreckten Arme für eine sanfte Rückbeuge etwas hinter deine Ohren.

     Um Länge im unteren Rücken zu schaffen, beuge zunächst das hintere Bein und schiebe dein Becken nach vorne, die Hüften sind auf einer Linie ausgerichtet, und du stabilisierst diese Haltung, indem du den Beckenboden und die Bauchmuskulatur nach innen und oben aktivierst. Gegen diese Spannung strecke das hintere Bein wieder zunehmend aus.

2   Für eine Seitbeuge greife (wenn der rechte Fuß vorne steht) mit der rechten Hand nach dem linken Handgelenk, ziehe dich einatmend noch einmal in die Länge, ausatmend neige den Oberkörper zur rechten Seite.

3   Für einen TWIST schaffe wiederum Länge mit der Einatmung, die Arme schulterbreit gehoben, ausatmend drehe (wenn der rechte Fuß vorne steht) den Oberkörper nach rechts und senke die Arme auf Schulterhöhe. Diesen Bewegungsablauf kannst du im Atemrhythmus wiederholen, führe dann einatmend den hinteren Arm über unten nach vorne und oben, während du dich zurückdrehst.

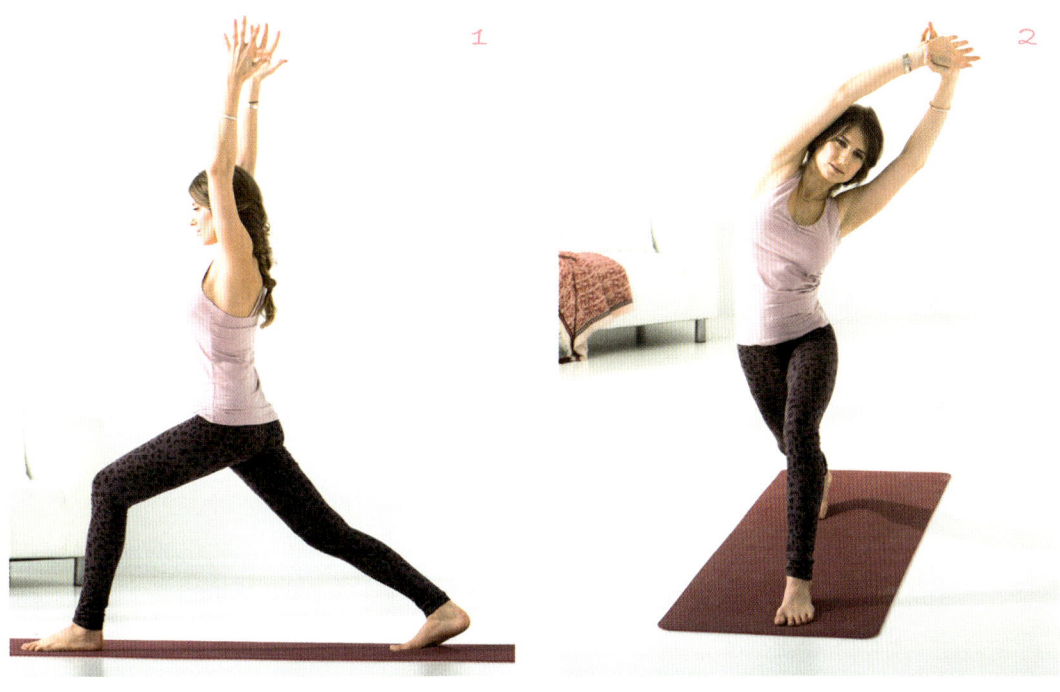

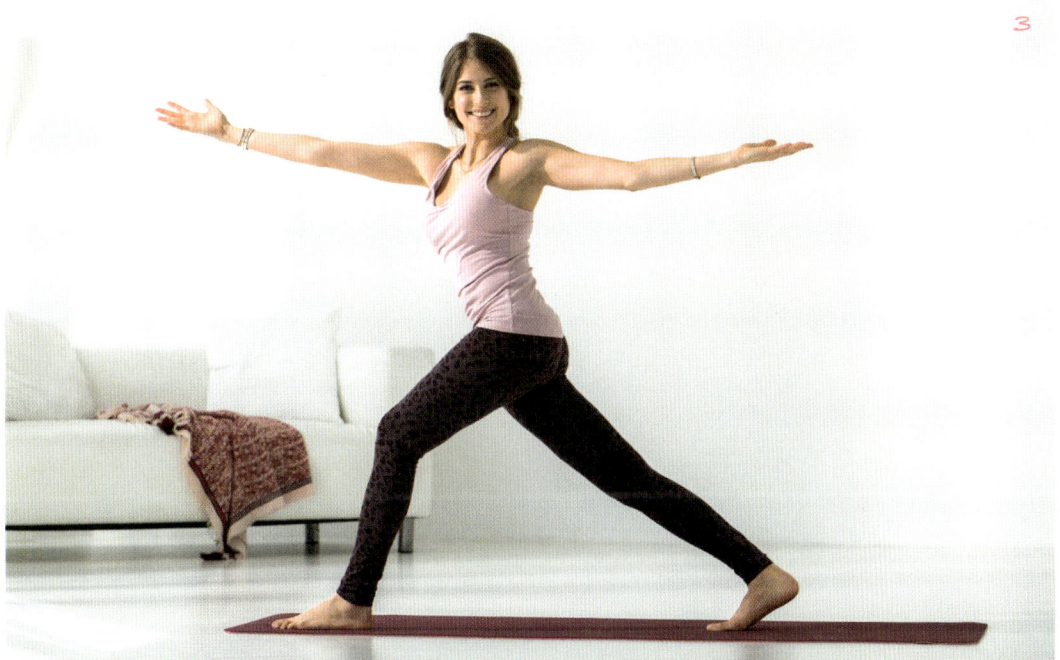

Krieger 1, VIRABHADRASANA 1

Der Krieger 1, VIRABHADRASANA 1, fällt den meisten Praktizierenden schwerer als der Hohe Ausfallschritt, der immer die Alternative zu dieser Haltung bilden kann.

Du setzt die hintere Ferse auf der Matte ab, die Zehen sind leicht ausgedreht, zwischen deinen Füßen ist (der Länge nach) ein Abstand von etwa drei Fußlängen (deine eigenen!). Bei Fortgeschrittenen können die Fersen in einer Linie stehen – komfortabler wird die Haltung, wenn du einen annähernd hüftgelenksbreiten Abstand zwischen den Fersen lässt. Die Arme auf Schulterhöhe gestreckt, bringst du die Handflächen zueinander. Indem du dein Brustbein hebst, heben sich auch die Arme, dein Blick geht zu den Daumen. Die Herausforderung ist hier, die Hüften möglichst parallel zum vorderen kurzen Mattenrand auszurichten, die Hüften sind sozusagen „geschlossen".

Für eine Variante, die noch mehr Weite in Schultern und Brust schafft, verschränke die Hände im Rücken ineinander und hebe das Brustbein noch etwas höher.

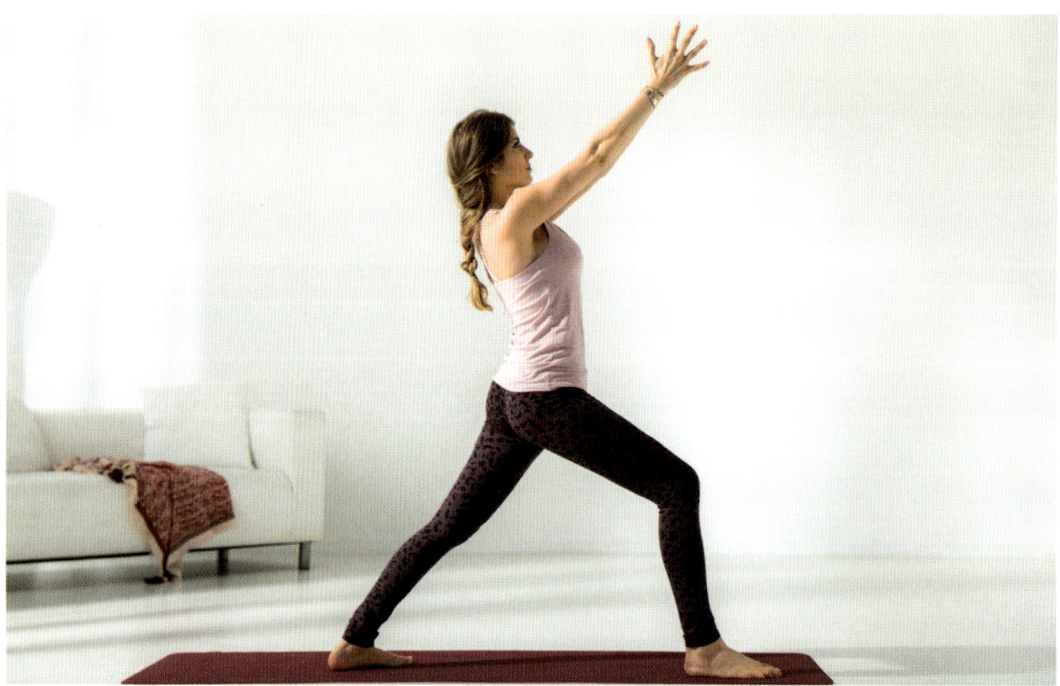

Krieger 2, VIRABHADRASANA 2

1   Anders als im Krieger 1 werden für VIRABHADRASANA 2 die Hüften „geöffnet", du bringst sie in eine parallele Linie zur langen Außenkante der Matte. Deine Schrittlänge wirst du womöglich vergrößern wollen, auf etwa fünf Fußlängen, damit das vordere Knie über dem Knöchel steht – achte darauf, dass es nicht nach innen oder außen ausweicht –, wenn du das Bein tief beugst. Der hintere Fuß kann weiter ausdrehen als im Krieger 1. Du schiebst in die Außenkante des hinteren Fußes und hebst das Fußgewölbe an. Bringe die Schultern über die Hüftgelenke, die Arme sind auf Schulterhöhe gestreckt, dein Blick geht über die vordere Hand hinweg.

Um mehr Weite in Brust und Schultern zu schaffen, drehe die Handflächen nach oben, spüre die Rotation in den Schultergelenken und drehe von hier die Hände wieder zurück zum Boden.

2   Eine Seitbeuge streckt die vordere Flanke noch intensiver. Dafür hebe den vorderen langen Arm und neige dich seitlich über das hintere Bein, die hintere Hand gleitet am Oberschenkel nach unten. Vermeide hier, in eine Rückbeuge zu „fallen".

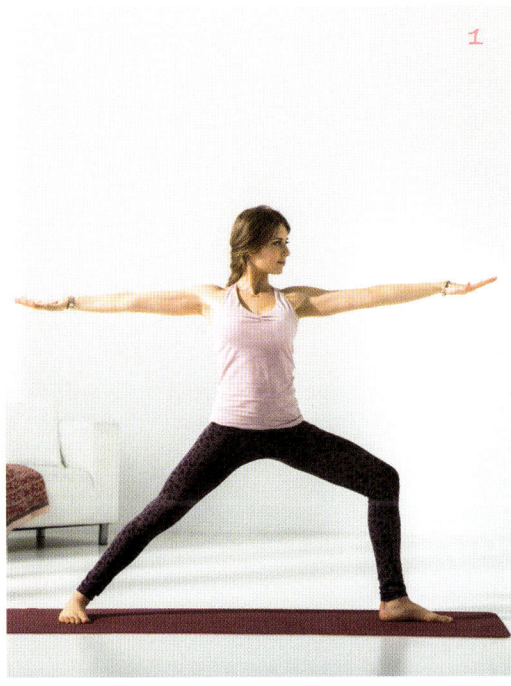
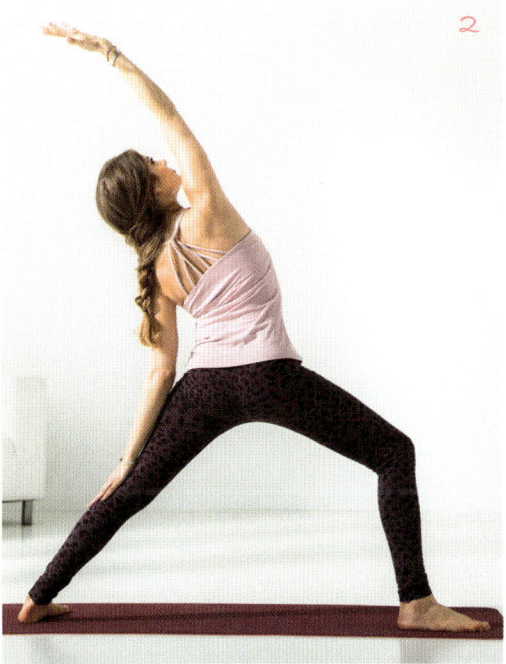

Gestreckter Seitwinkel, UTTHITA PARSHVAKONASANA

1 Die Basis für den Gestreckten Seitwinkel, UTTHITA PARSHVAKONASANA, ist die Krieger-2-Position. Meist wird die Asana mit der vorderen Hand an der Außenseite des vorderen Fußes geübt. Für eine Variante, die dich besser bei der Öffnung der Hüfte unterstützt, setzt du die Hand auf die Innenseite des vorderen Fußes, optional auf einen Block. Bringe in dieser Haltung die Arme in eine Linie und schaffe Weite in Brust und Schultern, ziehe die Schulterblätter in Richtung Wirbelsäule und schiebe den Arm von innen gegen das Knie. Dein Becken bewegst du leicht in Richtung Körpervorderseite, während du die Oberschenkel aktiv zur Rückseite hin arbeitest.

2 In einer höheren Variante der Haltung kannst du die Dehnung von Flanke und Leiste meist noch deutlicher spüren: Du setzt den Ellenbogen auf den Oberschenkel, nahe beim Knie, und drehst den Oberkörper auf. Den oberen Arm strecke lang über den Kopf nach vorne, der kleine Finger weist dabei nach unten zum Boden – finde eine Linie von deinem hinteren Fuß bis in die Fingerspitzen. Versuche, beide Schultern zu öffnen, also nach außen zu rotieren (stell dir die Aktion vor, mit der du aus dem Schultergelenk den Daumen zum kleinen Finger drehst). Dein Blick geht nach oben zur Decke, halte dabei den Kopf in der natürlichen Verlängerung deiner Wirbelsäule.

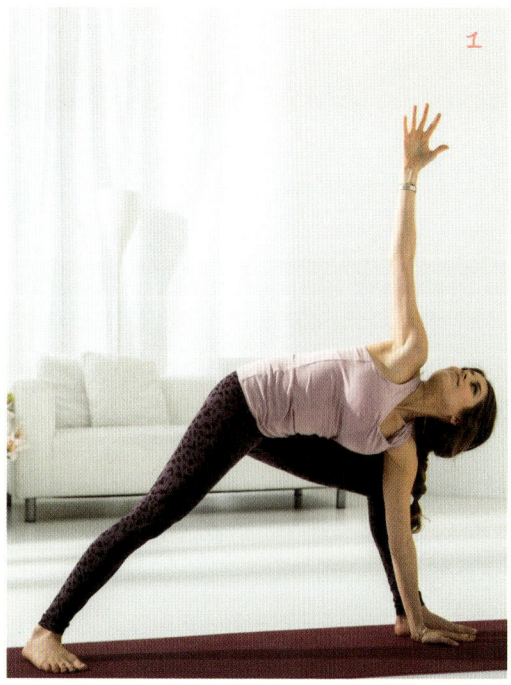 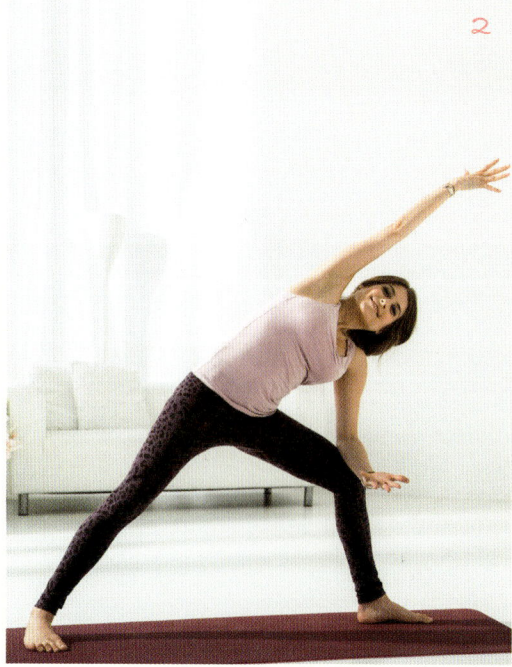

Gestrecktes Dreieck, UTTHITA TRIKONASANA

1   UTTHITA TRIKONASANA ist, vereinfacht dargestellt, ein Seitwinkel mit gestrecktem vorderem Bein, die untere Hand stützt sich dabei leicht auf das Schienbein. Die Schulter-Brust-Region ist weit, der Blick geht – soweit das für deinen Nacken in Ordnung ist – nach oben zur Decke. Achte darauf, das vordere Knie nach außen zu rollen, in die vordere große Zehe zu schieben sowie in die Außenkante des hinteren Fußes. Du kannst die Haltung von unten, aus PARSHVAKONASANA, oder von oben aufbauen: Dafür streckst du aus der Krieger-2-Ausgangsposition sanft das vordere Bein, der vordere Fuß weist gerade zum Mattenanfang, der hintere Fuß ist etwas ausgedreht. Ziehe dich seitlich lang über das vordere Bein und lass die untere Hand auf das Schienbein (oder auch einen Block) sinken.

2   Den Kopf kannst du auch immer seitlich oder sogar nach unten drehen. Falls dir die Streckung des vorderen Beins sehr schwerfällt oder du zur Überstreckung neigst, kannst du das Knie leicht gebeugt halten und dich erst einmal darauf konzentrieren, die Schultern in einer Linie übereinanderzubringen.

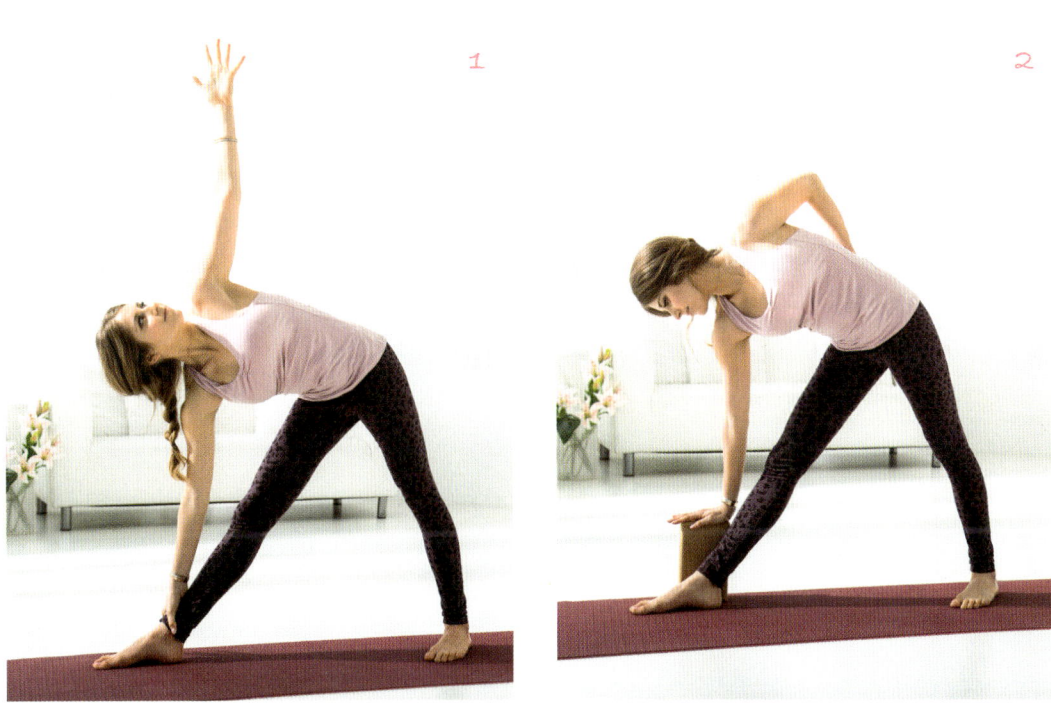

1   2

Krieger 3, VIRABHADRASANA 3

1 Die Krieger-3-Position, VIRABHADRASANA 3, ist eine Balancehaltung. Mit dem Krieger 1 verbindet sie die (geschlossene) Ausrichtung der Hüften parallel zur kurzen Mattenkante. Der Brustkorb ist weit, du arbeitest hier in Richtung Rückbeuge.

2 Um die Haltung zu erlernen, starte mit einem zumindest leicht gebeugten Stand- und (auch gerne) Spielbein. Zwei Blöcke, hochkant etwa schulterbreit vor dir platziert, helfen dir bei der Balance. Setze möglichst nur die Fingerspitzen auf die Blöcke, bringe Hüften und Schultern möglichst auf eine Linie, rolle die Schultern weit zurück und hebe dein Brustbein. Das obere Bein hebst du von der Innenseite des Oberschenkels, die Hüfte öffnet nicht mit, sodass deine Zehen gerade nach unten zeigen. Arbeite an der zunehmenden Streckung der Beine – zunächst des Spiel-, dann des Standbeins – und damit an der Balance, wenn du dich von den Blöcken löst. (Um die Rückbeugen-Weite zu unterstützen, könntest du auch deine Finger im Rücken verschränken und diese Faust nach hinten ziehen.)

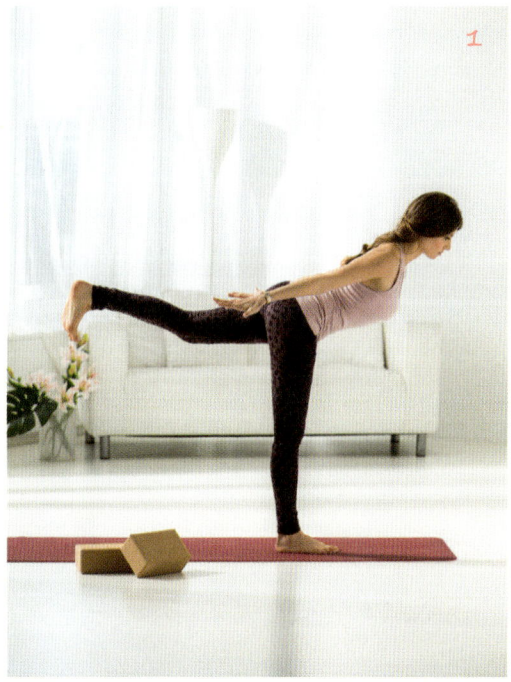 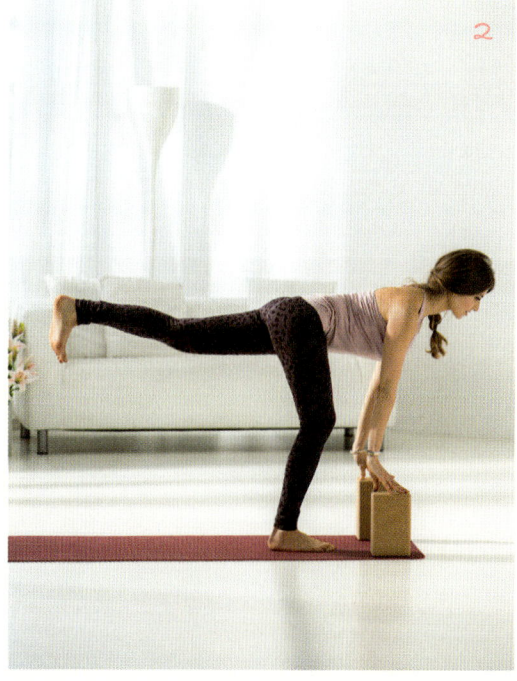

Spagat im Stehen, EKA PADA UTTANASANA

Für EKA PADA UTTANASANA bringst du aus einem Ausfallschritt oder Krieger 3 die Hände zum Boden und tauchst mit dem Oberkörper in eine Vorbeuge über das Standbein – das Spielbein hebt dabei möglichst gestreckt zur Decke. Zunächst wandere mit den Händen noch etwas nach vorne und hebe einatmend Oberkörper und das Bein maximal hoch, ausatmend lass den Oberkörper in dieser Länge nach unten sinken. Versuche, die Hüften zunächst parallel zu halten, erst wenn du das Bein schon sehr hoch gehoben hast, drehe eventuell auf. Auch hier helfen Blöcke, den Boden zu dir zu holen, wie Cathy hier zeigt.

In eine fortgeschrittene Variante bringt dich die Bindung des oberen Beins: Du beugst das Knie und greifst über Kreuz (mit rechts, wenn das linke Bein gehoben ist) mit der Hand nach dem Knöchel und hebst das Knie nach oben, der Oberkörper dreht leicht auf in Richtung Rückbeuge.

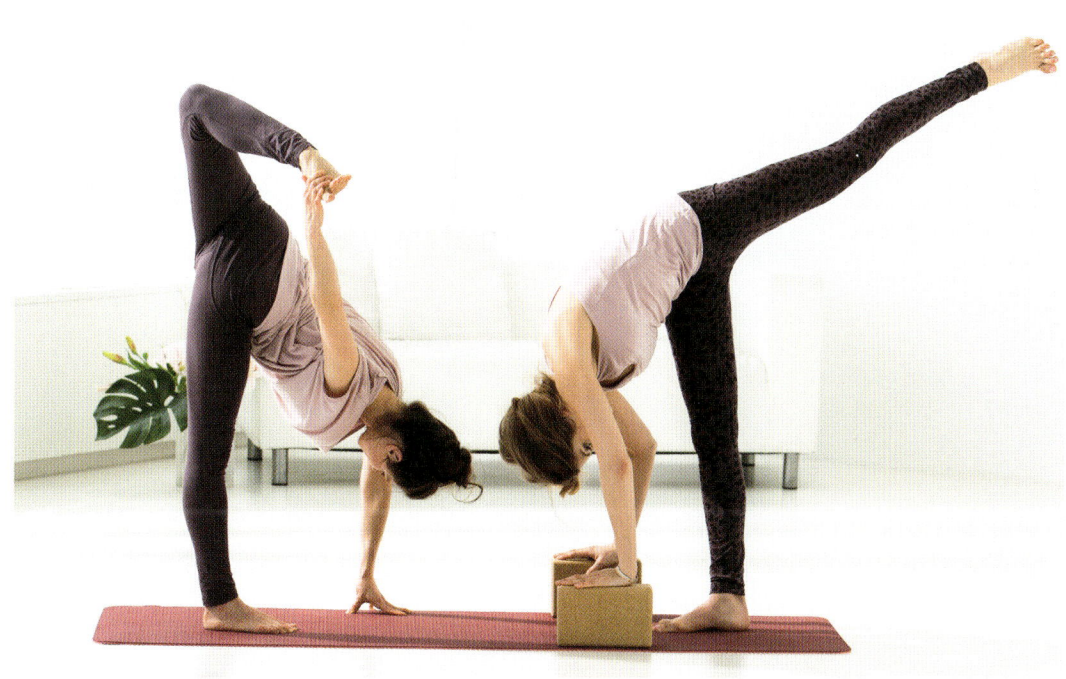

Halbmond, ARDHA CHANDRASANA

1 Ausgangsposition für ARDHA CHANDRASANA ist der Krieger 2 – die Hüften sind in dieser Haltung geöffnet. Du neigst dich seitlich über das vordere gebeugte Bein und platzierst die untere Hand ein Stück vor deinem Standfuß, eventuell leicht nach außen versetzt und auf einem Block. Versuche, die Hüftgelenke in einer zum Boden senkrechten Linie auszurichten, ebenso deine Schultern. Die Brust ist weit, der Blick kann nach oben zur Decke gehen. Die Beine sind möglichst gestreckt, wobei eine kleine Beugung im Knie des Standbeins beim Balancieren hilft.

2 Ein stützender Partner nimmt dir die Balancearbeit ab und kann dir helfen, die Hüfte aufzudrehen.

3 Auch mit Unterstützung durch eine Wand kannst du die Öffnung in der Haltung genießen, ohne um das Gleichgewicht kämpfen zu müssen. Um den Nacken zu entlasten, kannst du den Blick nach vorne oder auf den Boden richten.

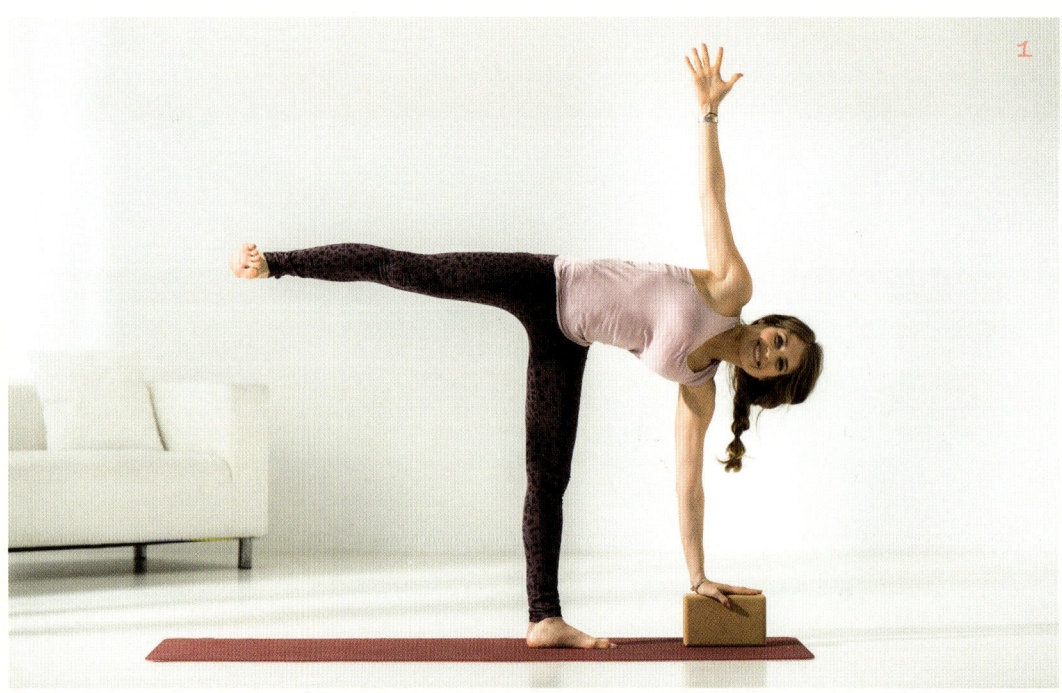

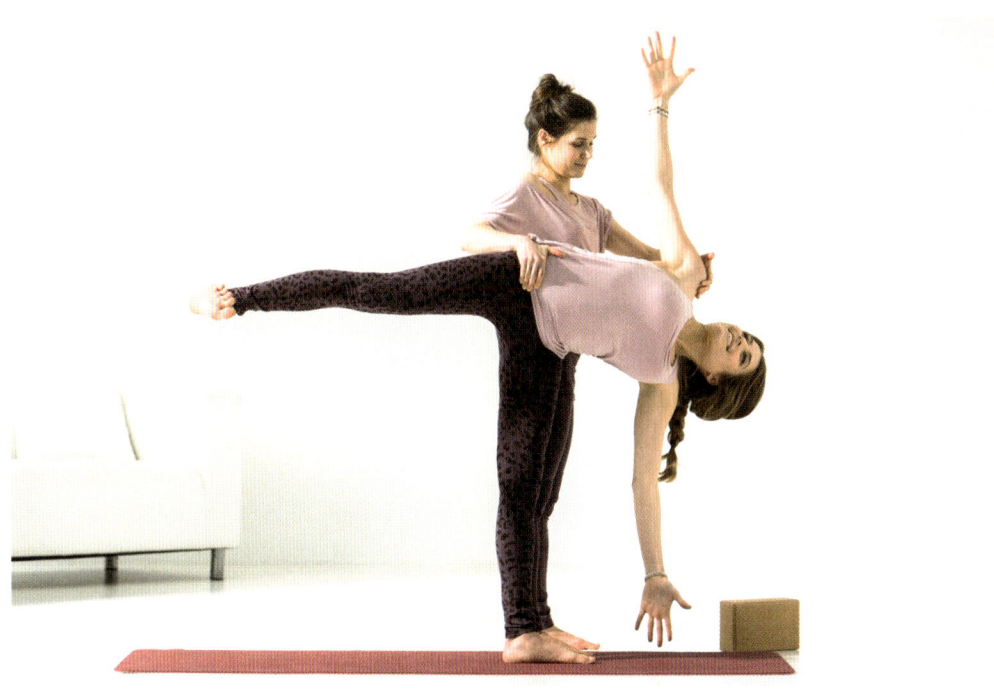

2

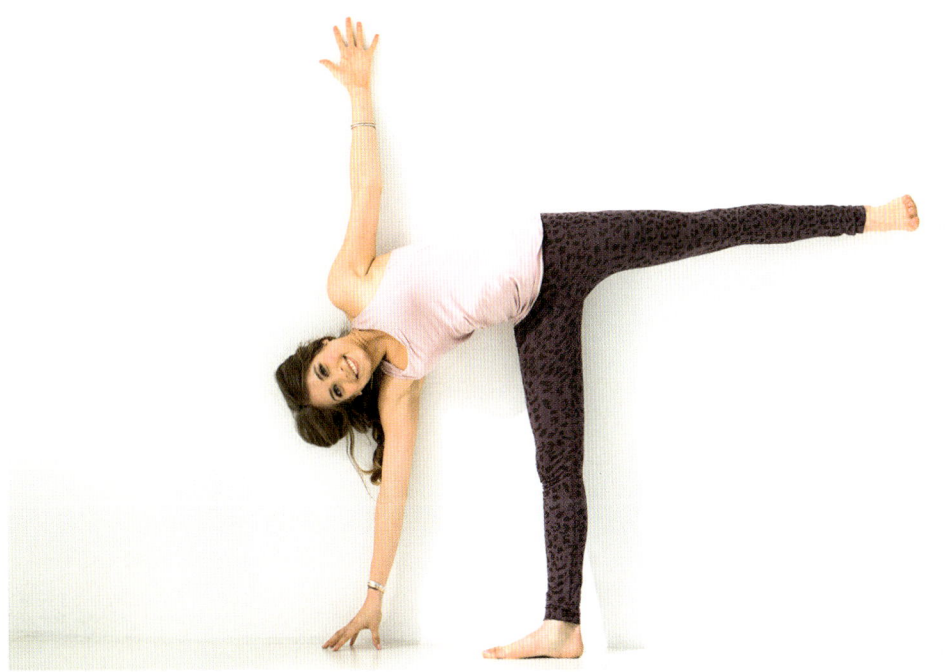

3

Baum, VRIKSHASANA

1   VRIKSHASANA ist wohl eine der bekanntesten Yogahaltungen: Das Spielbein öffnet nach außen, der Fuß schiebt gegen die Innenseite des Standbeins, das Standbein gegen den Fuß und das Knie nach hinten in Richtung Körperrückseite. Du kannst die Arme nach oben strecken, die Hände schulterbreit geöffnet oder aneinandergelegt.

    Vorbereitend – für alle Balancehaltungen – kannst du dich mit einem Fuß auf einen Block stellen und hier zunächst TADASANA, eine symmetrische Berghaltung (siehe S. 80), aufbauen. Dann beginne, diese Ordnung und damit dein Gleichgewicht herauszufordern: Schwinge das Spielbein vor und zurück, gerne auch seitlich, deine Arme dürfen sich ausgleichend mitbewegen. Kehre zurück in die Ordnung und ziehe wechselnd den Spielbeinfuß zum Schienbein heran (flexen) und strecke ihn bis in die Zehen lang aus (pointen) – flexen mit der Ausatmung, pointen mit der Einatmung, wenn du im Atemrhythmus üben möchtest. Drehe anschließend im Fußgelenk, einige Kreise in beide Richtungen.

2   Eine weitere gute Vorbereitung: Du ziehst dein Spielbein zur Brust heran, greifst um das Schienbein, richtest den Oberkörper auf und lässt die Spielbein-Hüfte sinken. In einem zweiten Schritt könntest du das Knie zur Seite öffnen, die nun freie Hand an der Hüfte, dein Blick vielleicht sogar zur anderen Seite gewandt.

3   Für eine einfachere Variante des Baums setze den Fuß nicht innen an den Oberschenkel, sondern weiter unten an die Wade oder noch tiefer in Richtung Knöchel, du kannst auch die Zehen auf dem Boden abstellen. Vermeide nur, gegen das Kniegelenk zu schieben. Ebenfalls leichter fällt dir die Balance, wenn du die Hände vor dem Brustbein schließt.

4   Eine weiterführende Haltung ist eine Seitbeuge im Baum: Neige dich über das angewinkelte Bein, lege die untere Hand auf dem Oberschenkel oder Knie ab und ziehe den anderen Arm lang über deinen Kopf.

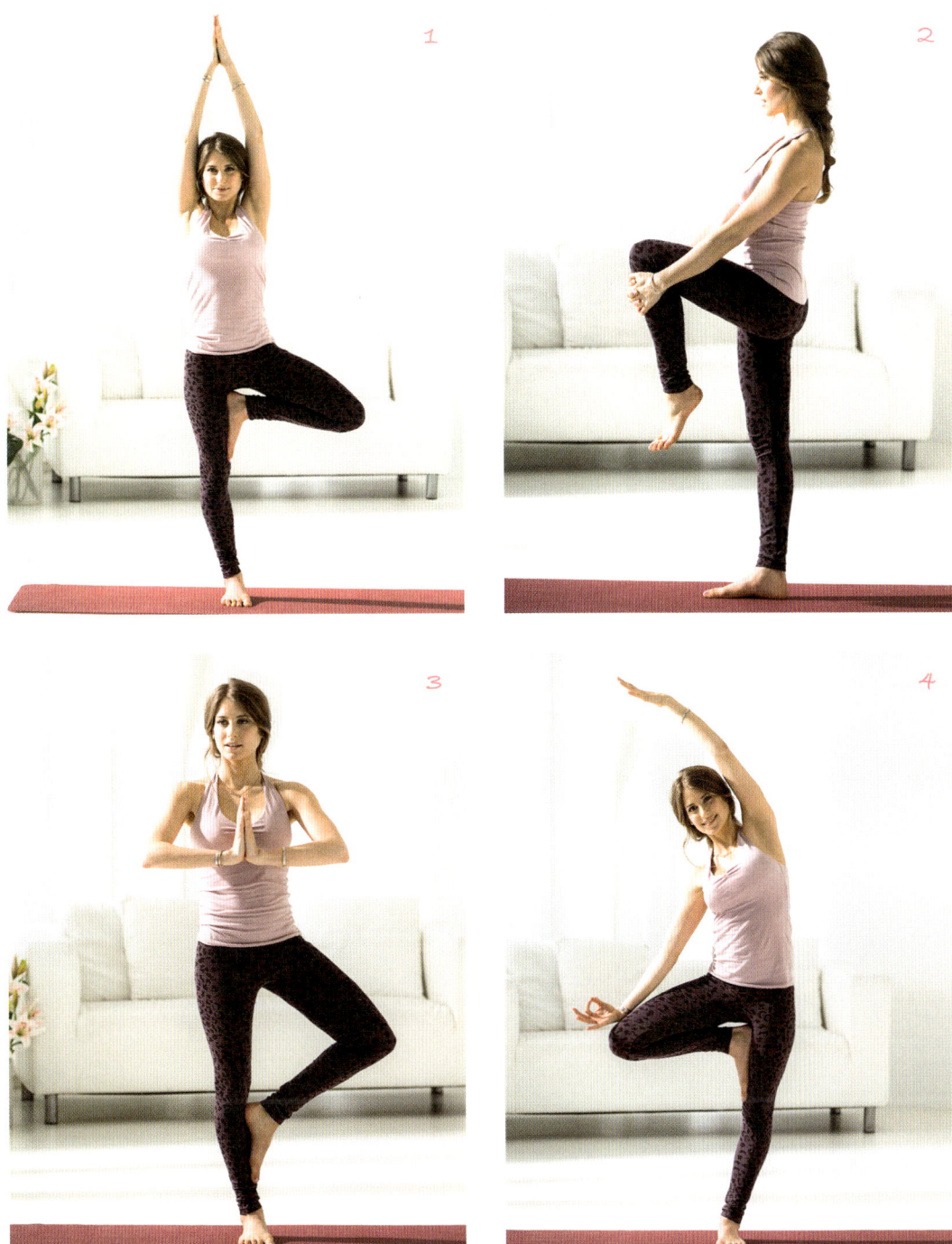

1

2

3

4

SITZHALTUNGEN

Sitzhaltungen, vor allem Vorbeugen im Sitzen, bringen dich eher „runter" als Stehhaltungen oder auch Rückbeugen. Allerdings kannst du dich im Sitzen nicht nur nach vorne beugen, was allgemein eine beruhigende Wirkung hat, sondern auch (nach oben) drehen und deine Bauchkraft stärken.

Langsitz, DANDASANA

1   Der Langsitz, auch „Stockhaltung" genannt, ist gewissermaßen TADASANA im Sitzen, eine symmetrische aufrechte Position. Verteile dein Gewicht gleichmäßig zwischen den Sitzbeinhöckern und versuche, das Becken aufzurichten, dabei rollst du auf den Sitzknochen etwas nach vorne, um den unteren Rücken möglichst in eine natürliche Hohlkurve zu bringen. Die Hände schieben neben der Hüfte in den Boden, das Brustbein hebt an, während das Kinn leicht sinkt, die Beine sind kraftvoll gestreckt – oder aber gebeugt, wenn es dir schwerfällt, Beine und Rücken gleichzeitig zu strecken.

2   Unterstütze optional die Kniekehlen mit Blöcken und schiebe mit der Beinrückseite nach unten, ziehe die Fersen aktiv zu dir heran. Hilfreich sind außerdem eine gefaltete Decke unter dem Gesäß und ein Gurt, den du um die Füße legst und zu dir heranziehst – Ellenbogen eng am Körper, Schultern zurück, Brustbein vor und hoch –, um den Oberkörper aufzurichten.

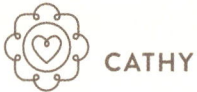 **CATHY**

„In Bewegung blühe ich so richtig auf, und von den Haltungen sind mir die am liebsten, die meine Kraft herausfordern und mich ins Schwitzen bringen: Asanas im Stehen, Rückbeugen, Drehungen ... Sitzen und mich dann noch nach vorne beugen fällt mir nicht ganz so leicht – aber genau deshalb übe ich ja diese Haltungen."

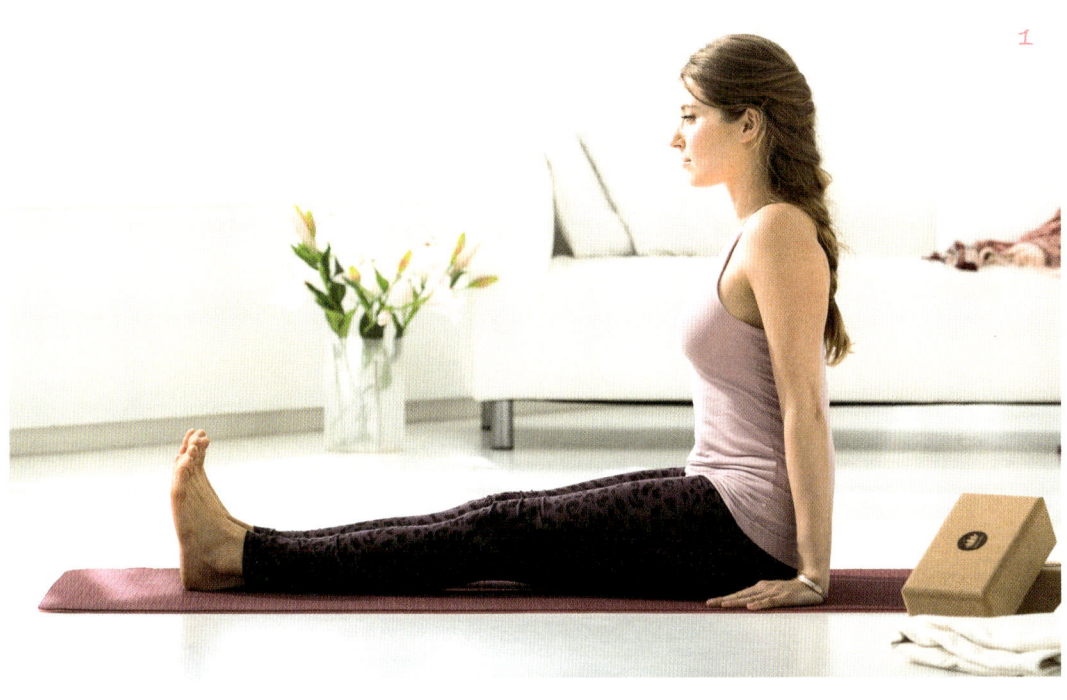

1

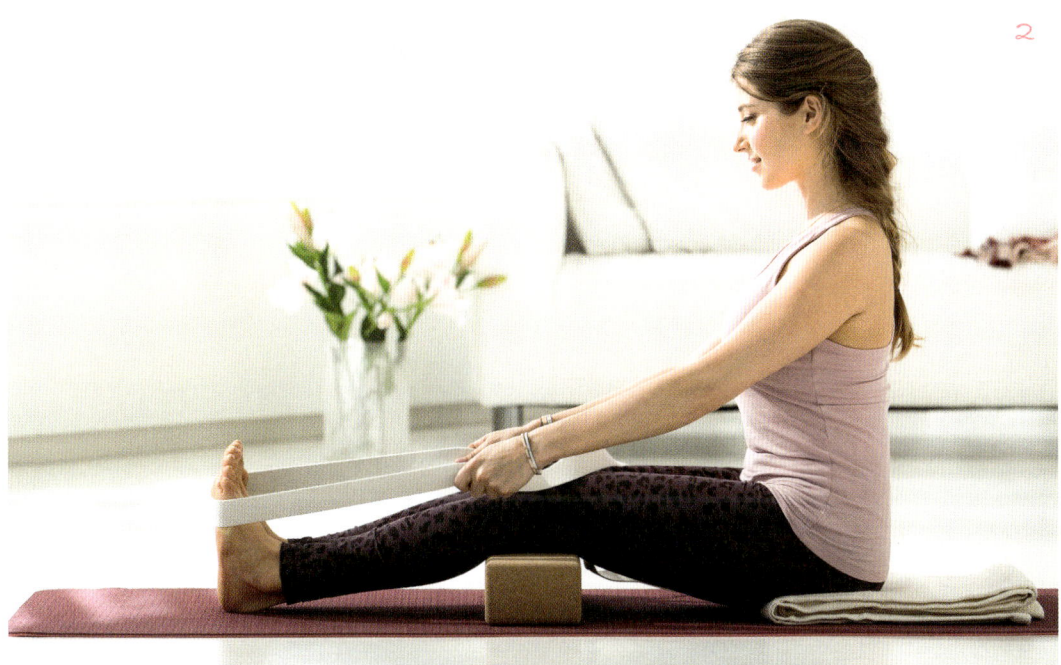

2

Vorbeuge im Sitzen, PASCHIMOTTANASANA

1 Aus DANDASANA (siehe S. 118) beugst du dich mit möglichst langem Rücken nach vorne für PASCHIMOTTANASANA, die Vorbeuge im Sitzen. Die Beine bleiben dabei aktiv, die Rückseiten schieben in den Boden, die Oberschenkel rollen nach innen, die Füße sind zu den Schienbeinen herangezogen.

2 Spürst du einen schmerzhaften Zug im Rücken, winkle unbedingt die Beine an und setze dich erhöht, unterstütze eventuell auch deine Kniekehlen. Du möchtest dich – und das gilt für alle Vorbeugen – aus den Hüftgelenken nach vorne beugen, also achte auf die Aufrichtung deines Beckens (stell dir vor, es sei mit Wasser gefüllt, das du nach vorne auskippst). Auf einer Decke, einem Kissen oder einem Block zu sitzen, ist hierfür immer hilfreich. Ein Gurt um die Füße hilft wiederum, die Wirbelsäule zu strecken, um so rückenschonend nach vorne zu beugen.

3 Für eine Yin-Variante der Haltung unterstütze deine Kniekehlen mit einem Kissen oder Ähnlichem und lass dich weich über deine entspannten Beine sinken.

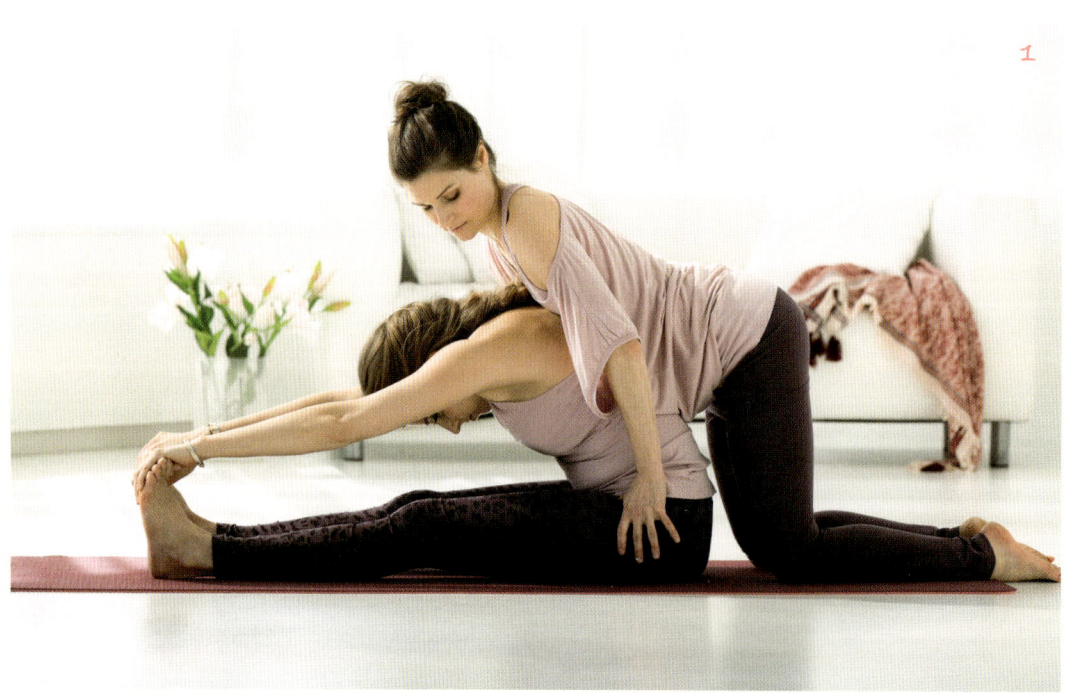

1

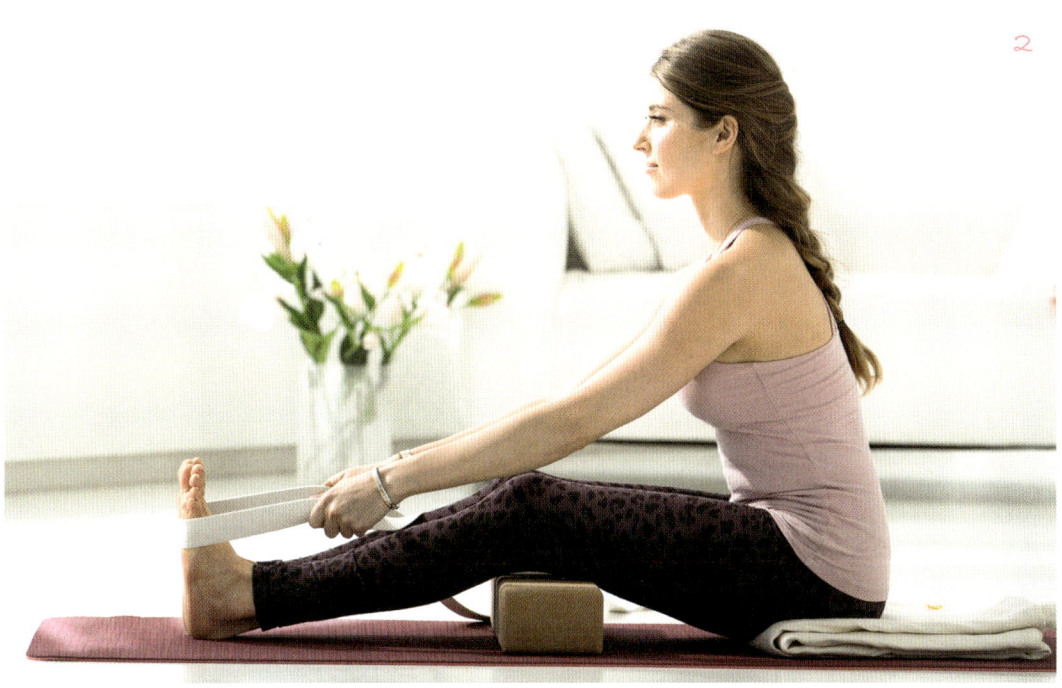

2

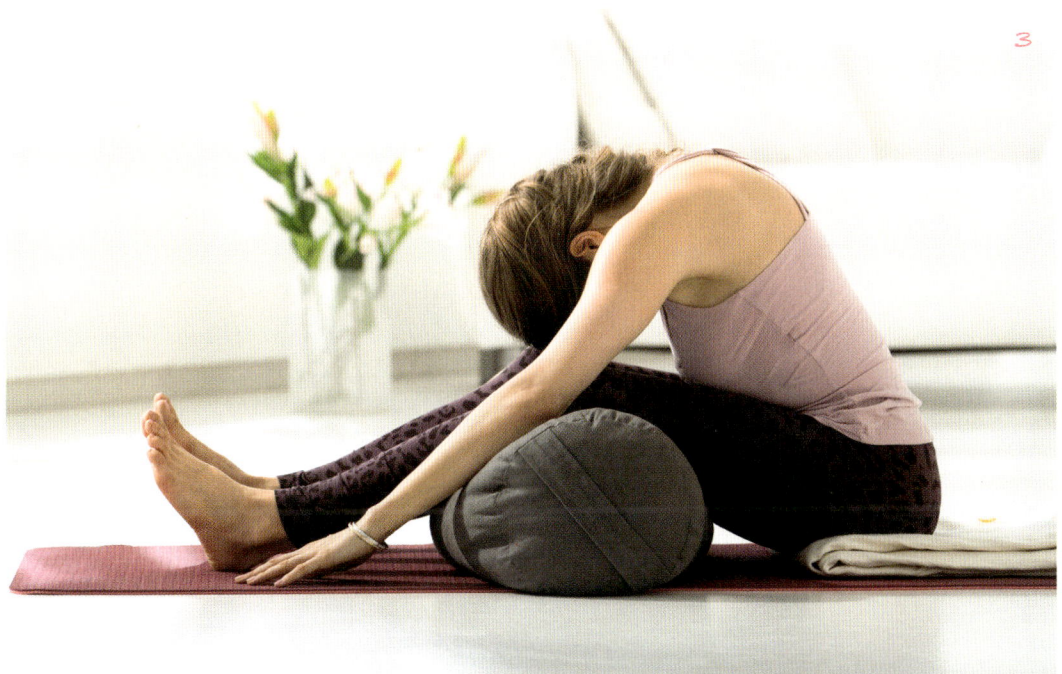

3

Kopf-zum-Knie-Stellung, JANU SIRSASANA

1 In JANU SIRSASANA, der Kopf-zum-Knie-Stellung – auch wenn nicht wichtig ist, ob du jemals mit deinem Kopf das Knie erreichst – kommt zur Vorbeuge eine sanfte Drehung und Hüftöffnung hinzu. Aus DANDASANA (siehe S. 118) nimm ein Knie zu dir heran, lass es nach außen sinken und platziere die Fußsohle an der Innenseite deines Oberschenkels. Richte den Oberkörper lang auf und drehe dich zu dem ausgestreckten Bein – dein Bauchnabel weist in Richtung des Knies. Das angewinkelte Bein entspanne möglichst zur Matte hin, eventuell unterstütze das Knie, falls es keinen Kontakt nach unten hat. Mit Länge und Drehung im Oberkörper beuge dich über das gestreckte Bein. Vielleicht kannst du den vorderen Fuß oder das Schienbein greifen. Einatmend strebe nochmals mit dem Brustbein vor und hoch und ausatmend tauche tief über das Bein.

2 Als Hilfsmittel können beispielsweise eingesetzt werden: eine gefaltete Decke unter dem Gesäß, je ein Block unter den Knien und ein Gurt. Zunächst achte auf Länge im Rücken: Strebe mit dem Brustbein vor und hoch und erst in zweiter Linie mit dem Oberkörper tief in die Vorbeuge.

 CATHY

„Wenn es um Flexibilität geht, braucht es wirklich Geduld – Kraft kann ich viel schneller aufbauen. Aber es lohnt sich, ich kann die Fortschritte zwar nicht von Tag zu Tag sehen oder in Zentimetern messen, aber ich spüre den Unterschied und fühle mich nach dem Dehnen um Welten besser als vorher!"

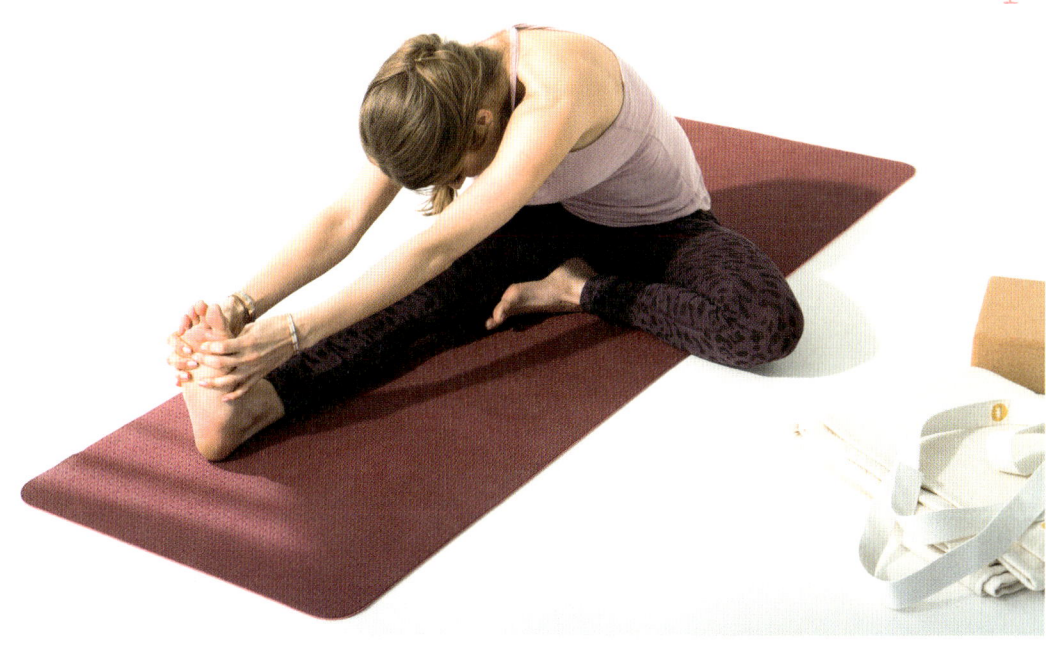

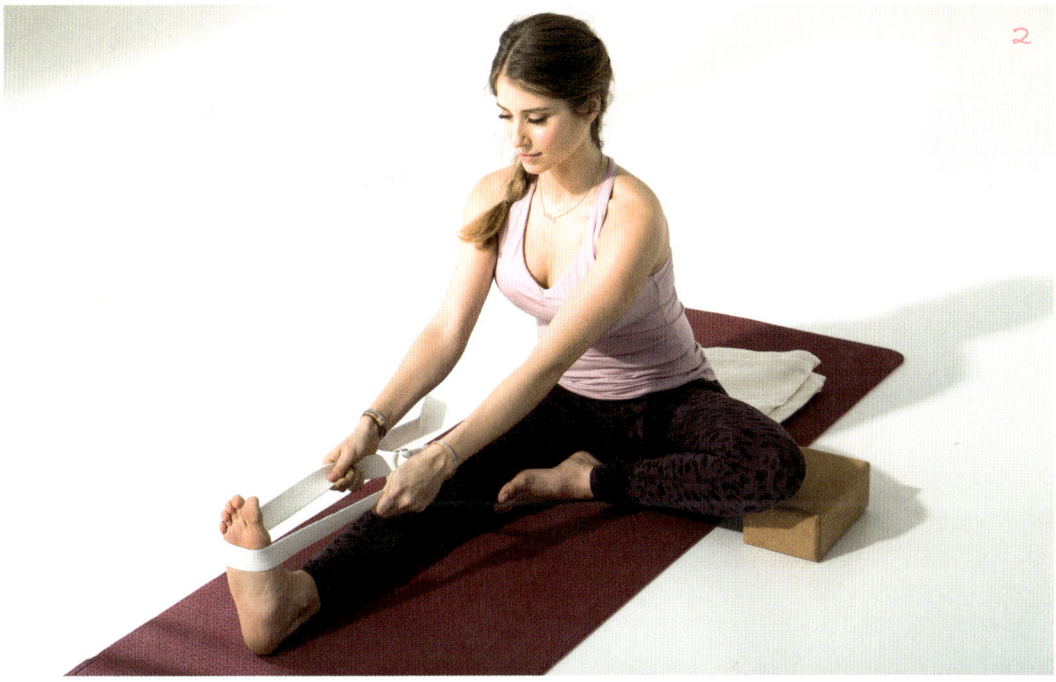

Schusterhaltung, BADDHA KONASANA, und Sternhaltung, TARASANA

1 Für die BADDHA KONASANA setze dich erhöht, lege die Fußsohlen aneinander und greife nach deinen Knöcheln oder Füßen, die Außenkanten der Füße schieben aneinander und in die Matte. Richte die Wirbelsäule lang auf und lass die Knie mehr und mehr zur Matte sinken.

2 Wenn dir das Aufrichten schwerfällt oder du mehr Weite im Brustkorb erzeugen möchtest, setze die Hände hinter dir auf und schiebe dein Brustbein nach vorne und oben.

3 Sollte dir die Öffnung in den Hüftgelenken leichtfallen, kannst du dich auch nach vorne beugen, mit möglichst langem Rücken.

4 TARASANA, die Stern-, Diamant- oder Schmetterlingshaltung, ähnelt der Schusterstellung, du schiebst allerdings die Füße weiter von dir weg, die Rautenform wird also größer, und du darfst dich mit rundem Rücken über die Beine beugen. Halte gerne ein Bolster oder andere Hilfsmittel wie deine Blöcke bereit, um eventuell den Oberkörper oder auch die Stirn abzustützen.

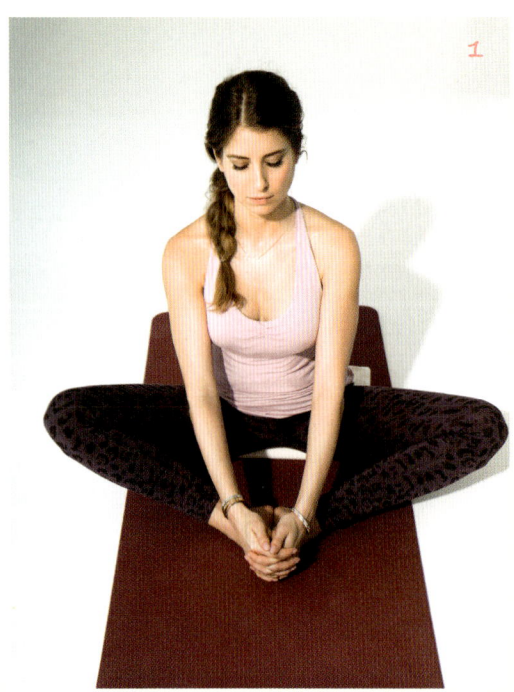 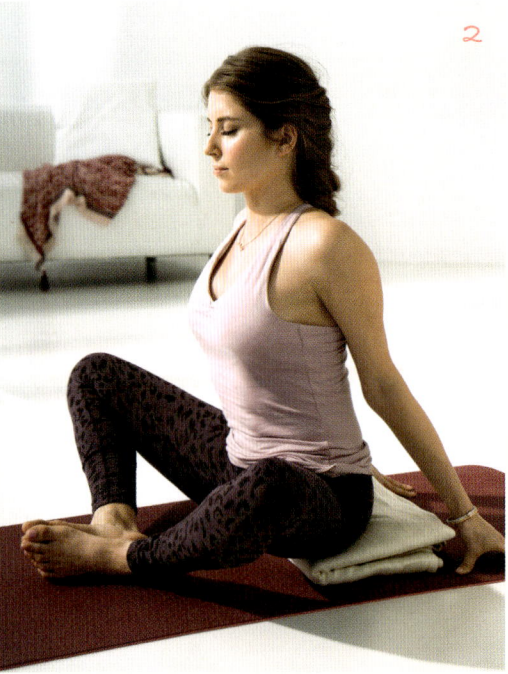

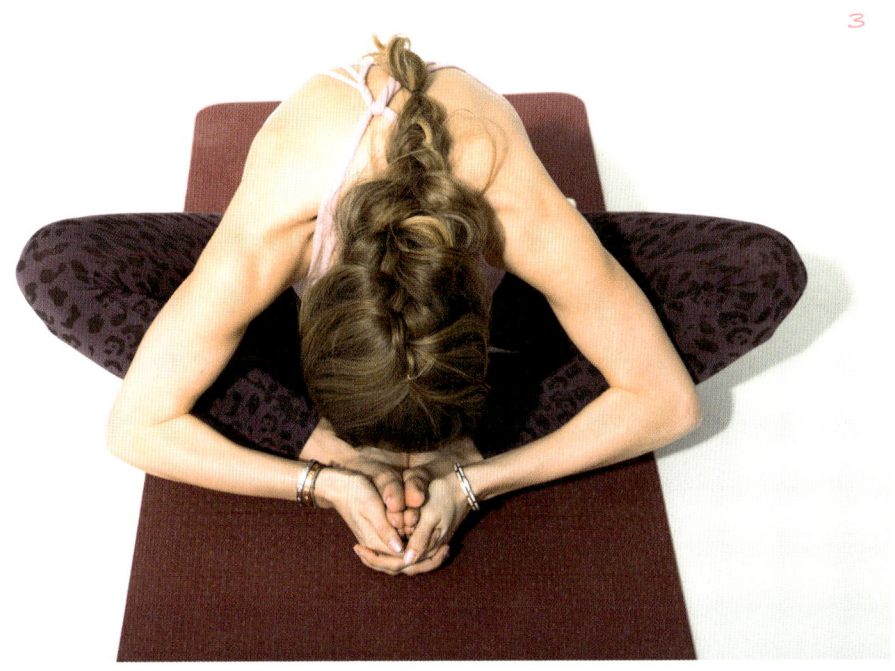

3

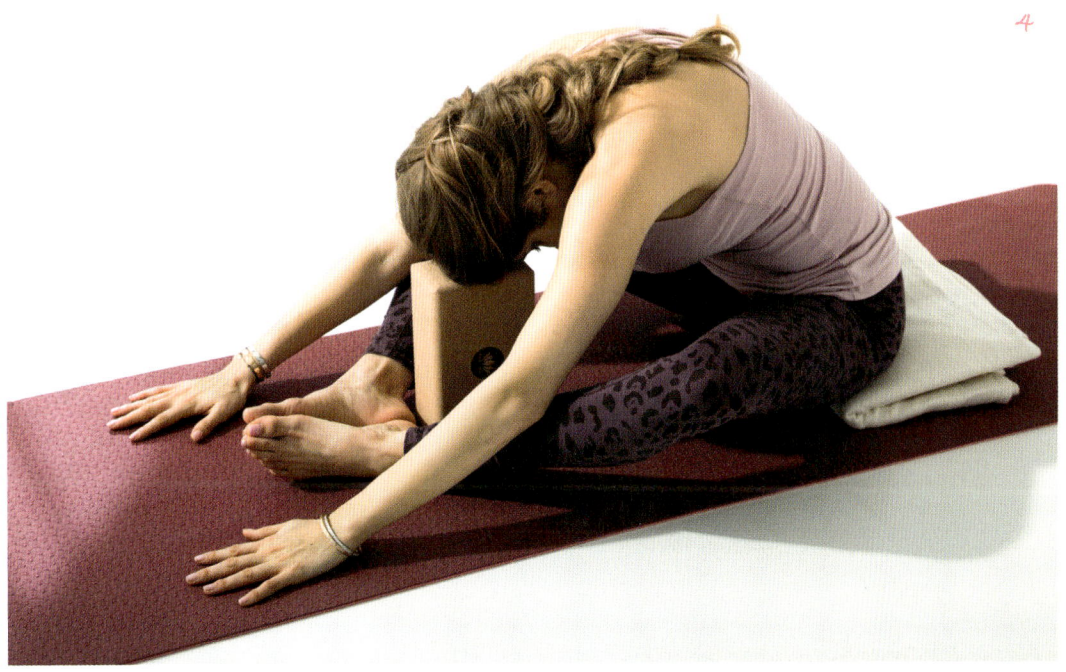

4

Abgelegte Schusterhaltung, SUPTA BADDHA KONASANA

1   Für SUPTA BADDHA KONASANA legst du den Oberkörper nach hinten ab. Hierfür platziere optional ein Bolster oder eine gerollte Decke längs auf deiner Matte, um mehr Raum für den Atem zu schaffen. Blöcke unter den Knien sind hilfreich, wenn sich die Dehnung sehr intensiv anfühlt.

2   Anstelle von Bolster oder Decke kannst du den Rücken auch mit zwei Blöcken, in T-Form arrangiert, unterstützen.

3   So positionierst du die Blöcke: Der untere stützt die Brustwirbelsäule, der obere den Kopf.

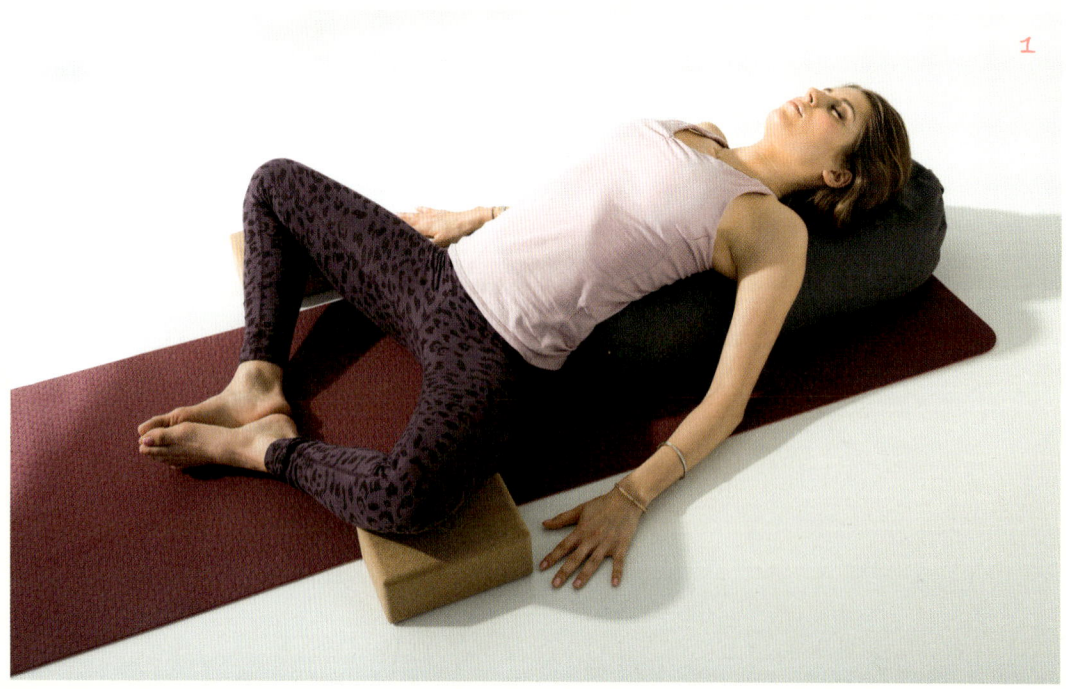

1

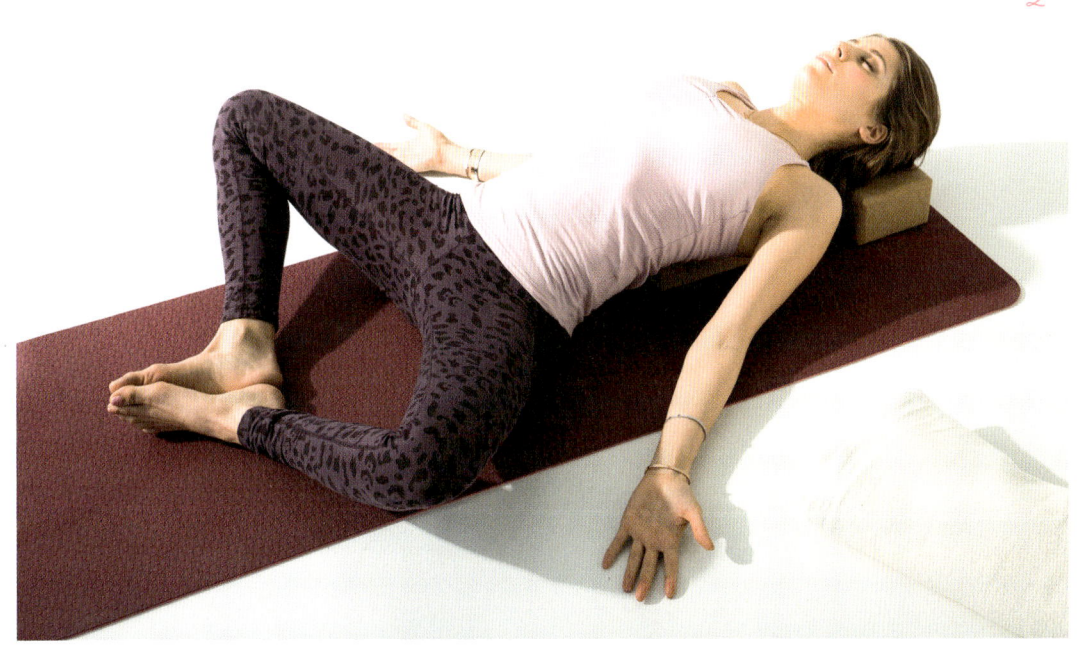

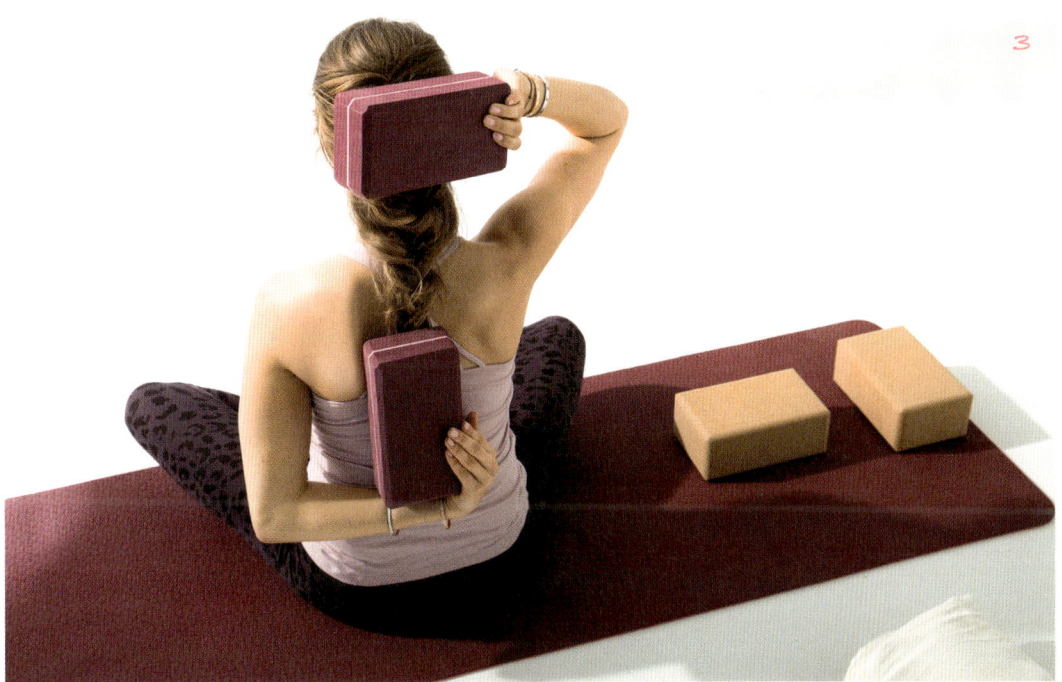

Feuerholz-Haltung, AGNI STAMBHASANA-Varianten

1 Für die volle Knöchel-auf-Knie-Haltung platzierst du ein Schienbein parallel über dem anderen und Knöchel und Knie genau übereinander. Wichtig ist hier, die Füße aktiv zu den Schienbeinen zu ziehen, um die Knie zu schützen. Um die Asana zu erleichtern, lege beide Knöchel jeweils unter die Knie.

2 Eine weitere Variante: Stelle aufrecht sitzend einen Fuß auf, platziere den Knöchel des anderen Fußes auf deinem Knie, flexe den oberen Fuß und verringere nach und nach den Abstand zwischen Oberkörper und Beinen, bei möglichst gestreckter Wirbelsäule.

3 Oder du übst dieselbe Haltung in der Rückenlage: Dafür greifst du nach der Rückseite des Oberschenkels oder um das Schienbein des nicht nach außen geöffneten Beins und intensivierst durch sanften Zug die Dehnung. Schiebe mit dem Ellenbogen das Knie von dir weg.

4 Im Sitzen kannst du die Dehnung gut vorbereiten: Dafür ziehst du ein Bein zum möglichst lang aufgerichteten Oberkörper heran, greifst um Fuß und Knie herum und schaukelst das Bein von einer nach der anderen Seite.

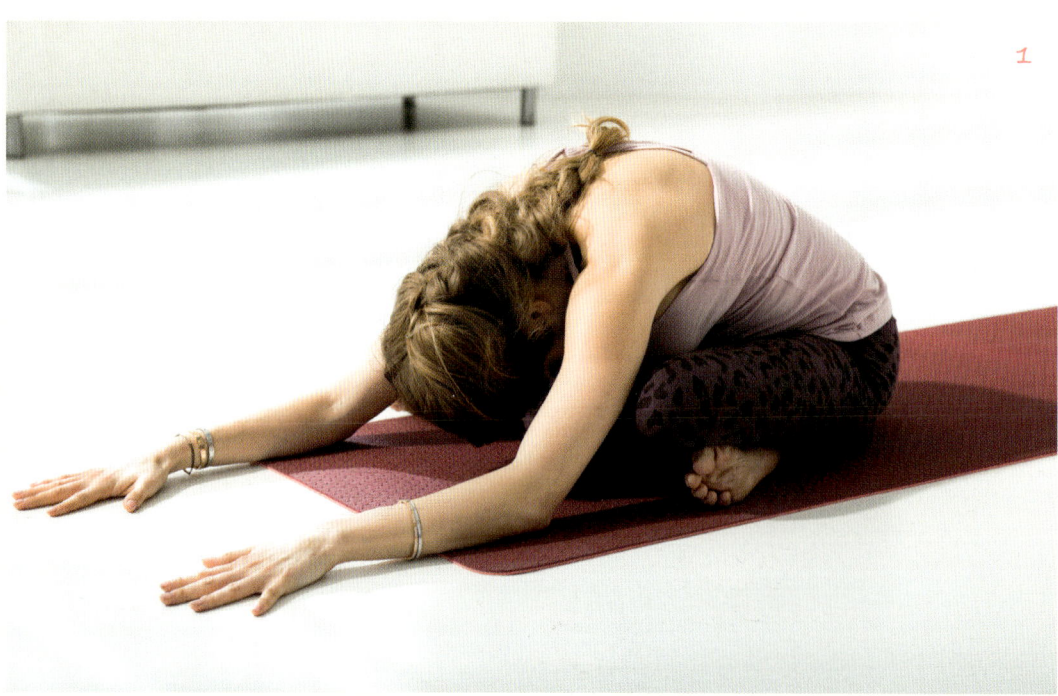

1

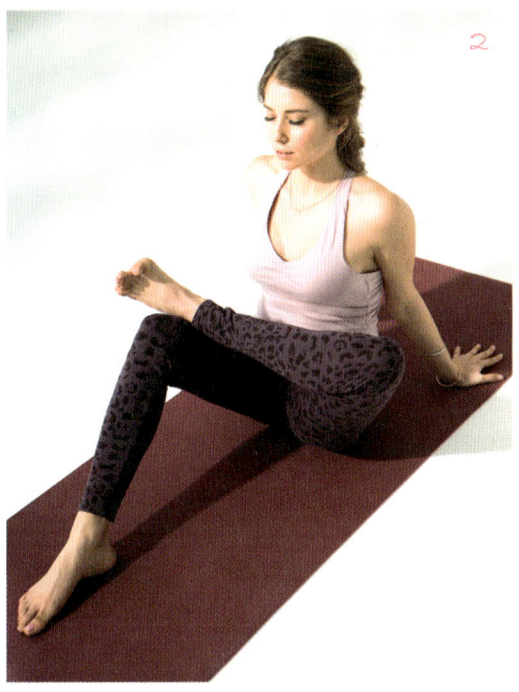

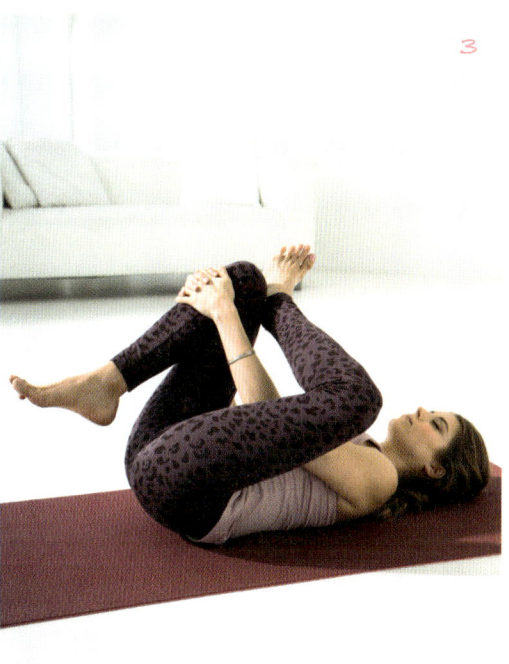

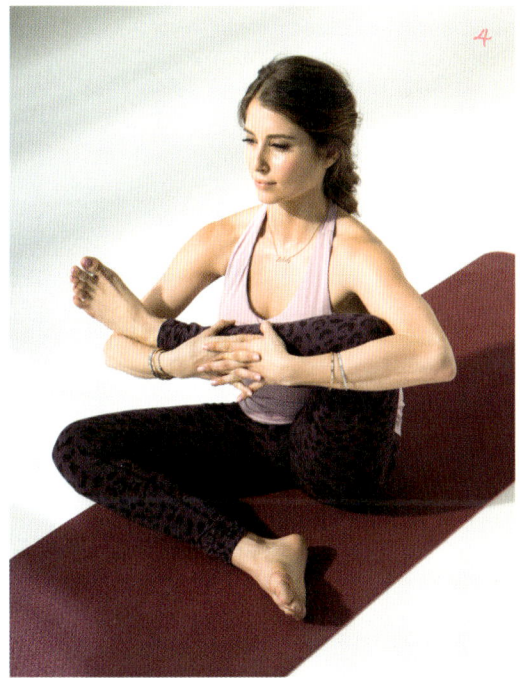

Diese intensive Hüftdehnung macht ihrem Namen alle Ehre – du dürftest zumindest ein leichtes Brennen spüren, und vielleicht fördert die Asana auch „heiße" Gefühle zutage. Das Beobachten und Lösen solcher Emotionen unterscheidet Yoga von Gymnastik.

Grätsche im Sitzen, UPAVISTHA KONASANA

1   Die Grätsche im Sitzen, UPAVISTHA KONASANA, dehnt die Innen- und Rückseiten der Beine. Du streckst mit gegrätschten Beinen die Wirbelsäule und schaffst Länge – dabei kannst du dich mit den Händen und einer Decke unter dem Gesäß unterstützen. Strecke kraftvoll deine Beine, ziehe die Füße zu den Schienbeinen heran und achte darauf, dass deine Zehen zur Decke zeigen.

2   Auch in die Vorbeuge gehst du mit möglichst langem Rücken, hier kannst du vielleicht deine Schienbeine, Knöchel oder sogar Füße greifen.

3   Eine entspanntere Alternative kannst du mit den Beinen an der Wand üben.

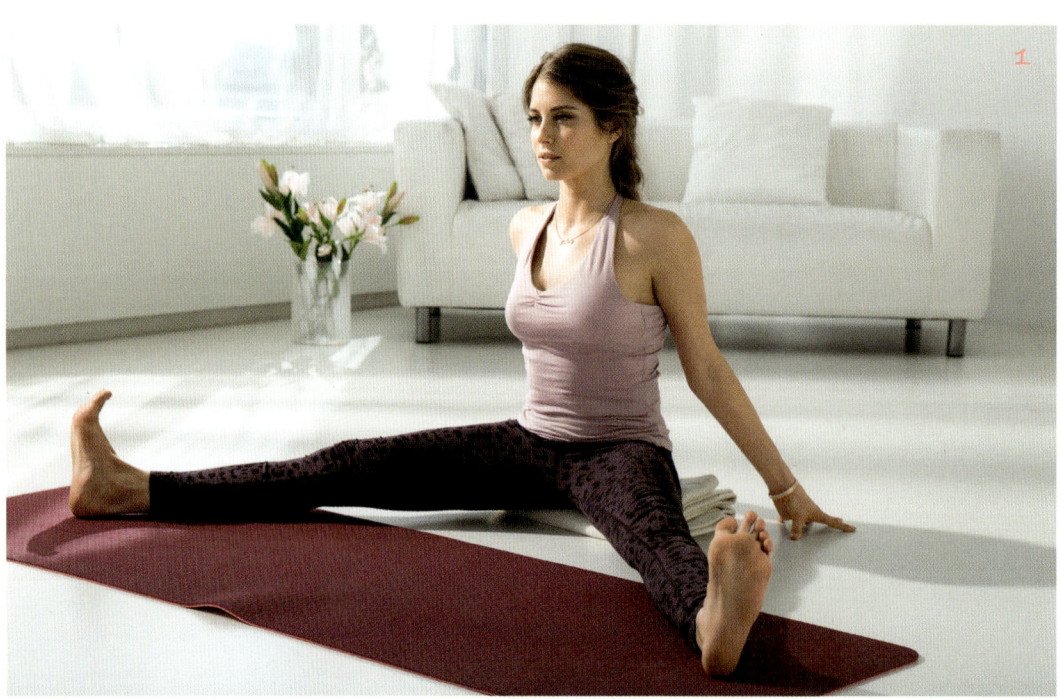

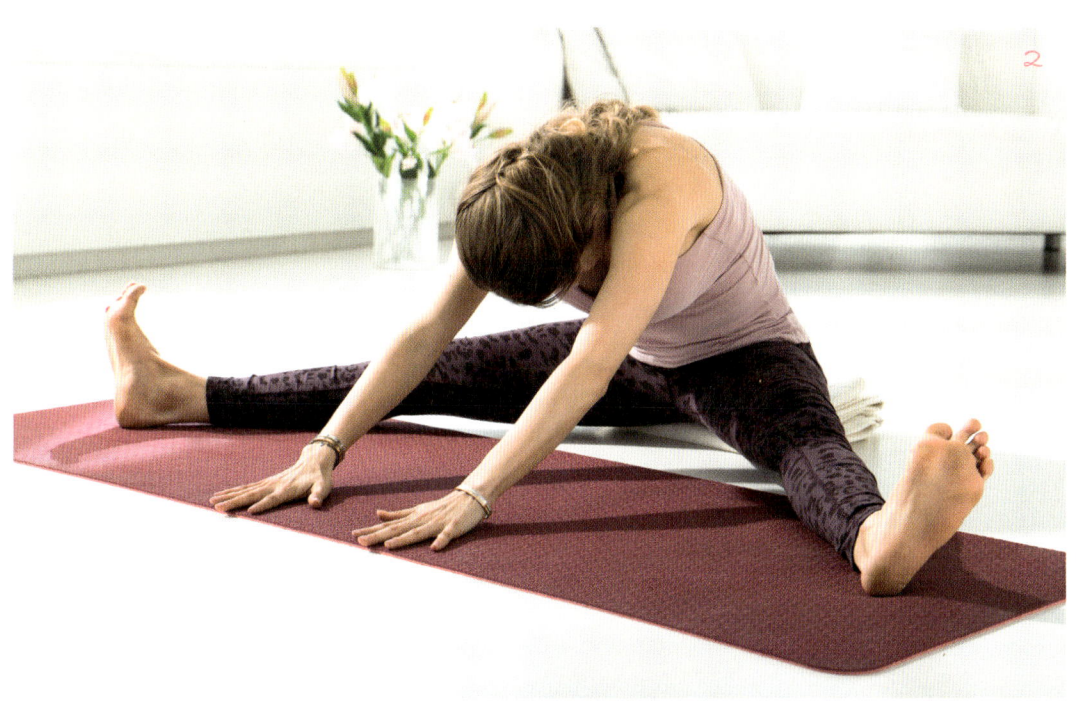

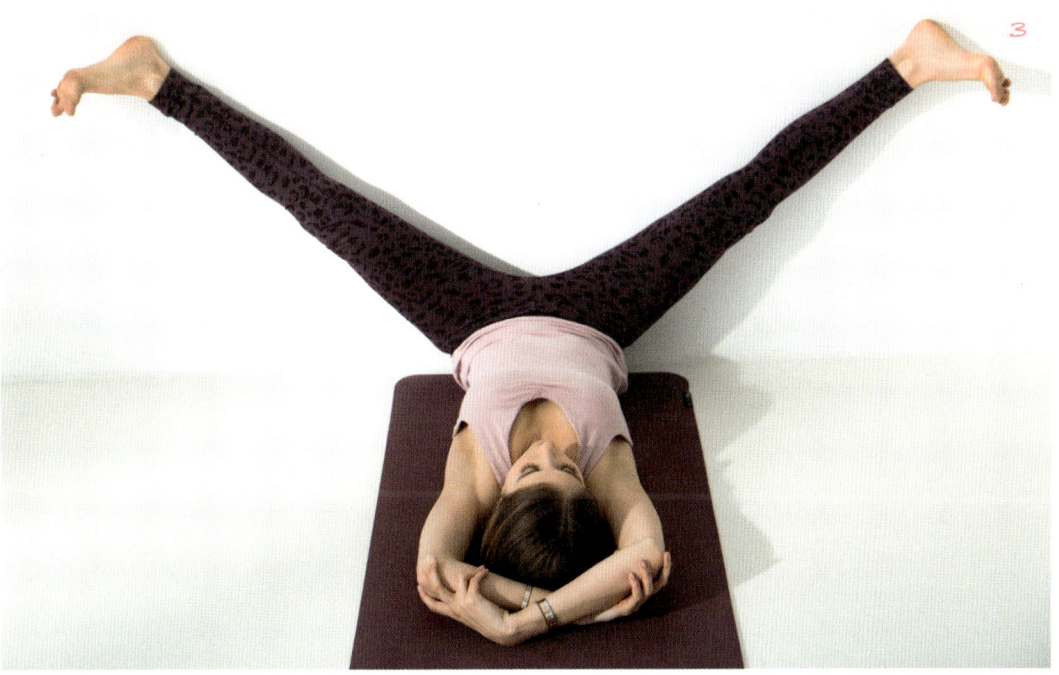

Bootshaltung, NAVASANA

1   In NAVASANA, der Bootshaltung, baust du eine starke Mitte auf. Du sitzt aufrecht, lehnst den Oberkörper leicht zurück, ohne den Rücken einzurunden, und hebst deine Beine, gebeugt oder – wenn dir nach einer größeren Herausforderung zumute ist – gestreckt. Vereinfacht dargestellt, kippst du den Langsitz, DANDASANA (siehe S. 118) einmal nach hinten, und durch die veränderte Positionierung des Schwerpunkts (Balance auf den Sitzbeinhöckern) wird dir Kraft im Bauch und Hüftbeuger abgefordert.

2   Um die Streckung der Wirbelsäule zu unterstützen, kannst du die Hände hinter dir aufsetzen und das Brustbein nach vorne oben-schieben.

3   Hilfreich kann hier auch ein Gurt sein: Du legst die Schlaufe um den oberen Rücken und die Zehenballen, streckst kraftvoll die Beine und hebst dadurch den Brustkorb an.

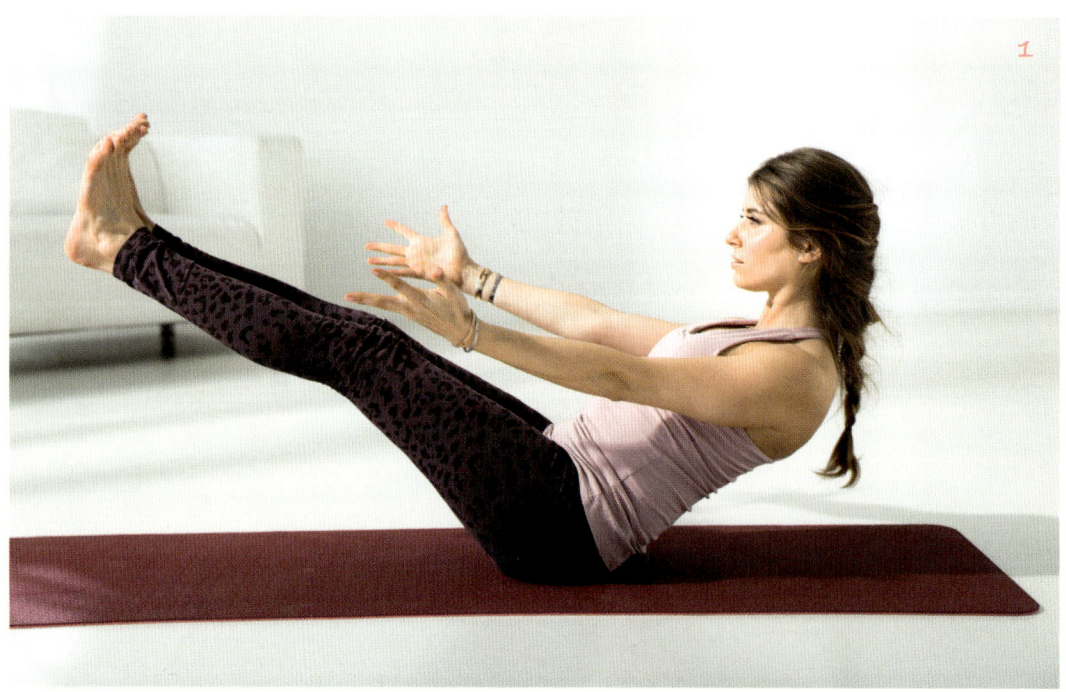

1

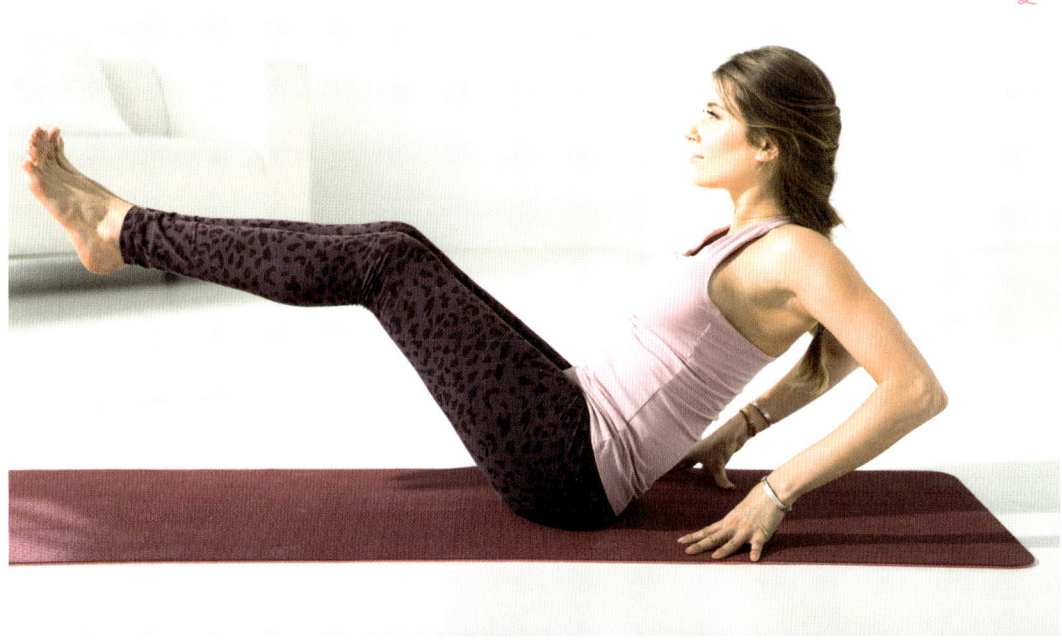

2

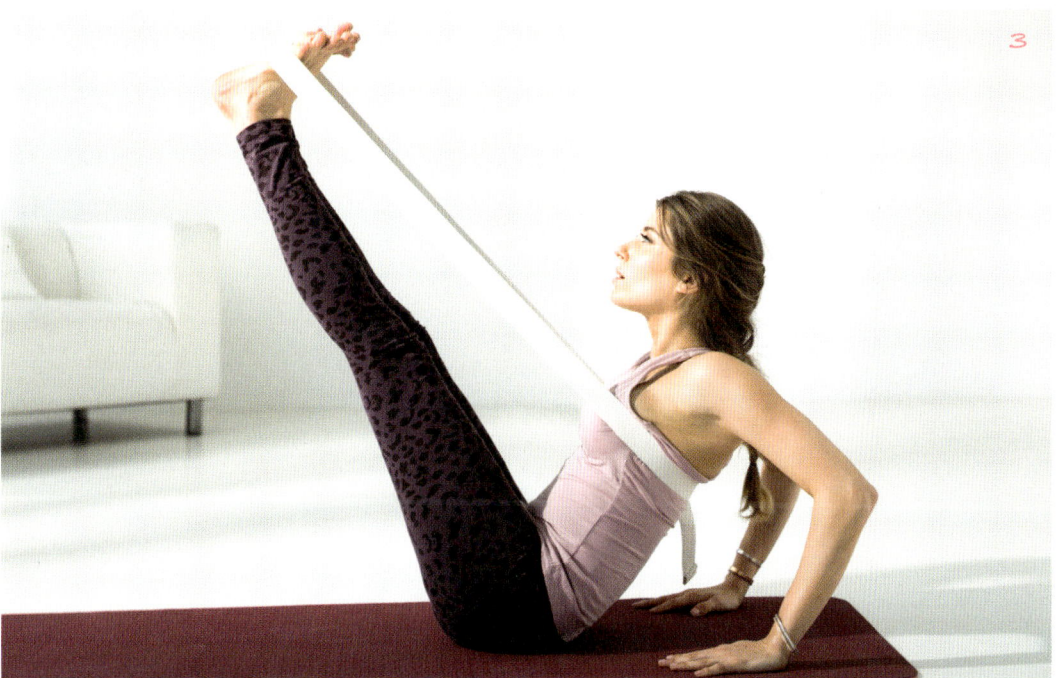

3

Drehsitz, ARDHA MATSYENDRASANA-Varianten

1 Für einen einfachen TWIST im Sitzen, der Zeltform der Beine wegen auch „Tipi-Twist"
genannt, stelle beide Füße geschlossen vor dir auf (du kannst, um den Abstand zu bestim-
men, ein Bein ausstrecken, den anderen Fuß auf Höhe des Knies platzieren und den zweiten
Fuß dazuholen) und umschlinge mit einem Arm, zunächst mit dem linken, deine ebenfalls
geschlossenen Knie. Setze dich eventuell auf einen Block, um mehr Länge im Oberkörper
zu schalten. Mit der Einatmung strecke die Wirbelsäule, mit der Ausatmung drehe dich
nach rechts. Halte Füße und Knie und dadurch das Becken dabei in der Ausgangsposition
und stütze dich sanft auf die zweite Hand, die du hinter dir aufstellst. Versuche, mit jeder
Einatmung mehr Länge zu schaffen, mit der Ausatmung drehe eventuell noch etwas weiter.
Nach einigen Atemzügen kehre zur Mitte zurück, überprüfe dein Fundament und übe die
Drehung ebenso lange zur zweiten, der linken Seite.

2 Den etwas herausfordernderen (Halben) Drehsitz, ARDHA MATSYENDRASANA, richtest
du aus DANDASANA (siehe S. 118) ein: Stelle zunächst deinen rechten Fuß auf die Außenseite des linken Knies oder Oberschenkels, beuge das linke Bein und bringe die Ferse
rechts zum Gesäß. Oft gerät das Becken dadurch in Schieflage, dann unterstütze unbedingt beide Sitzbeinhöcker mit einem Block. Strecke dich auch hier mit einer Einatmung,
um ausatmend nach rechts zu drehen. Nach Möglichkeit schiebe den linken Ellenbogen
von außen gegen das rechte Knie. Die hintere Hand gibt dir Länge, ohne viel Gewicht zu
tragen.

3 Für eine einfachere Variante lass das linke (untere) Bein gestreckt, setze den rechten Fuß
eher neben den Unterschenkel und umarme mit dem linken Arm das rechte Knie.

 CATHY

Ich liebe diese Drehungen – sie wirken ausgleichend und massieren die inneren Organe.
Super für die Verdauung!

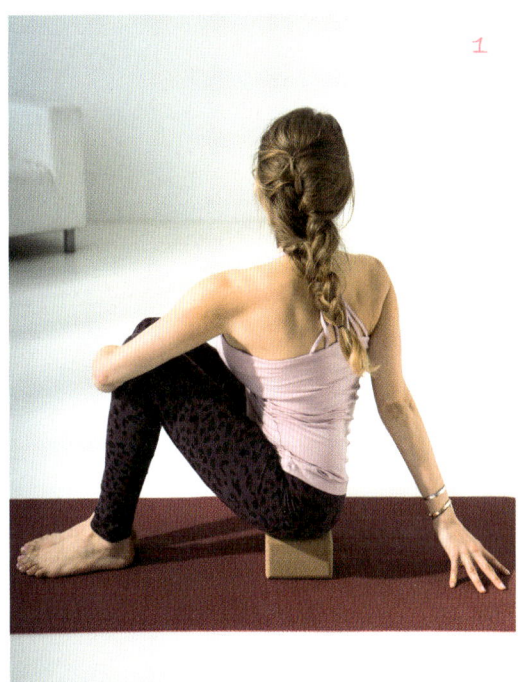

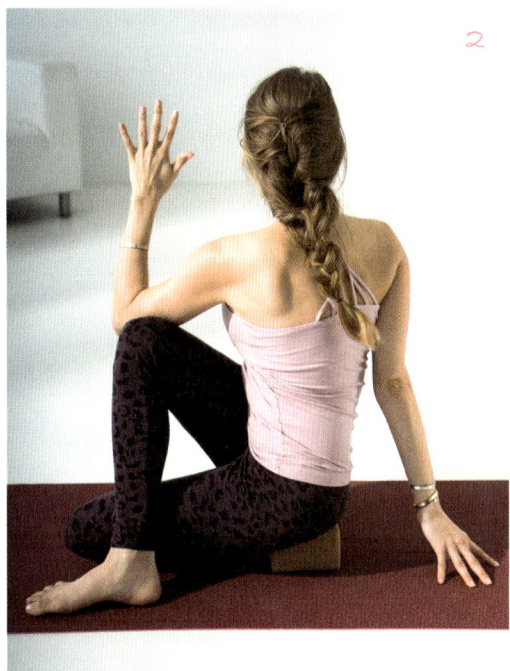

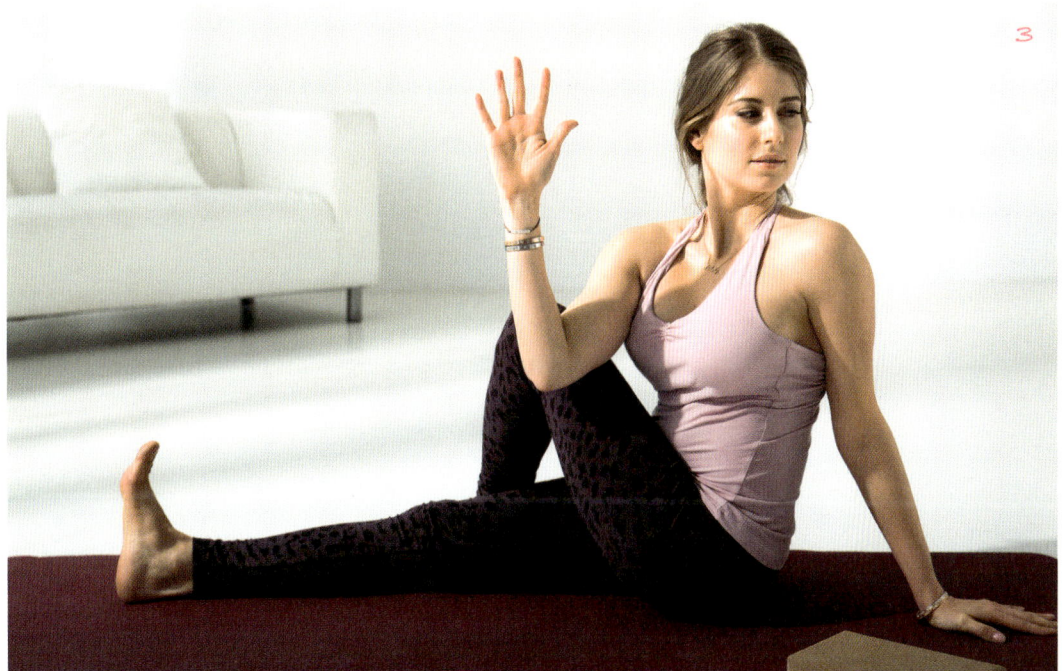

STÜTZHALTUNGEN UND HALTUNGEN AUS DER BAUCHLAGE

Stützhaltungen fordern dich in deiner Kraft und deinem Mut – du schiebst dich von der Erde weg, auf die (gar nicht so große) Gefahr hin, zu stürzen. Vielleicht kehrst du sogar deinen Körper um, bringst wie im Kopfstand, dem „König der Asanas", die Füße in Richtung Decke und das Herz über den Kopf. Auch Rückbeugen haben etwas mit Mut zu tun, mit Beherzt-heit: Du öffnest dich, dein Herz, entgegen aller Angst, vielleicht verletzt zu werden. Beide Haltungstypen wirken stark aktivierend.

VIERFUSSSTAND: Stabilisieren & Mobilisieren

Der VIERFUSSSTAND auf Händen und Knien ist eine Stützhaltung, und in einer solchen achte immer auf deine Handgelenke: Richte sie parallel zum vorderen Mattenrand aus und bewege dich „sauber" im Scharnier des Gelenks vor und zurück. Lass deine Finger weit ausstrahlen und ziehe, um die Kraft deiner Hände zu aktivieren, die Fingerkuppen leicht zur Handmitte heran, ohne Finger oder Handflächen abheben zu lassen. Gönne dir, wenn du starken Druck in den Handgelenken spürst, eine Pause und mache Drehbewegungen mit deinen Händen, du kannst sie dabei zu Fäusten formen, oder schüttle die Hände aus.

1   Finde eine neutrale Ausrichtung für deine Wirbelsäule: Lass dich im unteren Rücken nicht durchhängen, stabilisiere die Haltung durch die Bauchmuskulatur, und lass dein Brustbein nach vorne und oben streben, als wolltest du es durch den Rahmen deiner Arme nach vorne durchziehen. Deine Knie stehen unter den Hüftgelenken, bei Bedarf lege dir eine gefaltete Decke unter.

2   Für einen „Katzenbuckel" ziehe (ausatmend) den Bauchnabel zur Wirbelsäule, runde dadurch den Rücken und lass den Kopf nach unten sinken. Nasenspitze und Schambein ziehen zueinander (links im Bild).
Für einen „Kuhrücken", einen geführten Hohlrücken, strecke die Wirbelsäule: Kippe (einatmend) im Becken, sodass die Sitzbeinhöcker weit nach oben streben, lass den Bauch – gestützt durch eine aktive Bauchmuskulatur – nach unten sinken, rolle die Schultern zurück und hebe das Brustbein weit nach oben, auch leicht die Nasenspitze, ohne den Nacken zu stauchen. Hinterkopf und Kreuzbein ziehen zueinander (rechts). Du kannst diese beiden Positionen auch im Wechsel mit dem Atem üben, um die Geschmeidigkeit deiner Wirbelsäule zu erhalten oder aufzubauen, die Organe im Rumpf zu massieren, die Funktion der Drüsen anzuregen – um dir also rundherum etwas Gutes zu tun. Experimentiere im Vierfüßler auch mit Seitbeugen (du bringst im Wechsel Schulter und Beckenschaufel auf einer Seite näher zueinander), kreisenden und schlängelnden Bewegungen.

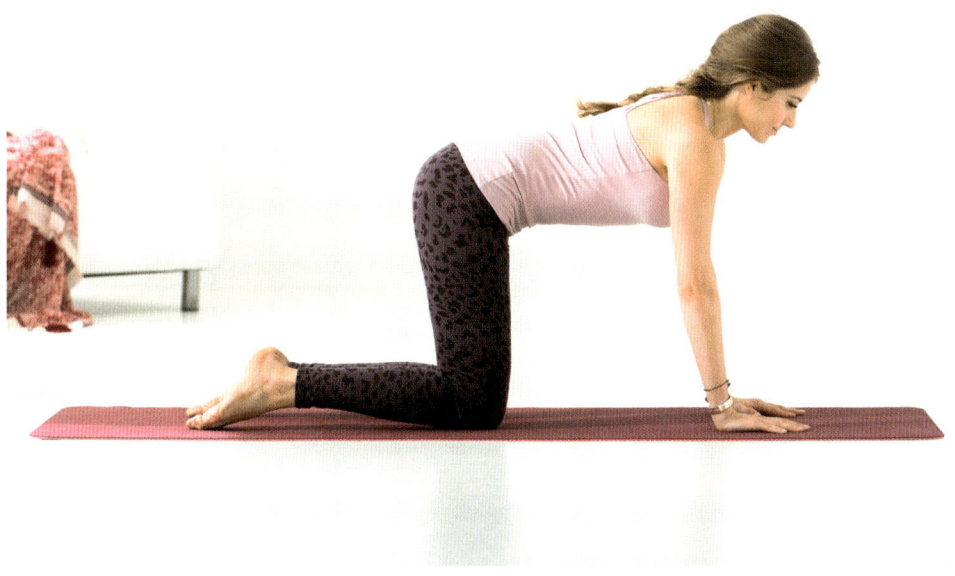

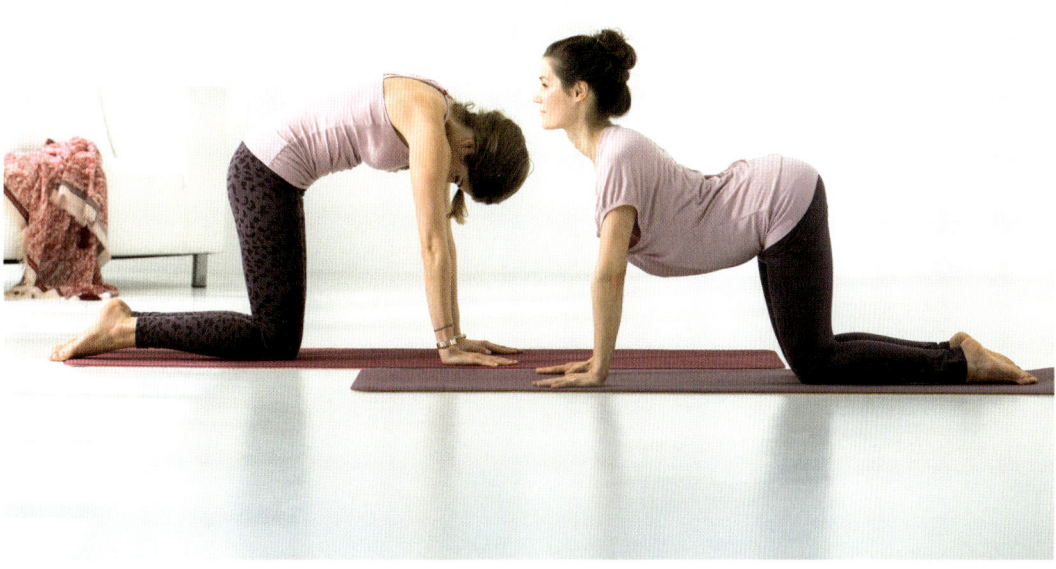

Balance & Kräftigung im VIERFUSSSTAND

3 Um im VIERFUSSSTAND an deiner Stabilität, Kraft und Balance zu arbeiten, hebe ein Bein und den gegenüberliegenden Arm gestreckt nach oben, strecke die Wirbelsäule und ziehe dich in dieser Diagonale lang (oder hebe zunächst nur das Bein an – ohne dabei die Hüfte aufzudrehen).

4 Aus dieser Balancehaltung heraus kannst du auch den „Katzenbuckel" erweitern: Du rundest den Rücken und ziehst Ellenbogen und Knie zueinander (oder auch nur das Knie zur Stirn, mit beiden Händen auf der Matte).

5 Hebe das Knie am Ende dieser Bewegung möglichst hoch, der Bauchnabel zieht kraftvoll zur Wirbelsäule. Du kannst diese Positionen auch im Atemrhythmus wechselnd üben: einatmend strecken, ausatmend zusammenziehen.

3

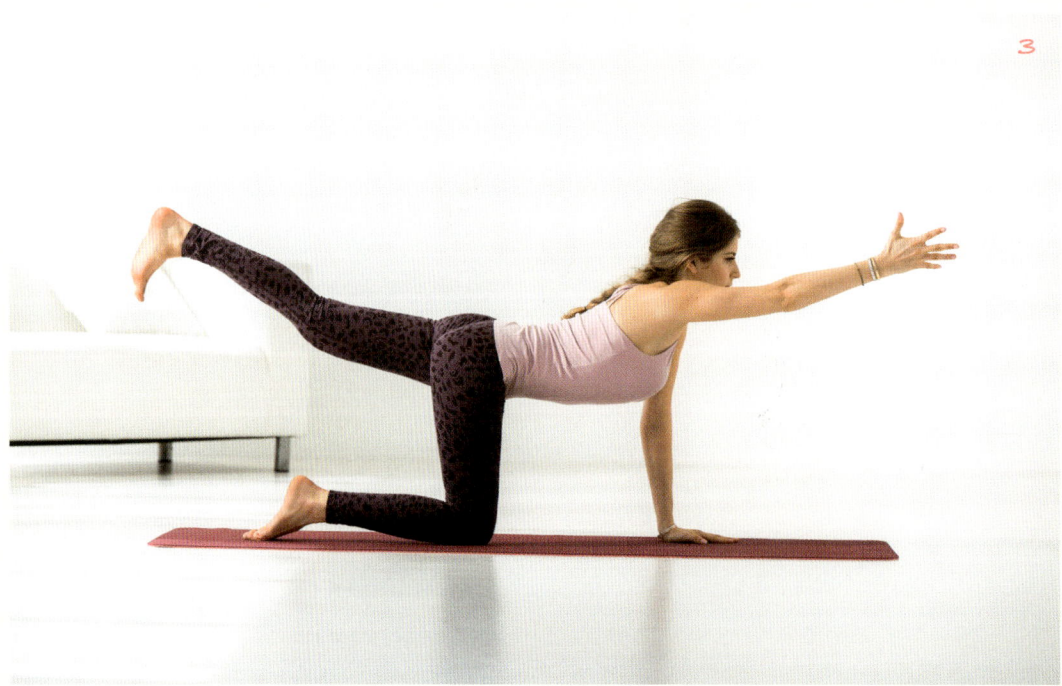

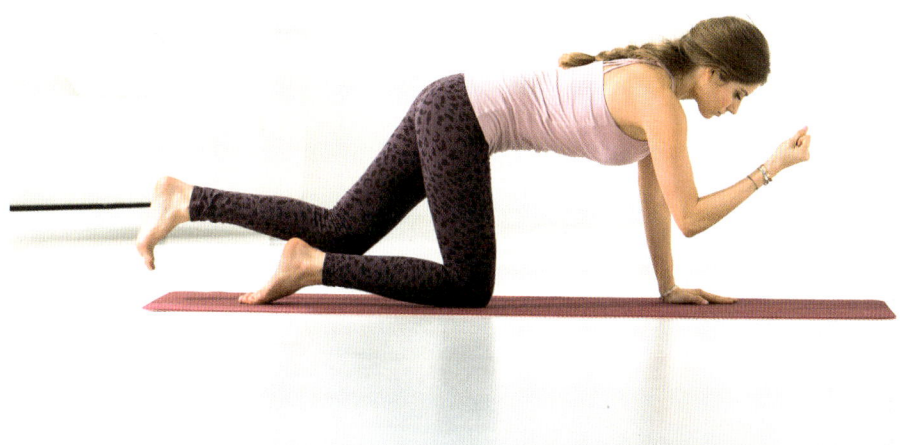

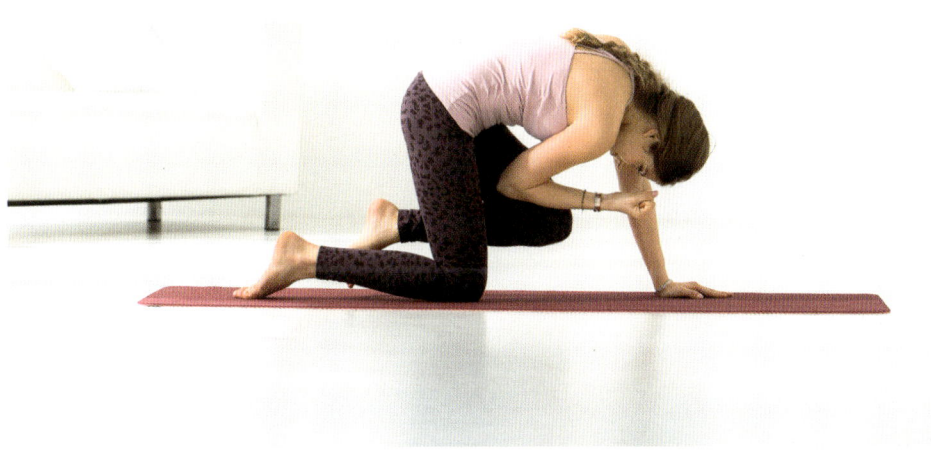

Nach unten schauender Hund, ADHO MUKHA SHVANASANA

1   Starte im VIERFUSSSTAND, Hände schulterbreit, Füße hüftgelenksbreit aufgestellt.
     Schiebe das Gesäß zu den Fersen und wandere mit den Händen nach vorne – dehne den
     Rücken maximal. Hebe die Knie von der Matte und die Sitzbeinhöcker nach hinten-oben.
     Wichtiger als die Streckung der Beine ist die der Wirbelsäule. Optional: Blöcke unter den
     Händen oder auch unter den Fersen. Ein Block (mittelbreit) zwischen den Oberschenkeln
     unterstützt die Beinarbeit – halte ihn durch Druck nach innen fest.

2   Für den DREIBEINIGEN HUND hebe ein Bein gestreckt nach hinten-oben. Die Innenseite
     des Oberschenkels strebt in die Höhe, Hüfte und Unterschenkel sinken eher nach unten,
     sodass dein Becken parallel ausgerichtet bleibt.

3   Diese Variante dehnt die Leiste: Beuge das obere Bein und hebe das Knie noch höher.
     Während die Hüfte öffnet, halte die Schultern auf einer Höhe.

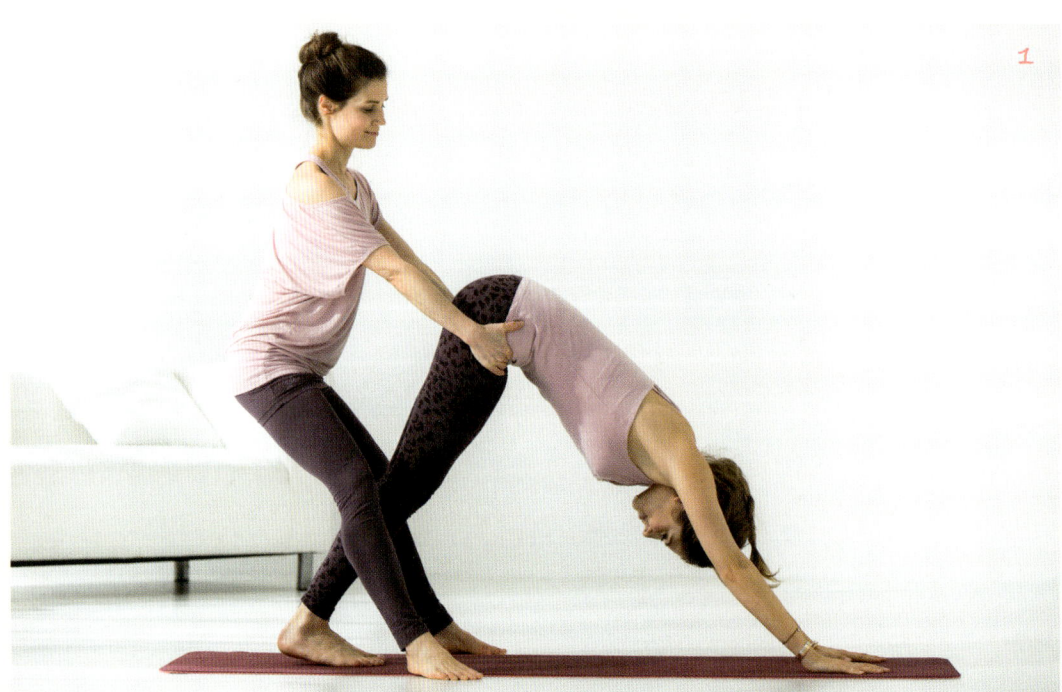

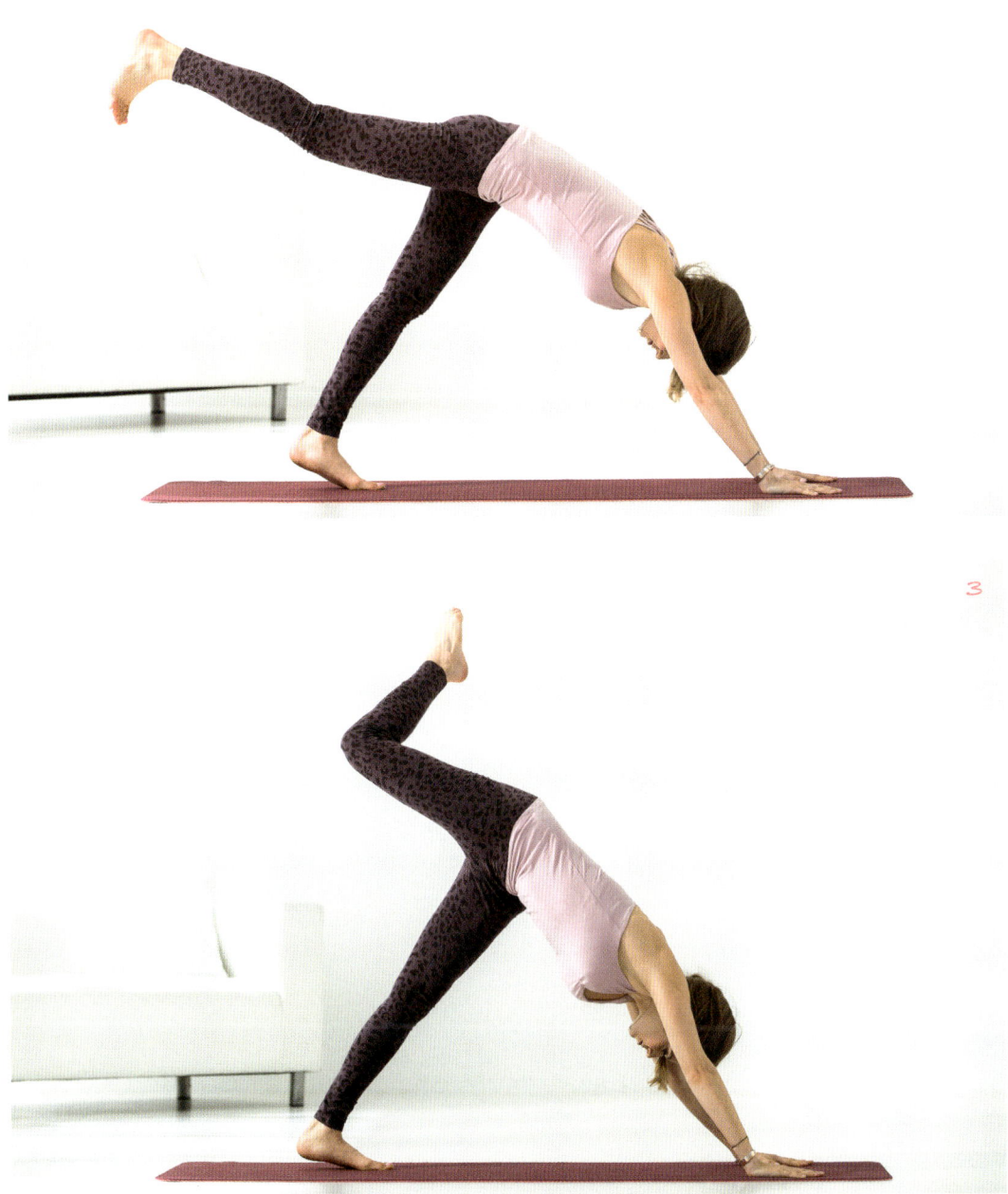

Schiefe Ebene, PHALAKASANA

1   Die kraftvolle Brettposition oder Schiefe Ebene, PHALAKASANA, kombiniert die Stützar-
beit des Vierfußstandes mit einer, wenn man so will, „geneigten Berghaltung": Der Körper
bildet eine Linie von den Füßen bis zum Scheitel, du solltest weder nach unten durchhängen,
noch das Gesäß von der Linie abweichend nach oben in Richtung Decke heben. Die Schultern rollen zurück, das Brustbein zieht nach vorne und oben, die Bauchmuskulatur stabili-
siert, die Oberschenkel ziehen aufeinander zu – woran dich ein Block erinnern kann –, und
die Fersen schieben nach hinten. In dieser Haltung kannst du auch die „richtige" Länge für
den NACH UNTEN SCHAUENDEN HUND (siehe S. 140) austesten, denn für die meisten
von uns ist der Abstand von Hand zu Fuß in beiden Positionen der gleiche, und du kannst
auch deinem Atemfluss folgend diesen Wechsel üben: einatmend Schultern vor über die
Handgelenke ins Brett, ausatmend zurück in den Hund.

Um erst noch die nötige Kraft für Phalakasana aufzubauen, setze für eine einfachere Variante die Knie auf der Matte ab. Und um die Handgelenke zu entlasten, kannst du das Brett
auch auf den Unterarmen üben.

2   In einem „runden Brett" kannst du deine Mitte stärken, indem du den Nabel zur Wirbelsäule und ein Knie zur Stirn ziehst. Auch das kannst du wunderbar in Bewegung und im Atemrhythmus üben: Einatmend hebst du ein Bein in den DREIBEINIGEN HUND (siehe S. 140),
ausatmend ziehst du Knie und Stirn zusammen, rundest den Rücken ein und bringst die
Schultern nach vorne, einatmend geht es zurück in den Dreibeinigen Hund. Nach solchen
intensiven Haltungen und Bewegungen möchtest du vielleicht in der KINDHALTUNG
(optional mit TWIST für eine Schulterdehnung; siehe S. 86) entspannen.

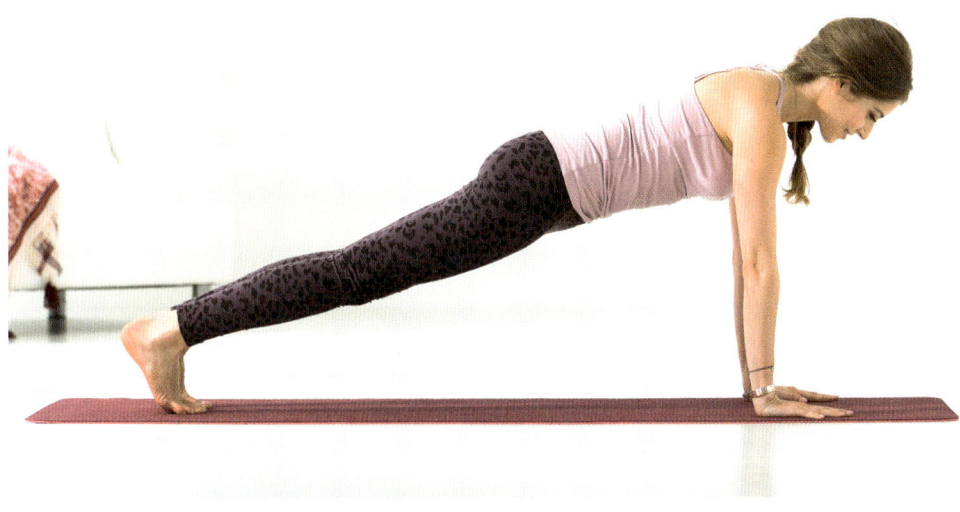

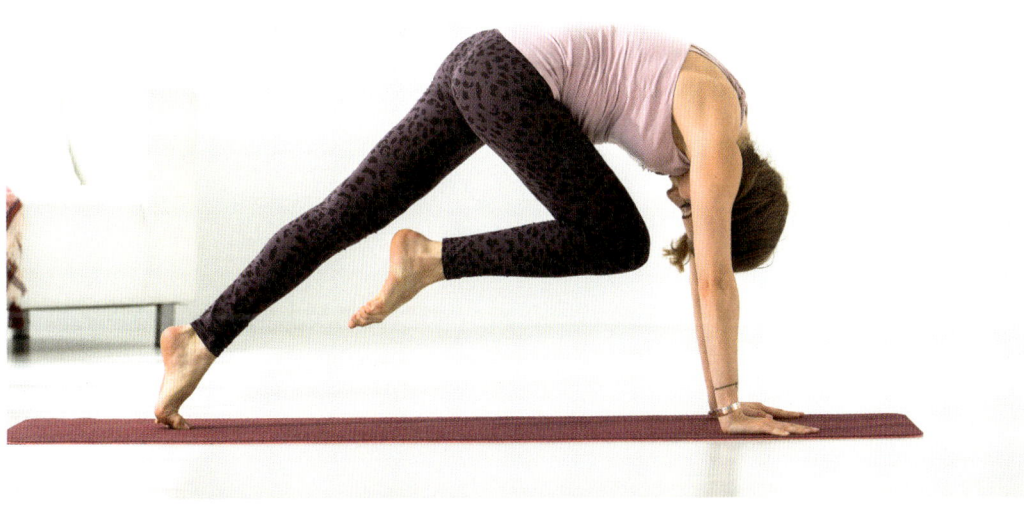

Seitstütz, VASISHTASANA

1   Für den Seitstütz drehst du dich aus der Schiefen Ebene zu einer Seite, der Körper kippt in der Stabilität der Bretthaltung. Dabei kannst du die Füße geschlossen halten und deinen oberen Arm in einer Linie mit dem unteren nach oben strecken, der Blick folgt. Schiebe dich aus der unteren Schulter heraus und rotiere im Gelenk nach außen, als wolltest du von der Schulter weg deinen Daumen in Richtung des kleinen Fingers bewegen.

2   Für eine einfachere Variante setze den oberen Fuß auf der Matte auf. Du kannst auch den Unterarm ablegen und die Füße voreinander aufsetzen, den oberen vor dem unteren. Wenn du es als unangenehm empfindest, den Kopf nach oben zu drehen, richte deinen Blick neutral nach vorne aus.

 CATHY

„Meine Glücklich-Übung. Ich weiß nicht warum, aber ich grinse dabei immer wie ein Honigkuchenpferd. Fragt Flora – die lacht sich jedes Mal kaputt."

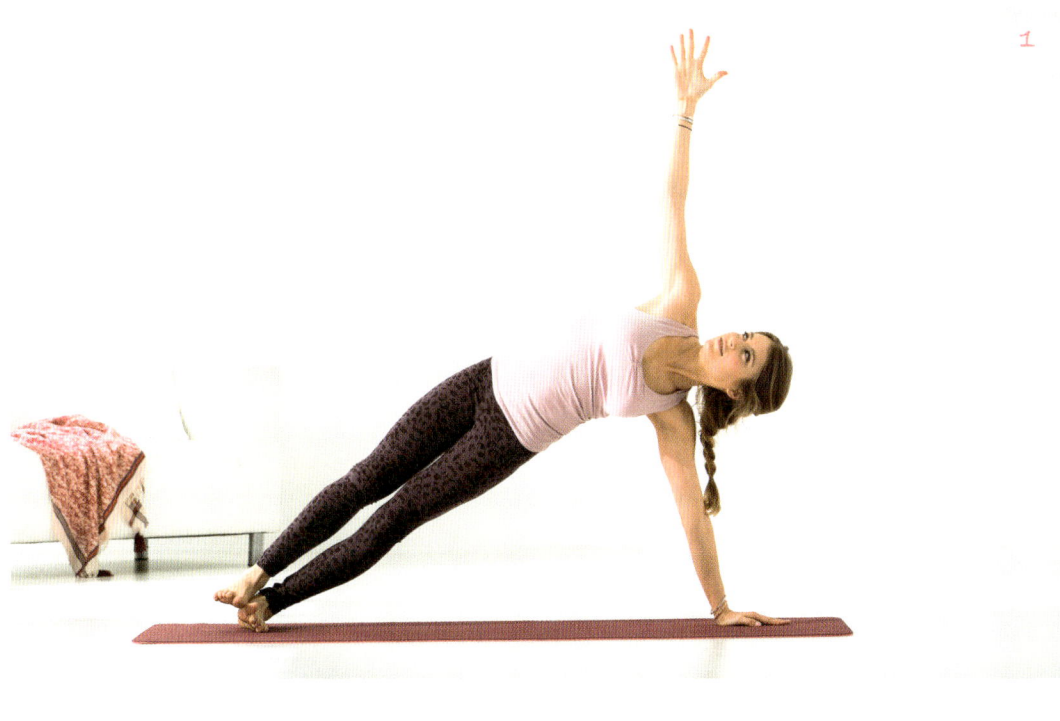

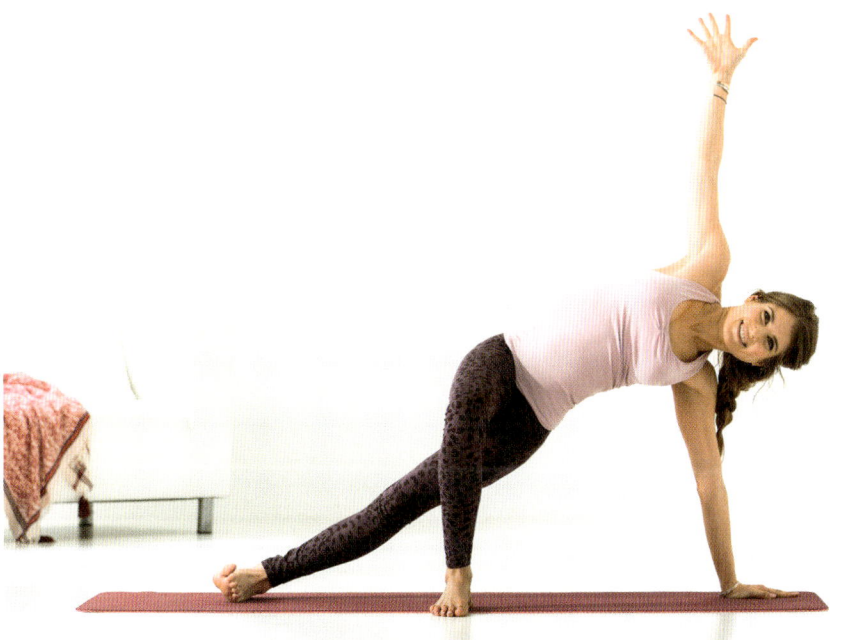

Liegestütz, CHATURANGA DANDASANA

1   Im Liegestütz ist es wichtig, die Ellenbogen nah am Körper zu führen. Aus der BRETTHAL-TUNG (siehe S. 142) bewege (einatmend) die Schultern etwas vor die Handgelenke, rolle die Schultern zurück – sodass die Ellenbogenspitzen nach hinten weisen, die Ellenbeugen nach vorne –, beuge die Ellenbogen und senke (ausatmend) den Körper in einer langen Linie nach unten ab. Achte dabei auf eine starke Mitte. Für eine einfachere Variante, den Halben Liegestütz, setze die Knie ab.

2   Abgelegt auf ein Bolster, Blöcke oder Kissen mache dich mit der Ausrichtung vertraut: Hand und Unterarm sowie Unterarm und Oberarm bilden etwa einen rechten Winkel. Alternativ lege einen Gurt um die Oberarme – die Schlaufe schultergelenks- beziehungs-weise innenschulterbreit eingestellt –, der dir hilft, die Oberarme eng am Körper zu lassen, wenn du dich absenkst.

Lass dir Zeit, die Kraft für den Liegestütz aufzubauen – und es geht dabei nicht nur um deine Arme und Schultern oder um die Bauchkraft. Ein Block, den du zwischen den Ober-schenkeln festhältst, kann die Beinarbeit unterstützen.

Die Position wird meist nur in Bewegungsabläufen wie dem Sonnengruß geübt – mit einer Ausatmung senkst du dich nach unten ab, um weiterzugehen in eine Rückbeuge (siehe S. 188ff).

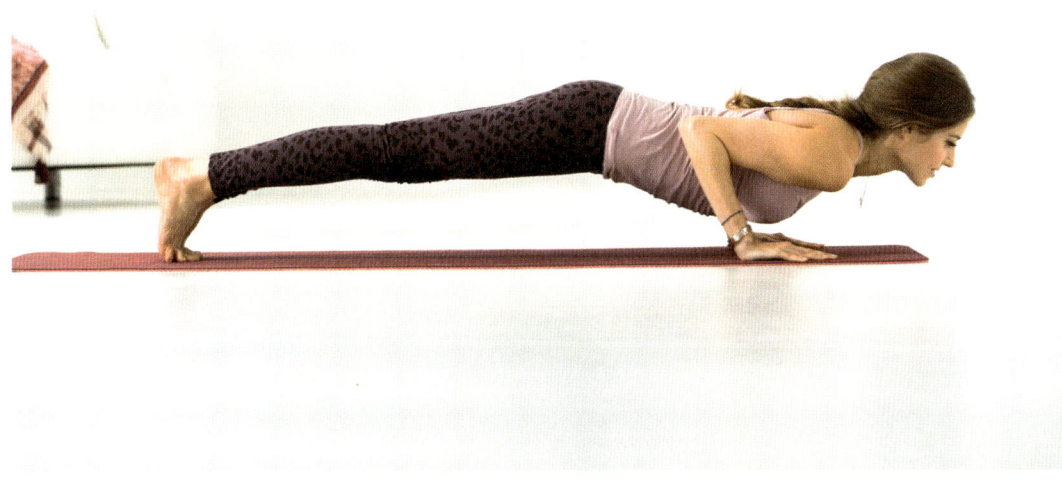

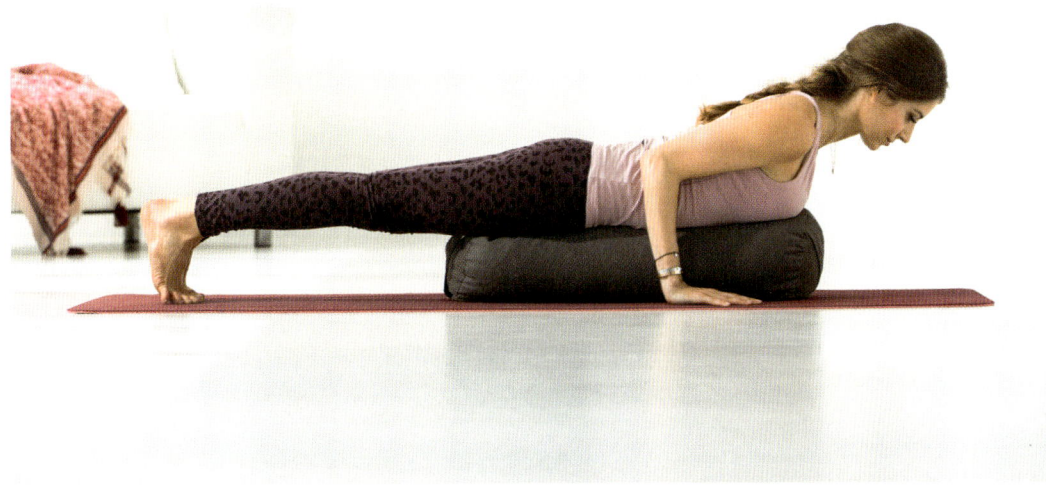

Kobra, BHUJANGASANA

1   Die Kobra, BHUJANGASANA, folgt in vielen Sonnengrußvarianten auf den Liegestütz. Aus der Bauchlage aktivierst du die Beine, die Körpermitte und den Rücken und hebst Brustkorb und Kopf vom Boden. Der Fußspann schiebt jeweils in den Boden, ebenso das Schambein, die Kniescheiben berühren die Matte nicht, die Oberschenkel ziehen sanft zueinander, wobei die Füße geschlossen oder etwa hüftgelenksbreit geöffnet sein können. Hol dir dadurch Kraft in dein Becken, um von hier die Wirbelsäule aufzurichten. Die Schultern rollen zurück, die Schulterblätter ziehen zusammen zur Wirbelsäule, das Brustbein strebt nach vorne-oben, und die Hände, neben den fliegenden (mittig nicht verbundenen) Rippen aufgestellt, ziehen sanft nach hinten. Die Ellenbogenspitzen weisen nach hinten und streben zueinander. Vermeide es (zumindest in Bewegungsabläufen), dich aus der Kraft der Arme nach oben in die Haltung zu schieben, denn dadurch könntest du eine Stauchung im unteren Rücken erzeugen. Auch den Nacken halte eher lang, schau nicht nach oben zur Decke, sondern über den vorderen Mattenrand hinweg. Um die Rückenkraft zu fordern, nimm allen Druck aus den Händen und hebe sie optional von der Matte.

Nach oben schauender Hund, URDHVA MUKHA SHVANASANA

2   Für den Nach oben schauenden Hund, URDHVA MUKHA SHVANASANA, brauchst du Kraft vor allem in der Körpermitte und in den Beinen. Bei Schmerzen im unteren Rücken übe lieber die Kobra. In dieser Asana als Ausgangshaltung rolle die Schultern weit nach hinten, aktiviere deine Bein- und Bauchmuskulatur und strecke langsam die Arme, ziehe dabei das Brustbein und damit den gesamten Körper nach vorne und oben. Schiebe die großen Zehen intensiv in die Matte und stabilisiere den unteren Rücken, indem du den Beckenboden nach innen und oben in den Körper hebst.

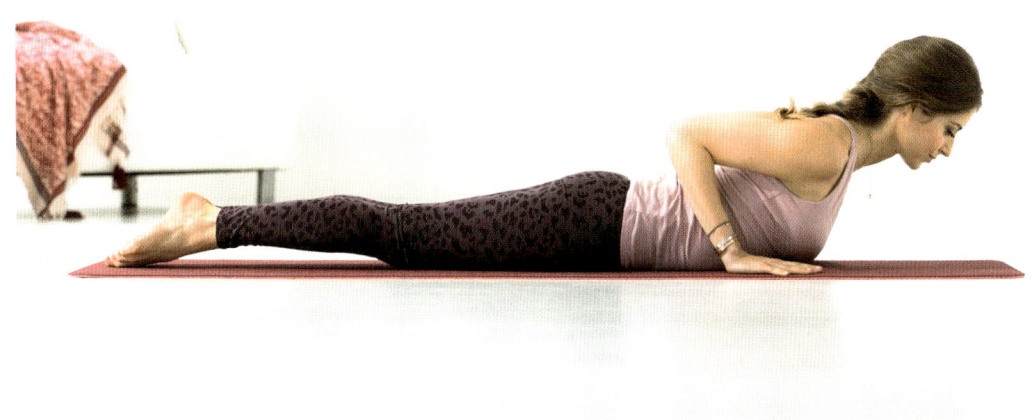

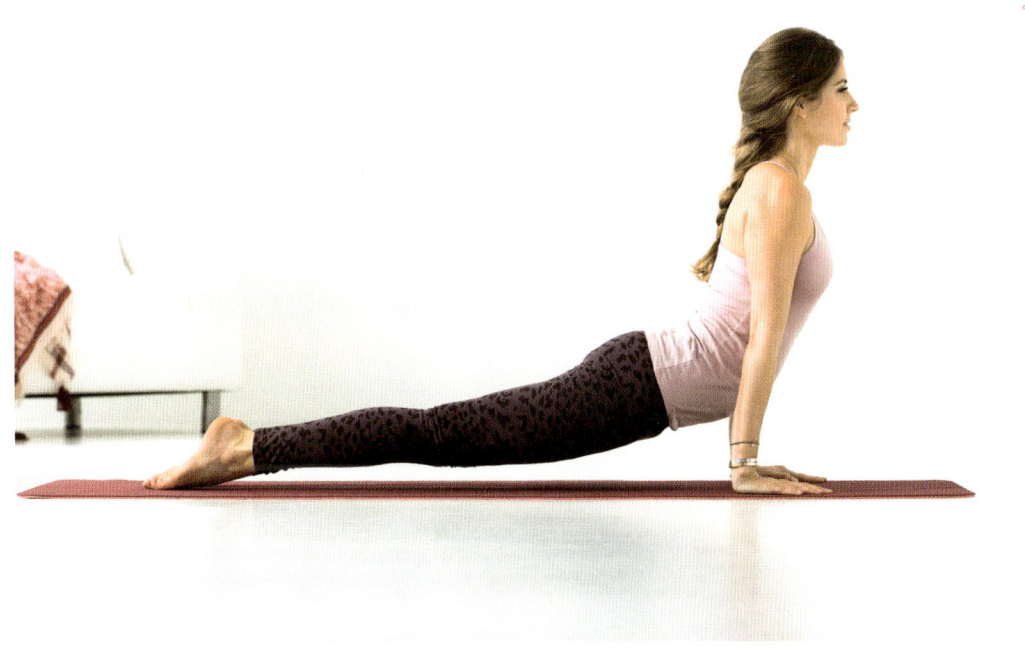

Heuschrecke, SHALABHASANA

1   In der Heuschrecke werden Oberkörper und Beine angehoben. Starte mit der Stirn auf der Matte, lege die Arme lang neben den Körperseiten aus und drücke deine Handflächen in die Unterlage. Ziehe den Bauchnabel nach innen und die Schulterblätter zueinander, hebe so die Schultern und dann den Brustkorb und die gestreckten Beine. Betone die Länge der Haltung, weniger die Höhe.

2   Um die Beinarbeit zu üben, lass die Stirn auf der Matte ruhen, hebe aber deine Schultern. Bringe zunächst nur ein Bein gestreckt in die Höhe und schiebe das andere in die Matte. Du kannst einige Atemzüge lang in dieser asymmetrischen Haltung bleiben oder auch im Atemrhythmus wechseln: einatmend Bein hoch, ausatmend tief.

3   Um mehr Länge und Höhe zu schaffen, kannst du auch deine Hände hinter dem Rücken verschränken und diese Faust nach hinten ziehen. Für eine besonders effektive Beinaktivität hake einen Fuß um den anderen Knöchel und ziehe die Beine zueinander.

Nach Kobra und Heuschrecke tut eine Ruhepause in der Bauchlage gut.

1

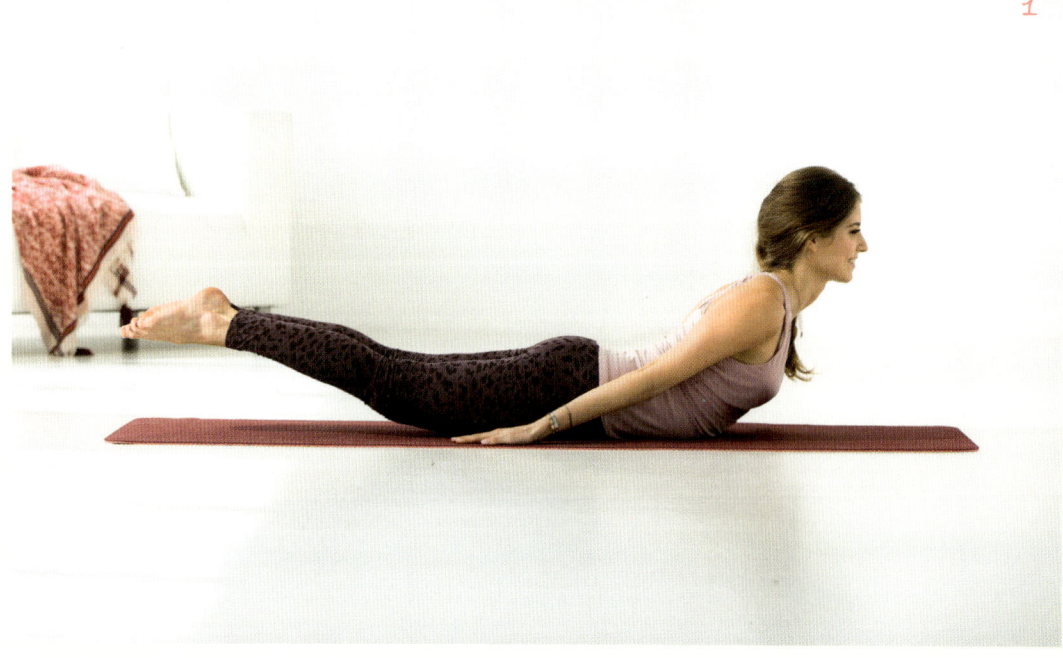

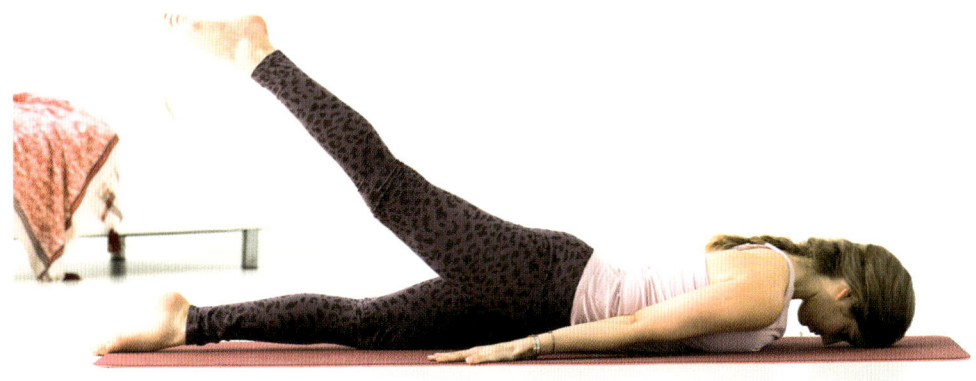

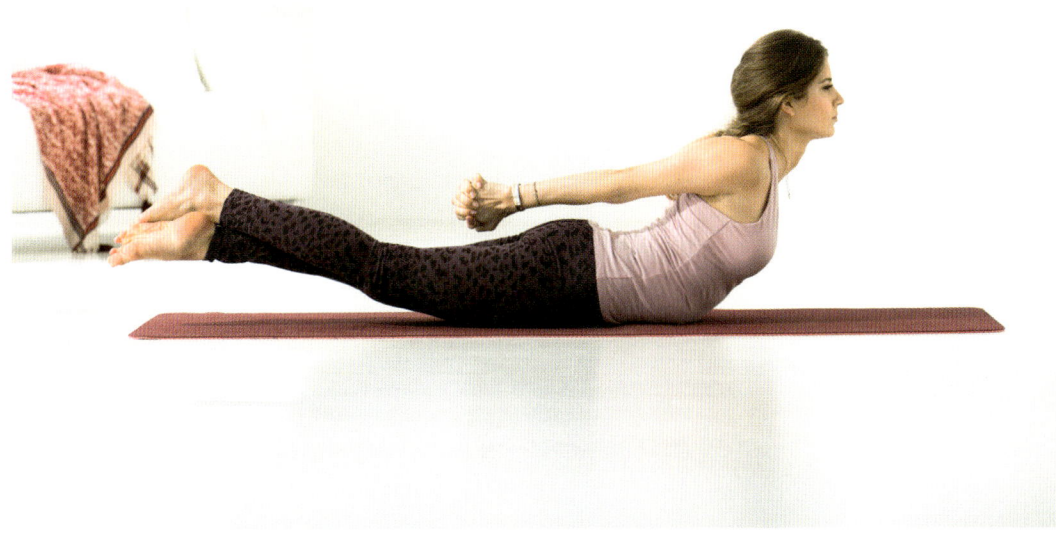

Sphinx, ARDHA BHUJANGASANA, und Halber Frosch, ARDHA BHEKASANA

1   Für die Sphinxhaltung, manchmal als „Halbe Kobra" oder ARDHA BHUJANGASANA
    bezeichnet, legst du in der Bauchlage deine Unterarme parallel auf der Matte ab, rollst die
    Schultern zurück und ziehst die Ellenbogen nach hinten, um das Brustbein noch höher nach
    vorne streben zu lassen. Die Beine, etwas hüftgelenksbreit geöffnet, sind aktiv, die Knie-
    scheiben angehoben.

2   Die Sphinx kannst du auch wunderbar als Yin-Haltung üben, also ohne Muskelspannung län-
    ger darin verweilen, lass dabei auch ruhig den Kopf entspannt nach unten aushängen und
    atme tief zum Becken hin.

3   Den Halben Frosch, ARDHA BHEKASANA, baust du aus der Sphinx auf: Bringe zunächst
    deine linke Hand etwas nach innen und das rechte Bein in die Beugung, den Fuß in Rich-
    tung Gesäß. Mit der rechten Hand greife nach dem Knöchel oder Fuß und ziehe ihn sanft
    tiefer zur Hüfte hin. Schiebe dabei das andere Bein lang in die Matte und hebe weiterhin
    das Brustbein, bringe die Schultern möglichst auf eine Höhe, und schiebe dich aus der
    unteren linken Schulter heraus. Wenn möglich, drehe die Finger der greifenden Hand nach
    vorne, sodass die Finger in Richtung Zehen weisen.

1

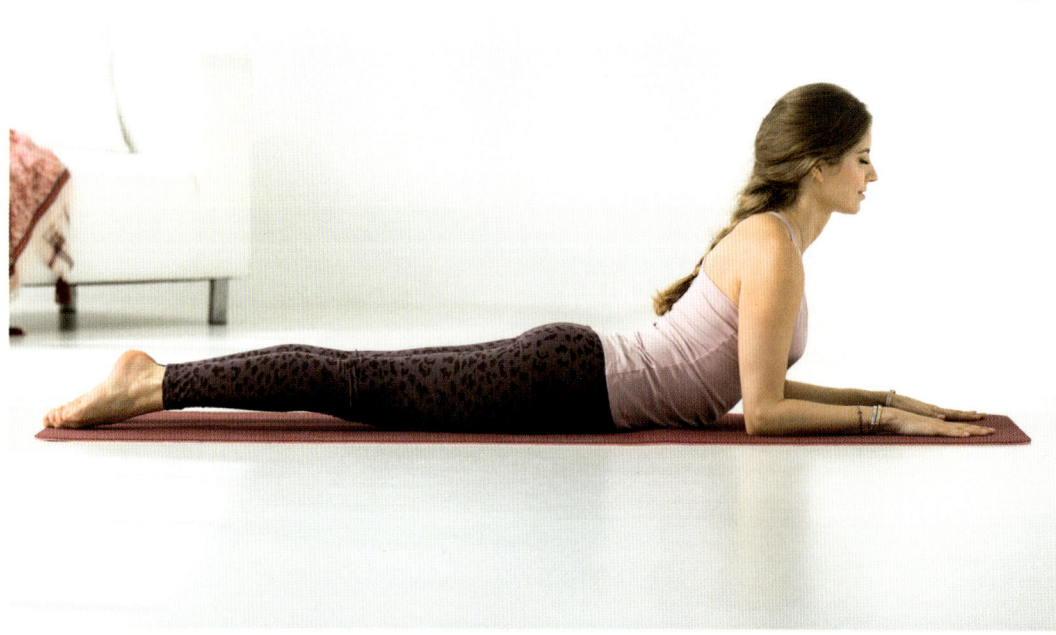

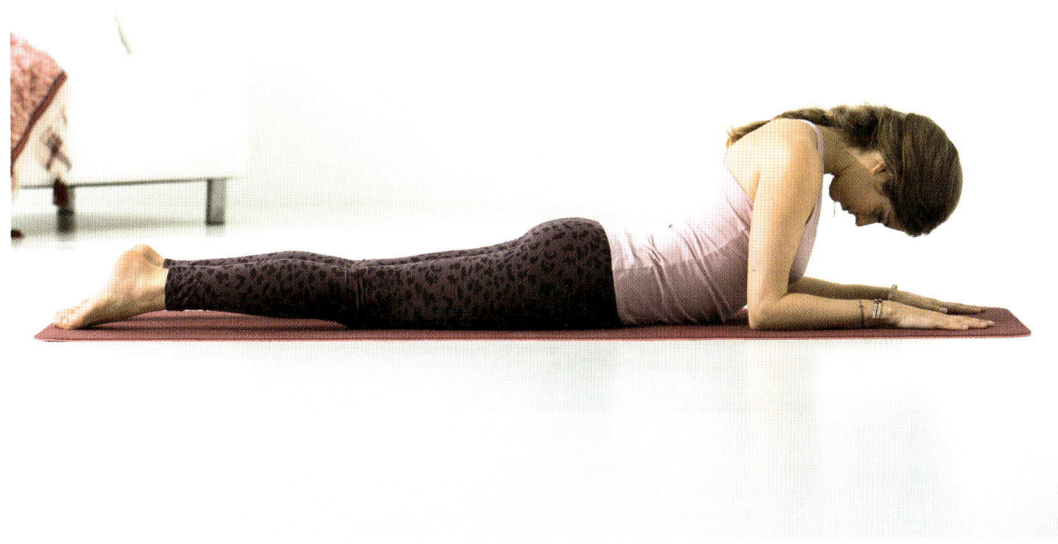

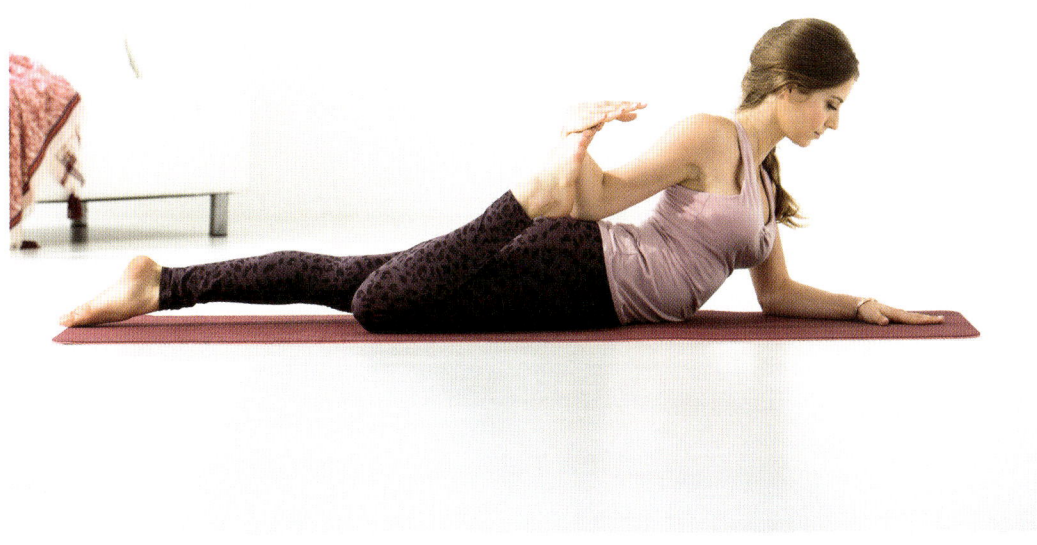

Bogen, DHANURASANA

1 Im Bogen, DHANURASANA, nutzt du die Kraft deiner Beine, um Weite im Schulter- und Brustbereich zu schaffen. Achte darauf, durch das Nach-innen-Ziehen von Bauchnabel und Beckenboden Stabilität im unteren Rücken zu schaffen, damit die Rückbeuge vor allem in der Brustwirbelsäule geschieht. Aus der Bauchlage oder der SHALABHASANA (siehe S. 150) beugst du die Beine und greifst mit den Händen von außen um deine Knöchel oder Füße. Ausatmend ziehe nochmals den Nabel nach innen, und einatmend hebe dich in die Bogenform, indem du deine Füße in die Hände schiebst, als wolltest du die Beine strecken. Versuche, die Knie nicht allzu weit zu öffnen und auf Schulterhöhe zu heben beziehungsweise auf dem Bauchnabel zu balancieren. Falls du dennoch einen unangenehmen Druck auf den Beckenknochen spürst, kannst du eine Decke unterlegen.

2 Eine gerollte Decke, die du quer auf der Matte platzierst, und der Gurt helfen dir, leichter in die Haltung zu kommen. Du legst dich so auf die Rolle, dass sie sich zwischen deinem Bauchnabel und dem Brustbein befindet, auf diese Weise bekommst du schon etwas Höhe. Wenn deine Füße schwer zu erreichen sind, legst du einen Gurt um die Knöchel und verlängerst dadurch deine Arme.

3 Bei Schmerzen in den Knien, aber auch, um Kraft in der Körperrückseite aufzubauen, übe den Bogen, ohne deine Füße zu greifen. Dafür schließe die Hände hinter dem Rücken zu einer Faust und hebe den Oberkörper und die Beine. Beuge die Knie, bringe die großen Zehen zueinander und versuche, die Knie ein wenig von der Matte zu heben.

Ruhe anschließend in der Bauchlage aus.

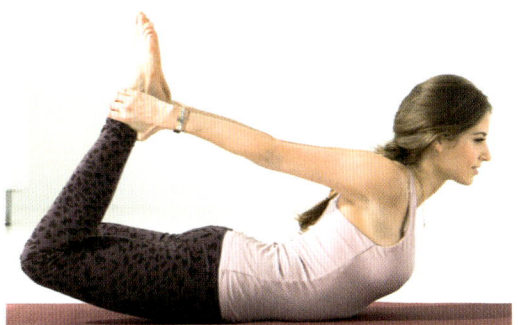

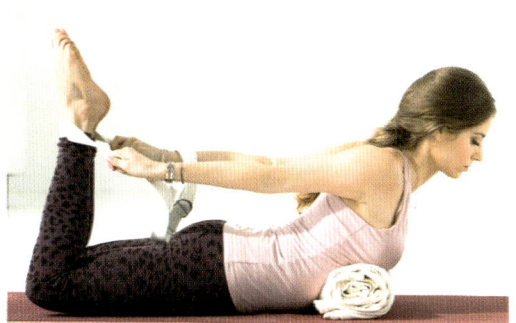

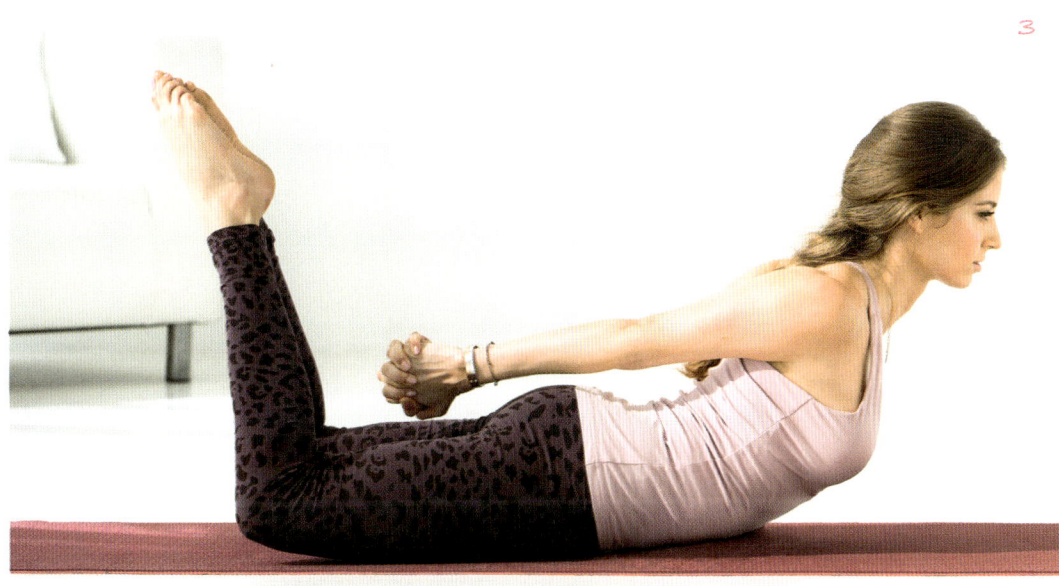

Taube, EKA PADA RAJAKAPOTASANA-Varianten

1   Für die Taube ziehe aus dem VIERFUSSSTAND (siehe S. 136) oder dem NACH UNTEN SCHAUENDEN HUND (siehe S. 140) ein Knie nach vorne zur Hand auf derselben Seite und richte das Schienbein mehr (fordernd!) oder weniger (einfacher!) parallel zum vorderen Mattenrand aus. Vermeide unbedingt Schmerzen im Knie: Flexe stabilisierend den Fuß (ziehe ihn zum Schienbein) und im Zweifel wähle einen kleineren, spitzeren Winkel zwischen Ober- und Unterschenkel. Lass den hinteren Fuß zunächst aufgestellt und richte das Becken möglichst gerade aus, ziehe die Knie stabilisierend zueinander. Für die aufrechte Variante hebe das Brustbein nach vorne-oben.

2   Für eine Vorbeuge lege den hinteren Fuß lang aus und lass den Oberkörper nach vorne sinken. Entspanne in die Haltung hinein – im Yin Yoga bleiben wir mehrere Minuten in dieser Position.

3   Um nicht auf eine Seite zu kippen, unterstütze dein Gesäß mit einem Block oder einer gefalteten Decke. Du kannst den Oberkörper auch auf ein Bolster ablegen, oder du setzt die Unterarme auf Blöcken ab.

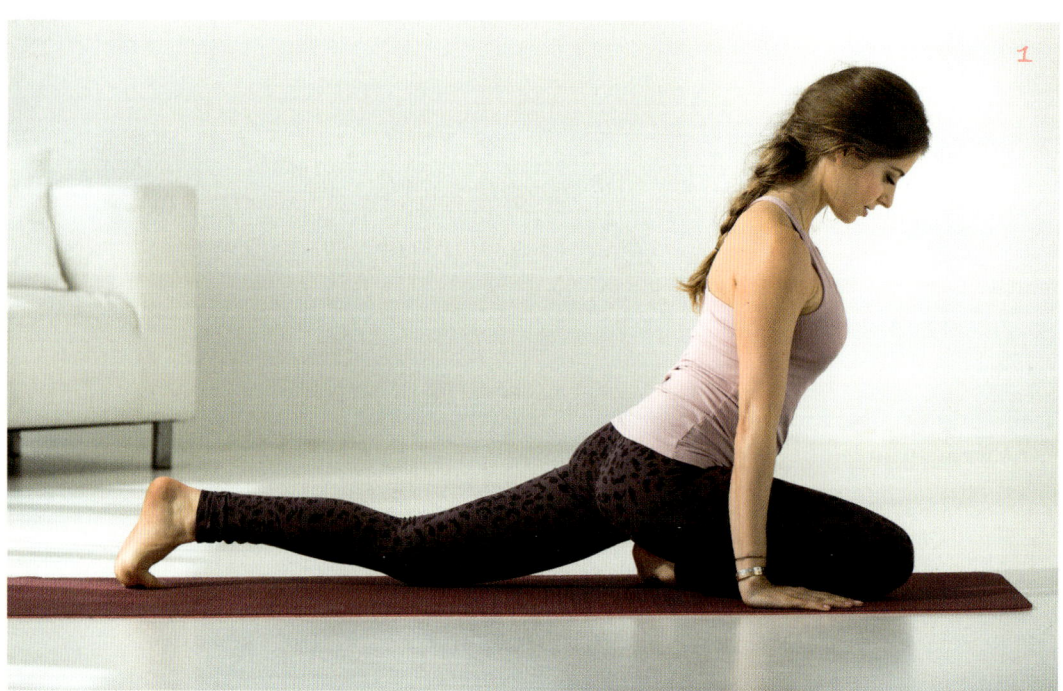

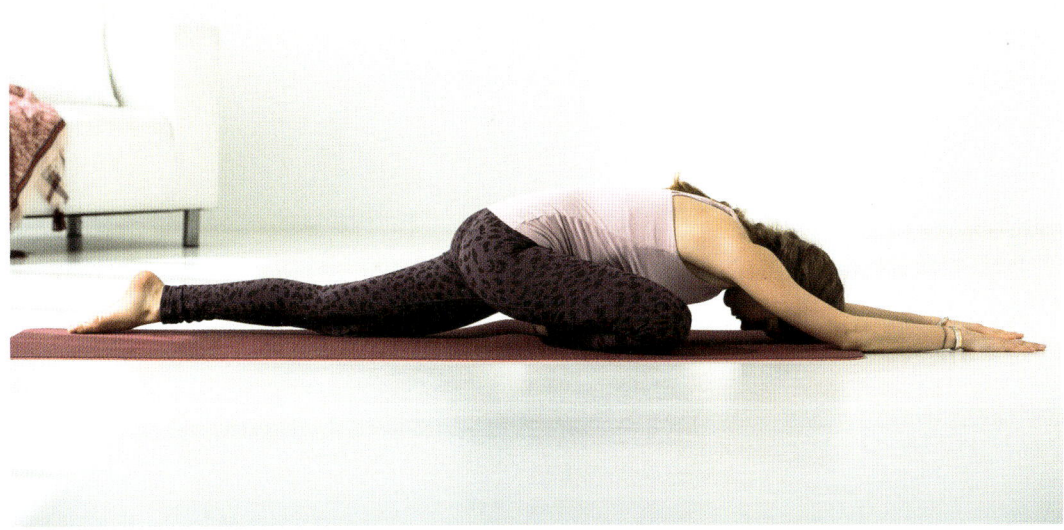

2

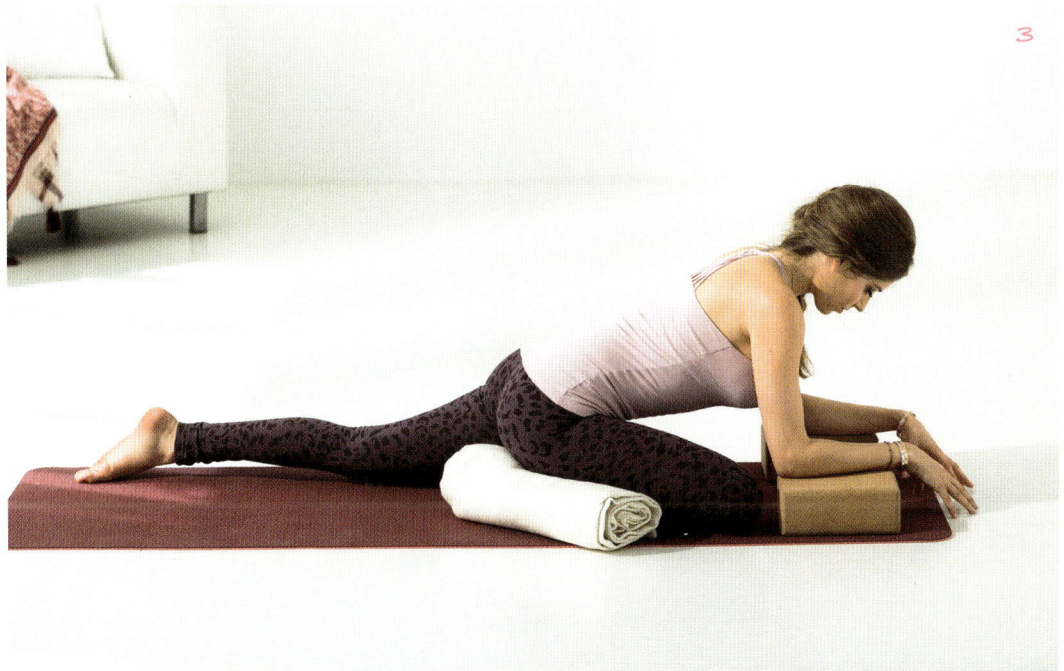

3

Krähe, BAKASANA, und Feuerfliege, TITIBHASANA

1   Ein kraftvoller Ausgleich zu den Rückbeugen und eine schöne Spielerei sind Hand- beziehungsweise Armbalancen. In der Krähe, BAKASANA, spielst du mit deiner Angst, nach vorne zu fallen. Aus einer Hocke setze deine Hände schulterbreit auf. Beuge die Ellenbogen und platziere deine Schienbeine auf den Oberarmen. Ziehe die Beine zueinander und hebe Bauchnabel und Beckenboden nach innen oben. Dein Blick geht leicht nach vorne, der Rücken rundet sich. Indem du dein Gewicht nach vorne auf die Hände verlagerst, heben deine Füße ab, und du kannst vielleicht die großen Zehen zueinander schließen.

2   Auf dem Weg zum Balancieren kannst du zunächst nur einen Fuß vom Boden heben und den Kontakt mit den Zehen des anderen Fußes nach unten halten. Versuche nicht, mit einem kleinen Sprung oder Schwung in diese Haltung zu gehen.

3   Die Feuerfliege, TITIBHASANA, ist eine für dein Gesicht weniger riskante Haltung. Du setzt in der Hocke die Füße außen neben deine Hände und lässt dein Gesäß schwer nach unten sinken, bis die Füße abheben. Auch hier arbeiten Bauch und Beckenboden nach innen und oben. Eventuell kannst du hier die Beine strecken, oder du verhakst bei gebeugten Knien die Füße ineinander.

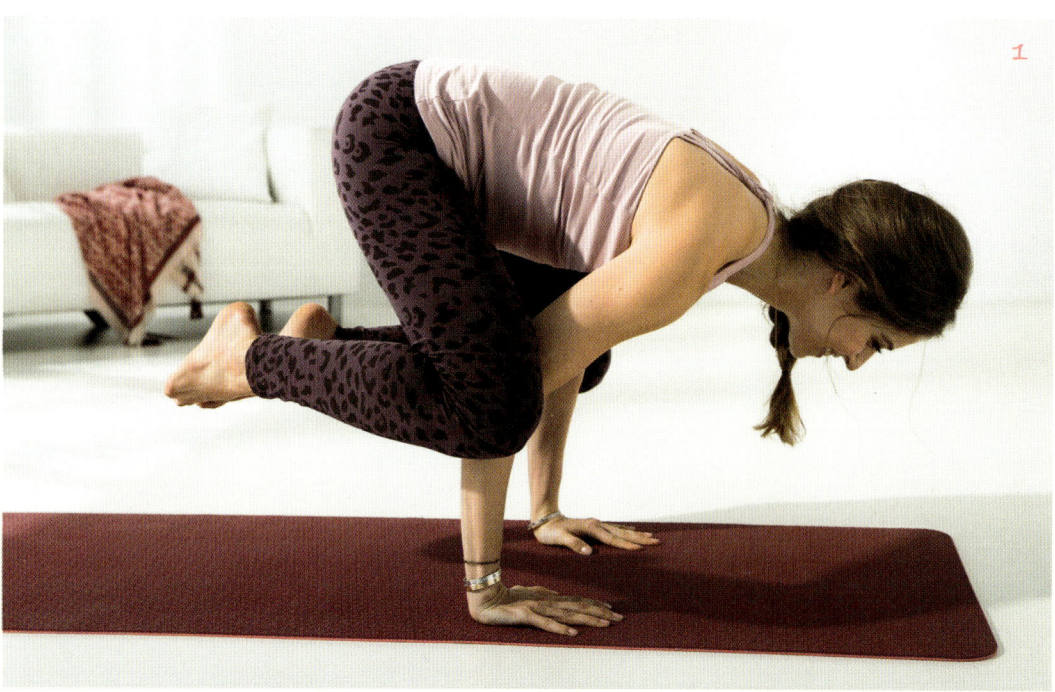

1

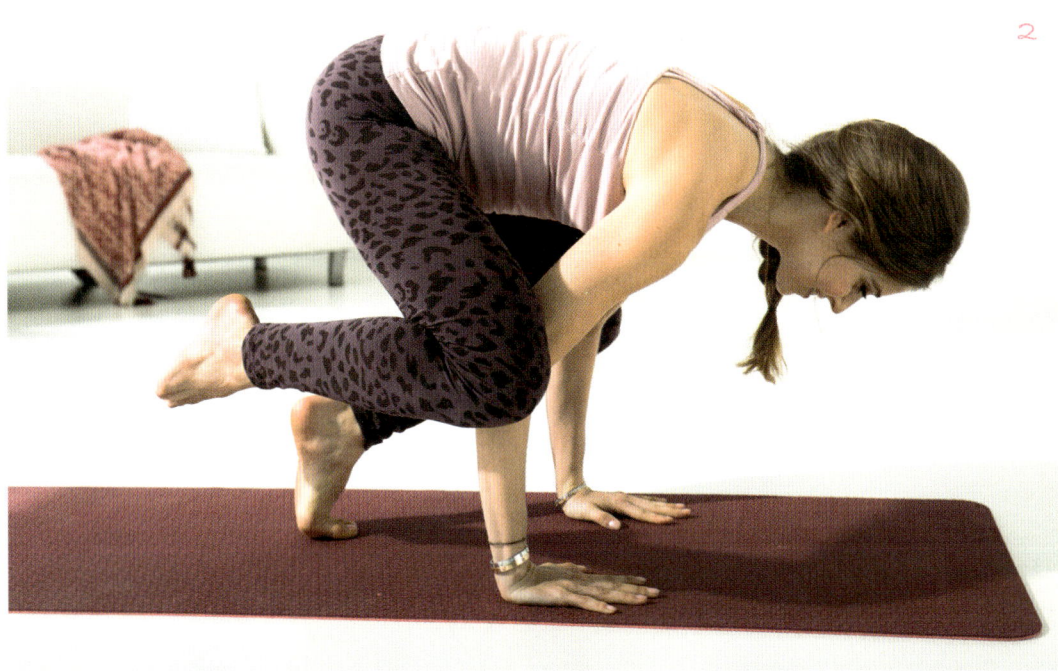

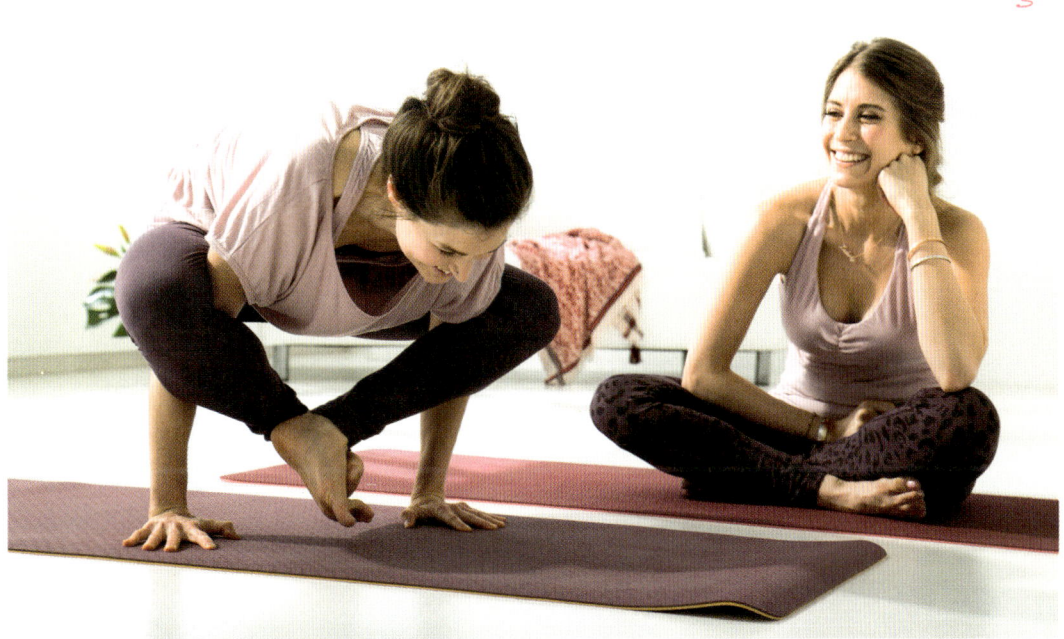

Handstand, URDHVA VRIKSHASANA

1   Die wohl bekannteste und am meisten fotografierte Handbalance ist der Handstand, URDHVA VRIKSHASANA. Am besten lässt du dich in dieser Umkehrhaltung von einem Partner oder einer Wand unterstützen. Achte auf die Gewichtsverteilung zwischen Fingern, Handinnenfläche, -ballen und -gelenk, du möchtest – wie bei allen Stützhaltungen – die Finger weit ausstrahlen lassen und gleichzeitig zur Mitte hin aktivieren.

Auch mit Partner empfiehlt es sich, vor einer Wand zu üben: Der Partner stellt sich mit dem Rücken zur Wand, die Beine gebeugt. Der oder die Übende richtet sich im NACH UNTEN SCHAUENDEN HUND (siehe S. 140) ein, die Hände etwa zwischen den Füßen des Partners. Der Partner kann mit den Knien die Schultern des Übenden stützen, sollten diese zu weit nach vorne kommen. Aus dem Hund laufe die Füße weiter in Richtung der Hände, die Knie möglichst gestreckt. Hebe ein Bein, ohne die Hüfte zu öffnen – wie im DREIBEINIGEN HUND (siehe S. 140) oder KRIEGER 3 (siehe S. 112). Beuge das Standbein, hole etwas Schwung und kicke dich dann nach oben. Der Partner kann, die Hände an deiner Hüfte, etwas mithelfen – wichtig ist für ihn oder sie, mit dem Kopf eventuell etwas zur Seite auszuweichen, um aus der „Schusslinie" zu gehen –, nach oben zu kommen und dort zu bleiben. Im Handstand schiebe dich aus den Schultern nach oben und ziehe die Beine aktiv zueinander. Lass die Zehen lang nach oben streben und richte den Blick etwas nach vorne.

2   Eine gute Vorübung ist der HALBE HANDSTAND an der Wand, den ihr am besten auch zu zweit übt: Du setzt dich zunächst mit dem Rücken gegen die Wand und misst die Länge deiner gestreckten Beine ab, vielleicht benutzt du einen Block als Markierung. Richte dich in einem NACH UNTEN SCHAUENDEN HUND (siehe S. 140) ein, die Hände platzierst du auf Höhe des Blocks. Dein Partner steht hinter dir und sichert dich mit den Händen an den Hüften und eventuell den Knien an den Schultern, während du in kleinen Schritten die Wand nach oben läufst, bis dein Körper einen 90-Grad-Winkel bildet.

3   Um Kraft aufzubauen, eignet sich diese zugegebenermaßen sehr fordernde Partnerübung: Du nimmst die BRETTHALTUNG (S. 142) ein, dein Partner greift deine Knöchel und hebt deine Füße an. Nun ziehst du aus deiner Bauchkraft die Hüften über deine Schultern, dein Partner folgt deiner Bewegung. Ihr könnt darauf trainieren, diesen Ablauf mehrfach zu wiederholen, ohne abzusetzen.

Während der Menstruation solltest du keine Haltungen üben, die den Körper auf diese Art und Weise umdrehen.

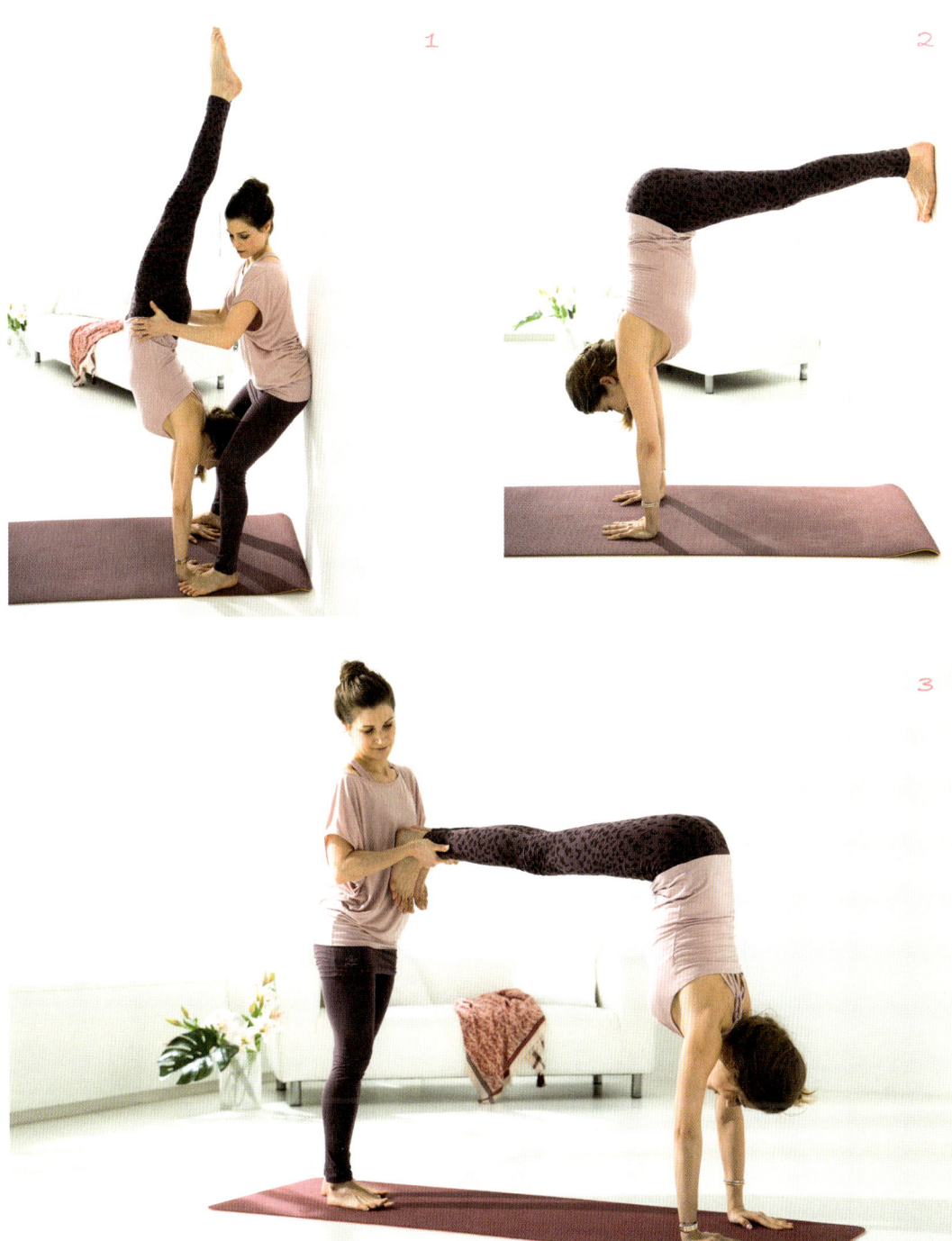

1

2

3

Kopfstand, SALAMBA SHIRSHASANA

1 Den Kopfstand solltest du zunächst nicht alleine üben (und gar nicht, wenn du deine Tage hast und auch nicht bei erhöhtem Blutdruck) – am besten lernst du ihn tatsächlich von einem Yogalehrer! Heikel an der Haltung ist, dass die fragile Halswirbelsäule nicht wie sonst nur das Gewicht des Kopfes, sondern einen guten Teil deines Körpergewichts trägt. Bei einer Vorschädigung der Halswirbelsäule ist also unbedingt davon abzuraten, den Kopfstand „mal so" zu üben! Und es ist auch wichtig, zunächst die nötige Kraft aufzubauen und die richtige Technik einzuüben, um das Gewicht auf die Unterarme zu verlagern – die Halswirbelsäule sollte keinen Druck erfahren. Im Folgenden zeigen wir vorbereitende Übungen.

2 Wenn du Kraft aufgebaut hast oder schon erste Kopfstand-Erfahrungen gesammelt hast, kannst du die halbe Variante üben: Beide Füße bleiben auf dem Boden und du konzentrierst dich darauf, das Gewicht vom Kopf auf die Unterarme zu bringen. Die Flexibilität deiner Beinrückseiten bestimmt, wie weit du mit den Füßen zum Kopf hin wandern und damit die Hüften über die Schultern bringen kannst – hier ist Geduld gefragt und Üben (von Vorbeugen) die Lösung. Um die Haltung einzunehmen, verzahnst du im FERSENSITZ (S. 86) die Finger ineinander und nimmst den äußeren kleinen Finger nach innen in die Faust. Platziere deine Ellenbogen maximal schulterbreit und den Kopf auf der Matte, der Hinterkopf schiebt gegen deine Hände. Achte auf die Länge des Nackens: Du „stehst" am besten minimal (!) vor der Kopfkrone (in Richtung Stirn), damit die Halswirbelsäule ihre natürliche Kurve beibehält. Stelle dann die Füße auf und laufe mit möglichst gestreckten Beinen in Richtung Kopf. Schiebe immer die Unterarme aktiv in den Boden!

3 Ein Partner kann dich (hinter dir stehend) stabilisieren und deine Ausrichtung korrigieren. Er oder sie hält dich an den Hüften. Ohne zu springen, hebe eine Ferse zum Gesäß, das Knie ziehst du dabei eng an die Brust. Nach ein paar Atemzügen wechsle die Seite oder nimm auch das zweite Bein hinzu – übe zunächst, dich in dieser „Kugelform" zu halten, bevor du versuchst, die Knie geschlossen zu heben und schließlich die Beine zur Decke zu strecken.

→ → →

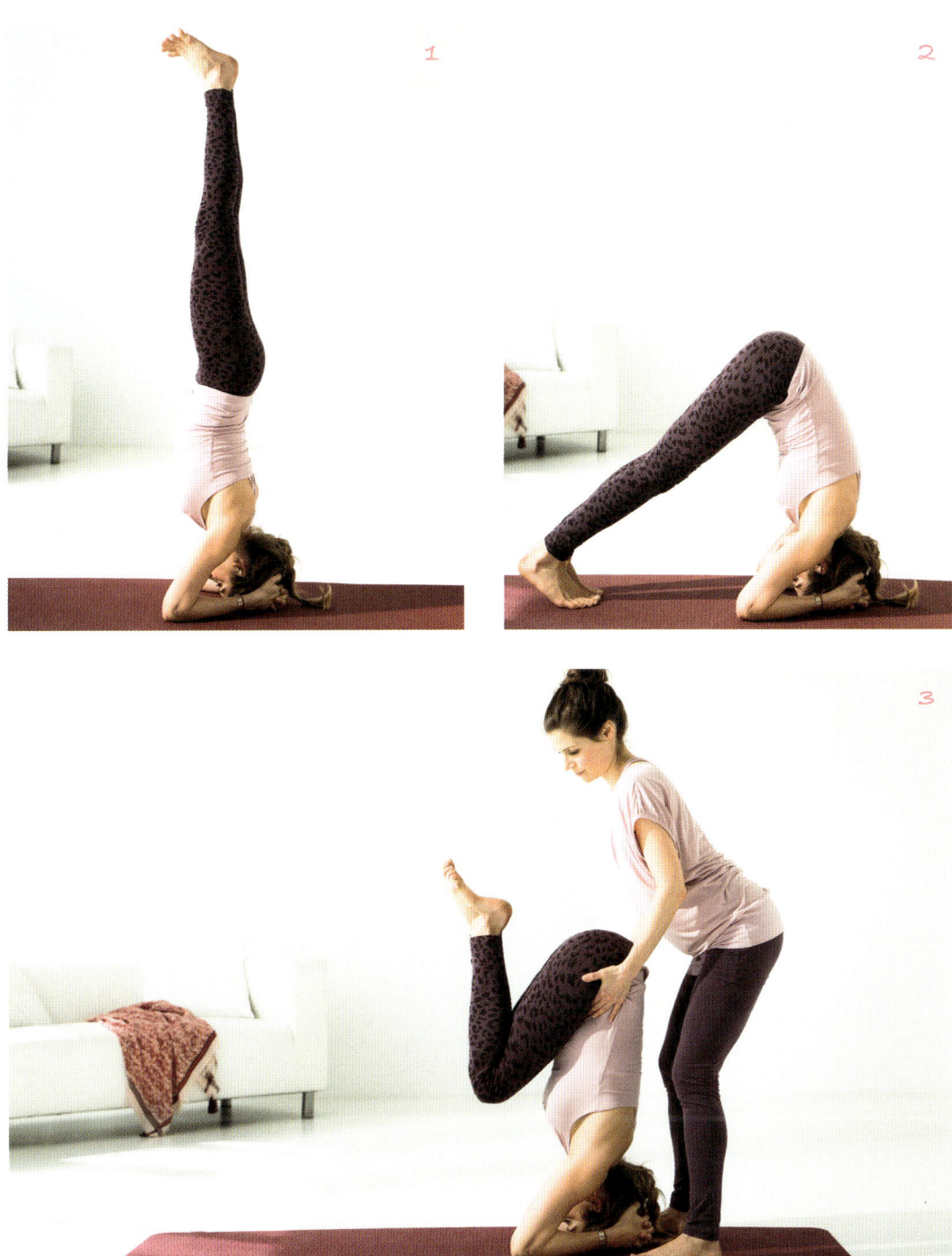

1

2

3

4   Bevor du dich an den Kopfstand wagst, gilt es, Kraft in den Schultern und Armen auf-
     zubauen. Dafür übst du den Delfin, SHISHUMARASANA: Richte einen NACH UNTEN
     SCHAUENDEN HUND auf den Unterarmen ein, die Finger ineinander verzahnt, und
     schiebe dich aus den Schultern stark zurück zu deinen Füßen.

5   Aus Position 4 bewege die Schultern nach vorne, also wolltest du mit dem Kinn den Boden
     vor deinen Händen berühren. Übe diesen Wechsel (im Atemrhythmus - einatmend bewege
     dich nach vorne, ausatmend nach hinten - oder umgekehrt, je nachdem, was dir leichter
     fällt) einige Male und steigere mit der Zeit die Anzahl der Wiederholungen. Ruhe anschlie-
     ßend in der KINDHALTUNG (siehe S. 86) aus.

6   Aus der KINDHALTUNG kannst du auch einen Mini-Kopfstand einnehmen, die Kaninchen-
     Position, SHASHANKASANA: Du setzt die Hände neben deinen Knien auf und rollst von
     der Stirn zum Scheitel, dem höchsten Punkt deines Kopfes, das Gesäß hebt sich dabei von
     deinen Fersen. Versetze deine Hände dorthin, wo du dich am besten stützen kannst – nimm
     also auch hier möglichst viel Gewicht vom Kopf weg.

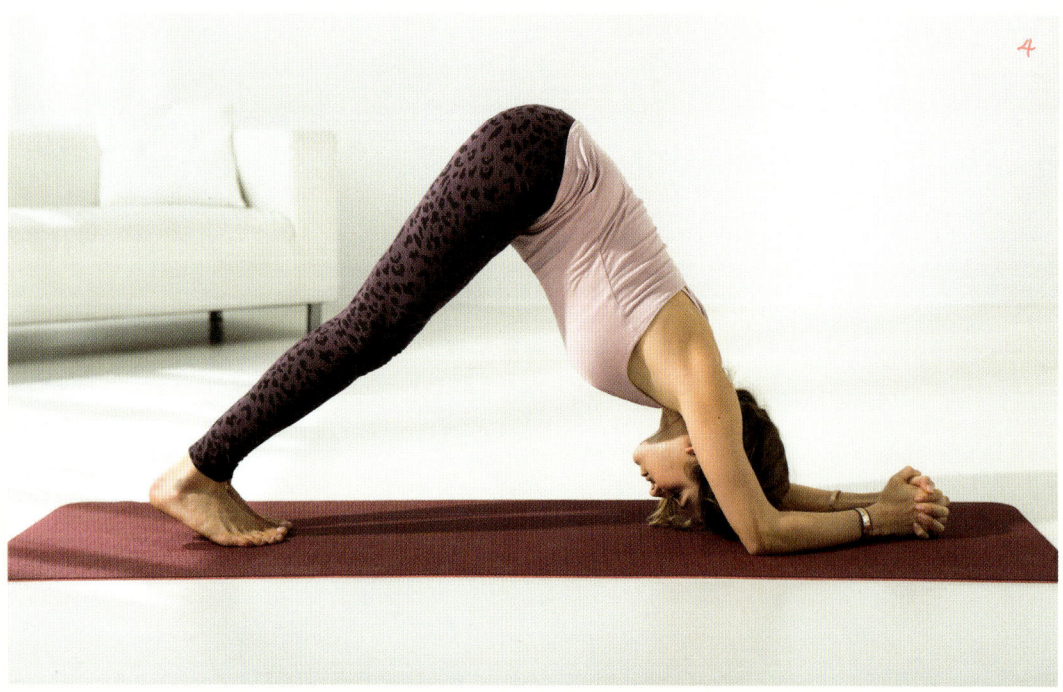

4

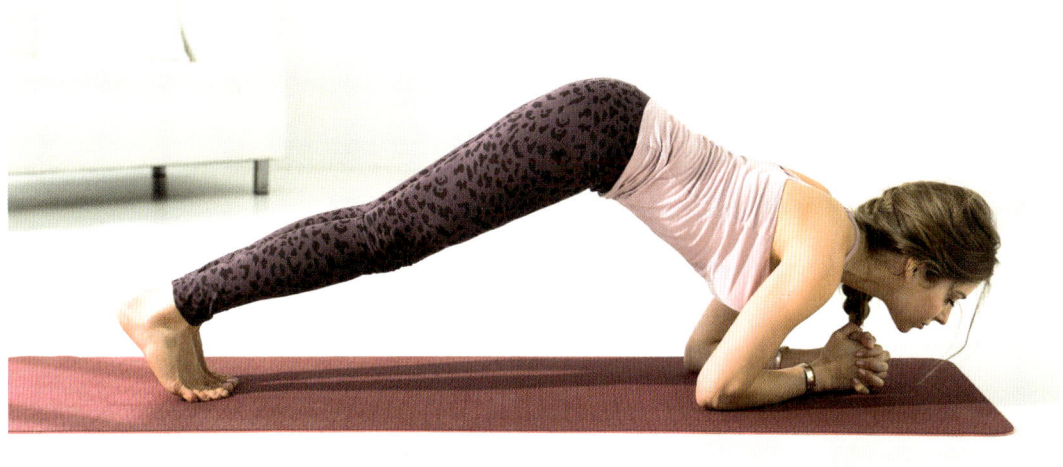

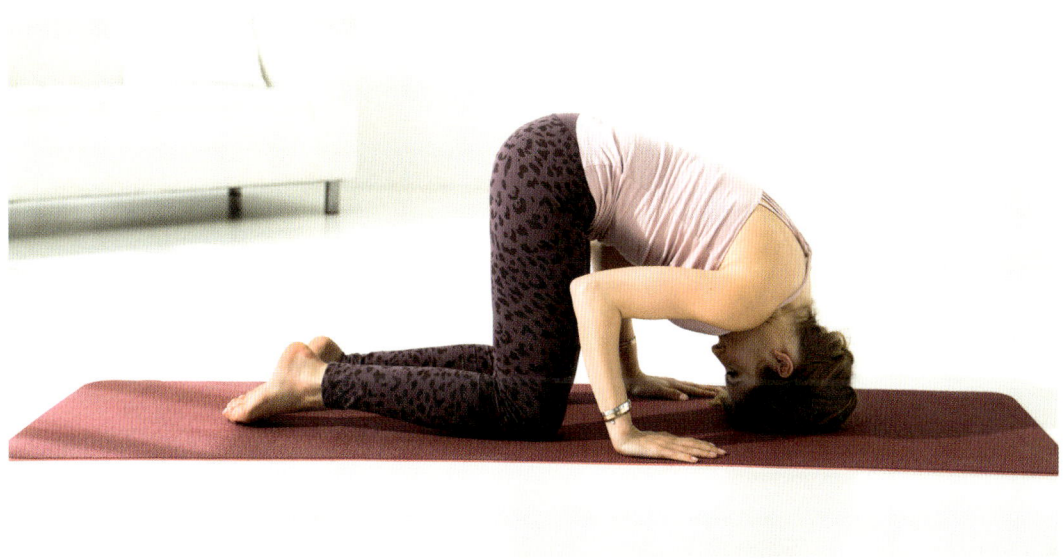

HALTUNGEN AUS DER RÜCKENLAGE

In der Rückenlage entspannen wir, schlafen wir – und in einigen Haltungen im Liegen über-
wiegt der Yin-, also der passive, regenerative Aspekt. Doch du kannst aus der Rückenlage
auch stark aktivierende Rückbeugen aufbauen. Du schiebst dich gegen die Schwerkraft von
der Erde weg und schaffst dadurch Weite auf der Körpervorderseite. Auch den Schulterstand, die „Königin der Asanas", wie man die Haltung mitunter nennt, richtest du aus der
Rückenlage ein.

Tisch, PURVOTTANASANA-Variante

1   Für die Tisch-Position, eine Variante von PURVOTTANASANA, der Streckung „des Ostens",
    also der Körpervorderseite – traditionell wird (morgens) in Richtung Osten geübt – stellst
    du, auf der Matte sitzend, die Füße hüftgelenksbreit und parallel ausgerichtet auf, die Hän-
    de schulterbreit ein Stück hinter dem Gesäß. Den für dich optimalen Abstand findest du
    heraus, indem du darauf achtest, welche Haltung dir am meisten Raum (in den Gelenken)
    gibt – in der finalen Haltung sollten die Knie etwa über den Knöcheln stehen. Ebenso pro-
    biere aus, ob du deine Finger zu den Füßen oder lieber zu den Seiten weisen lassen möch-
    test. Rolle mit gebeugten Armen deine Schultern zurück, hebe das Brustbein und bringe
    die Ellenbogen möglichst eng zueinander. Mit einer Einatmung schiebe in Hände und Füße
    und hebe dein Gesäß vom Boden, versuche, das Becken höher zu bringen als deine Knie,
    ausatmend kannst du, wenn dein Nacken einverstanden ist, den Kopf nach hinten sinken
    lassen.

2   Eine Erleichterung bringen Blöcke unter den Händen. Um deinen Nacken zu entlasten,
    blicke nach vorne oder nach oben zur Decke.

Du kannst die Haltung nach einigen Atemzügen auflösen, das Gesäß absetzen und eine
ausgleichende Position einnehmen: Du umarmst deine Schienbeine und lässt die Stirn auf
deine Knie sinken.

Eine Option ist auch, einen Bewegungsfluss im Atemrhythmus zu üben: Einatmend hebe
dich hoch in den Tisch, ausatmend senke das Gesäß fast bis zum Boden oder bewege das
Becken sogar nach hinten zwischen deinen Armen hindurch, ohne abzusetzen, strecke
dabei aktiv die Beine und ziehe dich aus der Bauchkraft nach hinten und oben.

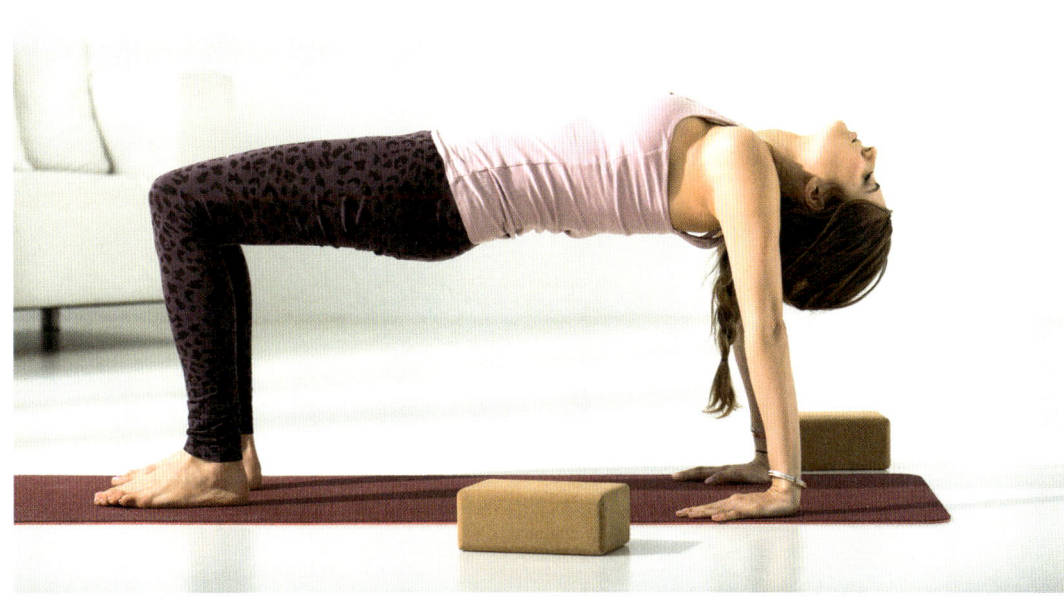

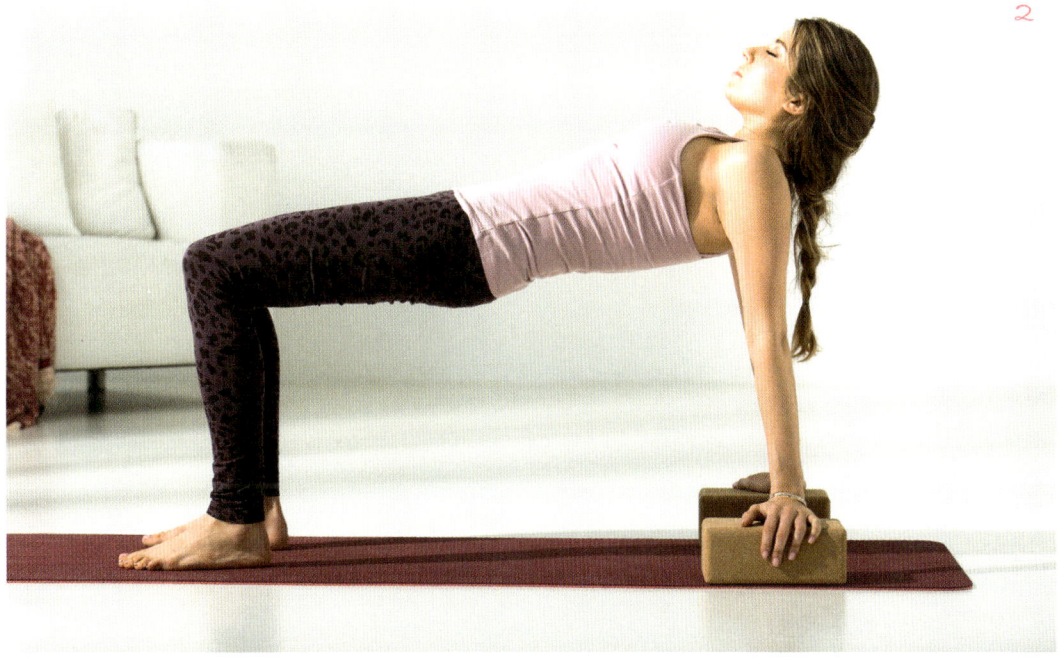

Halbes Rad, ARDHA URDHVA DHANURASANA

1   Das Halbe Rad beziehungsweise die Schulterbrücke, ARDHA URDHVA DHANURASANA
oder SETU BANDHASANA, beginnst du aus der Rückenlage – dabei sind deine Füße parallel und hüftgelenksbreit nahe deinen Sitzbeinhöckern aufgestellt. Du kannst überprüfen,
ob du mit deinem längsten Finger jeweils die Fersen gerade so berühren kannst – dies ist
aber nur ein Anhaltspunkt, keine Regel für deine Ausrichtung. Sollten sich deine Knie beim
Nach-oben-Schieben unwohl fühlen, laufe mit den Füßen unbedingt etwas weiter weg vom
Rumpf. Deine Arme liegen lang neben dem Körper, und dein Nacken ist gerade ausgerichtet, der Kopf ruht auf der Matte. Um das Becken zu heben, schiebe in deine Füße und löse
den Rücken Wirbel für Wirbel von der Matte. Dein Brustbein bewegt sich dabei in Richtung
Kinn, das Kinn aber nicht in Richtung Brust, drücke den Hinterkopf sanft gegen die Unterlage. Greife, wenn du beweglich bist, mit den Händen hinter dem Rücken ineinander und
lass die Schultern näher zueinander wandern, indem du erst die eine hebst und weiter nach
innen versetzt, dann die andere. Alternativ kannst du auch den Mattenrand links und rechts
greifen, gut festhalten und dabei die Handflächen nach oben drehen, damit deine Schultern aufrotieren. Ein Block zwischen den Oberschenkeln kann helfen, Kraft nach innen zu
lenken.

2   Einen Block kannst du aber auch dazu nutzen, um mit wenig Kraftanstrengung länger in der
Haltung zu verweilen: Setze ihn quer unter das Kreuzbein, die Knochenplatte am unteren
Ende der Wirbelsäule –, du kannst ihn flach, halbhoch oder ganz hoch aufstellen oder auch
zwei Blöcke aufeinanderstapeln.

Wenn du dynamisch im Atemrhythmus üben möchtest, hebe mit deiner Einatmung das Becken und die gestreckten Arme, bis sie neben dem Kopf den Boden berühren, ausatmend
sinke zurück in die Ausgangshaltung, lege die Hände neben dem Körper ab.

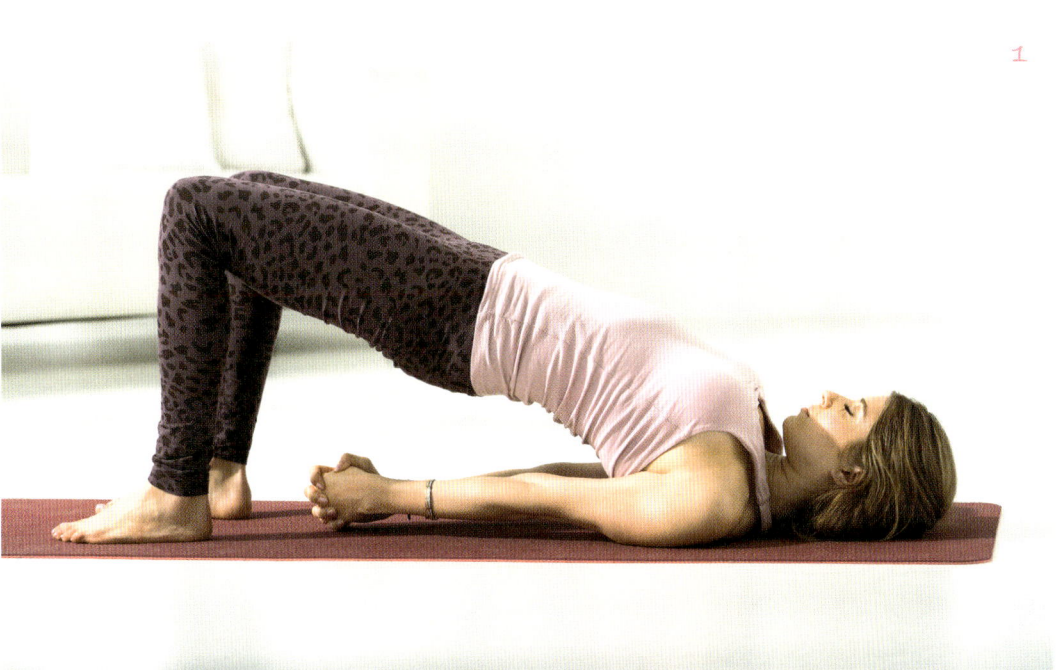

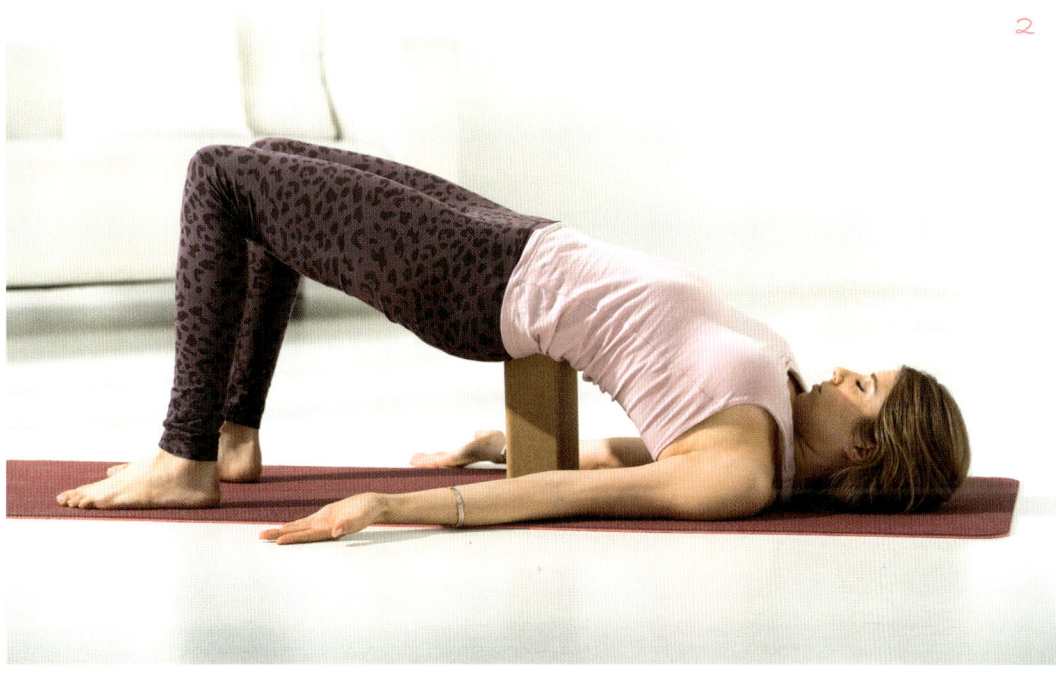

Ganzes Rad, URDHVA DHANURASANA

1. Das Rad, URDHVA DHANURASANA, stellt für viele eine große Herausforderung dar. Dazu nimmst du die Ausgangshaltung für das HALBE RAD (S. 168) ein und setzt die Hände neben den Ohren auf, die Finger weisen zu deinen Schultern. Versuche, Ellenbogen und Knie eher eng zu halten, wenn du in die Hände und Füße und dich in die Höhe schiebst. Du kannst in einem Schritt das Becken nach oben heben, oder du baust einen Zwischenschritt ein: Du setzt zunächst den Scheitel vorsichtig auf die Matte, bringst die Ellenbogen noch einmal näher zueinander, ziehst die Schultern zurück ins Gelenk und schiebst von hier nach oben. Bevor du den Körper wieder absenkst, hebe dein Kinn zur Brust.

2. Ein Block zwischen den Oberschenkeln unterstützt die Beinarbeit, und ein Partner kann dir helfen, nach oben zu kommen: Du greifst nach seinen oder ihren Fesseln, er oder sie setzt die Hände an deinen oberen Rücken und zieht dich zu sich heran (und achtet bei alledem auch auf den eigenen langen Rücken – Herz heben und Beine beugen!).

3. Auch eine Wand (idealerweise mit Fußbodenleiste) kann dir Unterstützung bieten: Platziere zwei Blöcke schulterbreit und geneigt, um die Handgelenke zu entlasten und dich leichter nach oben schieben zu können.

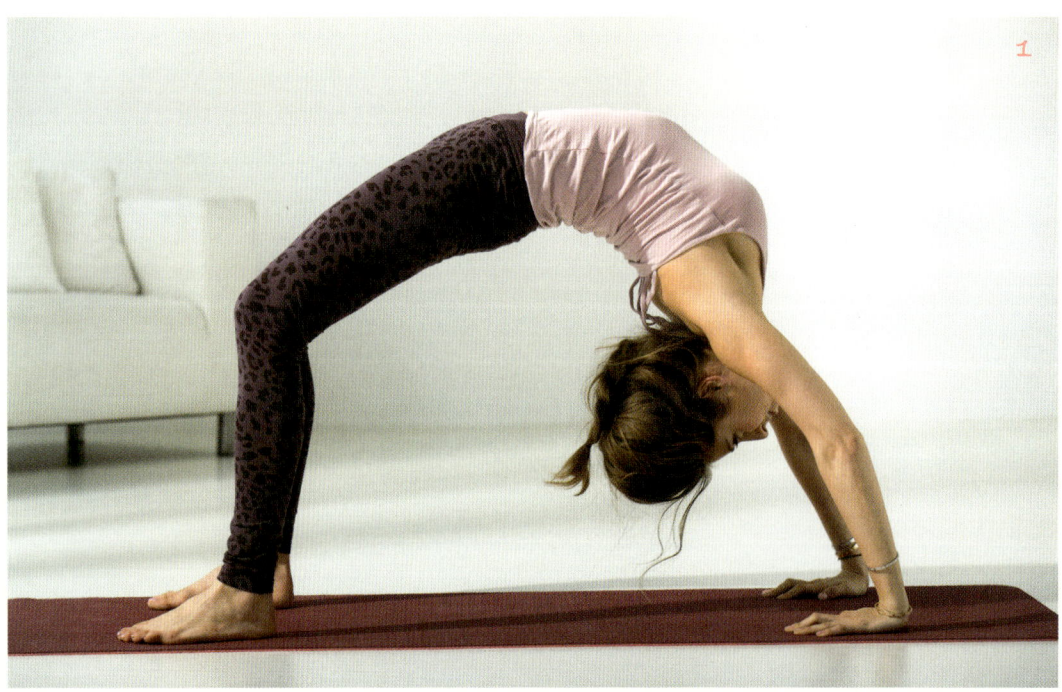

1

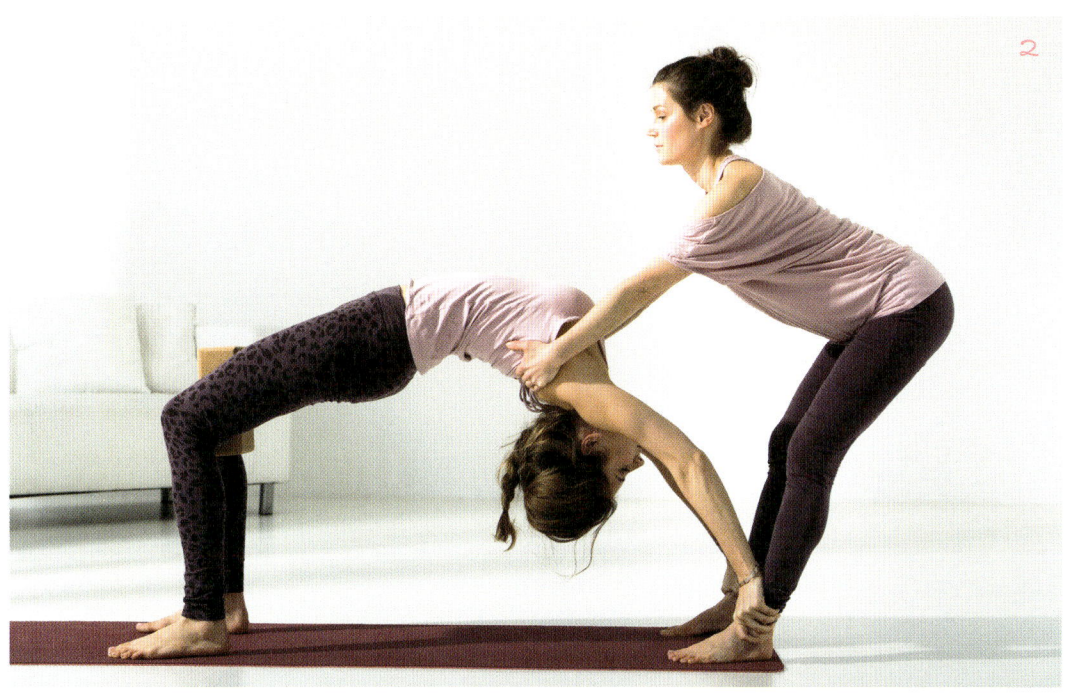

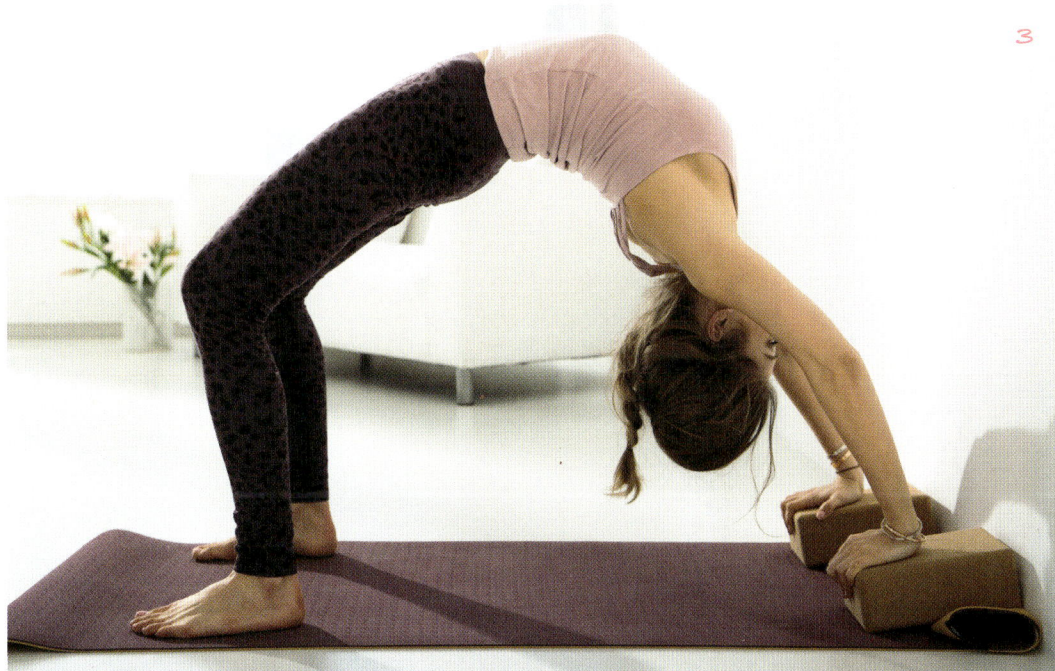

Ausgleichshaltungen zu Rückbeugen

Nach intensiven Rückbeugen ist es wohltuend, einige oder alle der hier gezeigten Ausgleichshaltungen und -bewegungen zu üben, um den unteren Rücken zu entstauchen und zu entspannen.

1   Für eine Ruheposition in der Rückenlage stelle deine Füße etwa mattenbreit auf und lass die Knie entspannt zueinander und den Rücken in die Unterlage sinken.

2   Aus dieser Haltung kannst du deine Knie von einer zur anderen Seite schaukeln, in einer Art Scheibenwischer-Bewegung.

3   Mit einer kraftvollen „Bauchpresse" (links im Bild) kannst du den unteren Rücken wieder lang ziehen: Schiebe mit den Händen gegen die Oberschenkel und mit den Beinen gegen die Hände. Für APANASANA bringst du die Beine gebeugt zur Brust, greifst um die Schienbeine, Knie oder Oberschenkelrückseiten und schiebst den Rücken möglichst vollständig in den Boden. Um den Rücken zu massieren, kannst du von links nach rechts rollen.

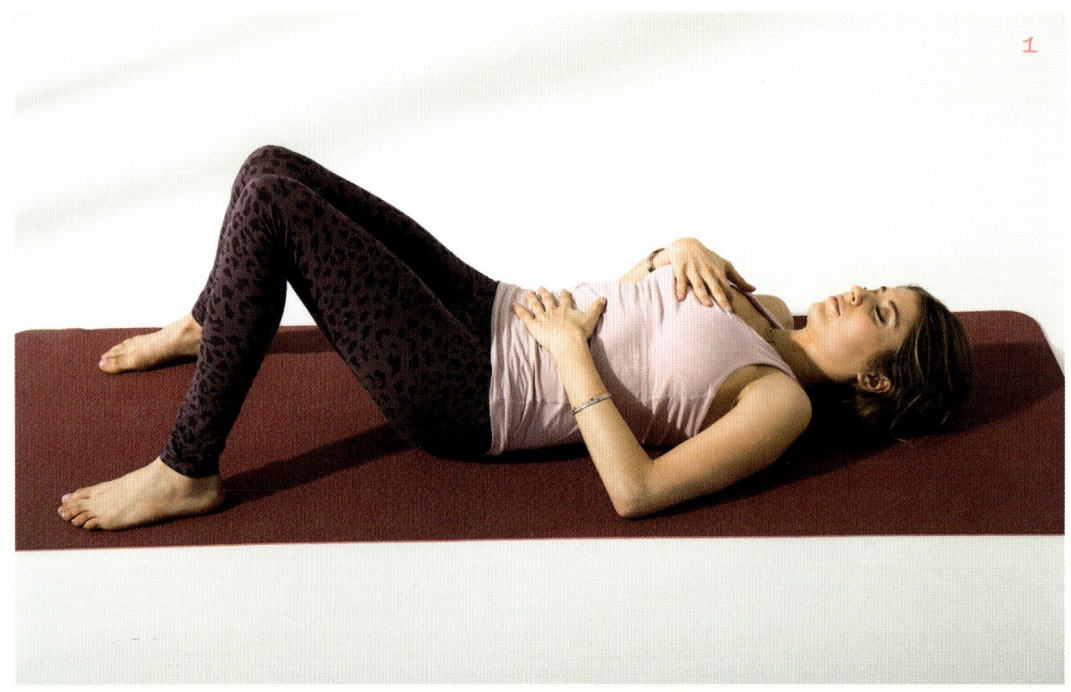

1

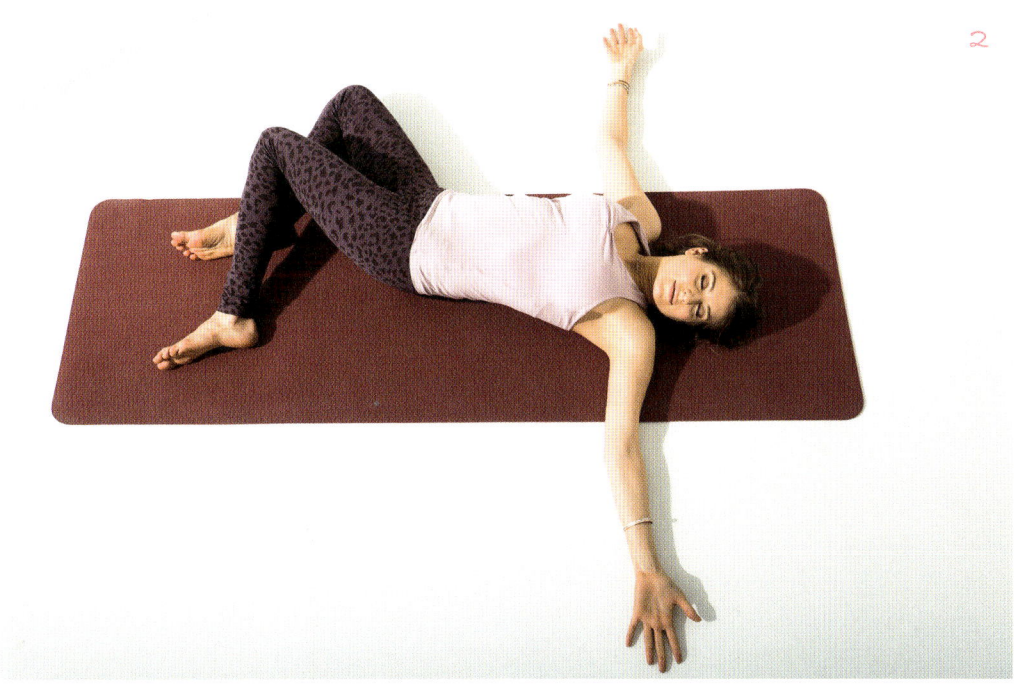

2

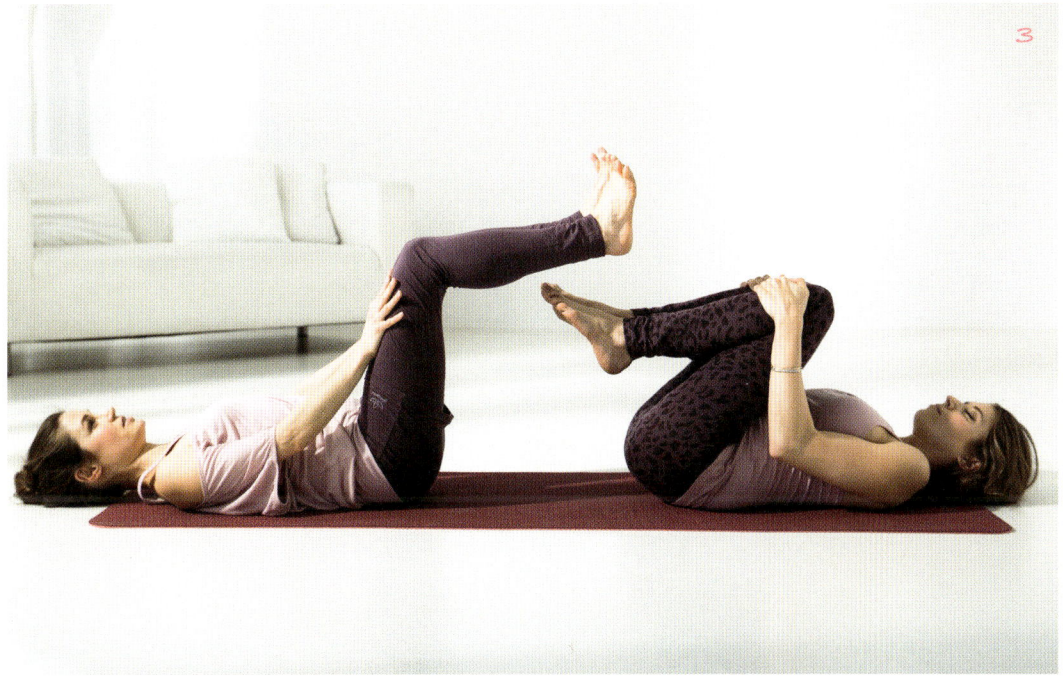

3

Drehung und Seitbeuge im Liegen, – JATHARA PARIVARTANASANA und SUPTA ARDHA CHANDRASANA

1   Für den liegenden TWIST breite die Arme auf Schulterhöhe aus, stelle die Füße geschlossen auf, versetze das Gesäß etwas nach rechts und lass die Knie nach links sinken. Drehe den Kopf weg von den Knien, nach rechts. Nach einigen tiefen Atemzügen in den Bauch kehre einatmend zur Mitte zurück, zuerst mit dem Kopf, dann mit den Beinen, und wechsle die Seite. Nimm optional Hilfsmittel zur Unterstützung: Block oder Decke zwischen den Oberschenkeln oder unter dem unteren Knie oder auch unter der Schulter.

2   Vorbereitend für eine Seitbeuge – oder auch als wunderbare Übung für sich – strecke dich liegend in einer X- oder Seestern-Form in alle vier Richtungen aus. (Optional wechsle hier zwischen An- und Entspannung: Einatmend dehne dich kraftvoll über die Diagonalen in den Raum aus, ausatmend entspanne.)

3   Für den HALBMOND im Liegen schließe aus dem X zunächst das rechte zum linken Bein und die rechte zur linken Hand. Für eine intensivere Dehnung greife mit der linken Hand nach dem rechten Handgelenk und ziehe dich sanft noch etwas weiter zur Seite, kreuze den rechten über den linken Knöchel. Becken und Schultern bleiben auf der Matte liegen.

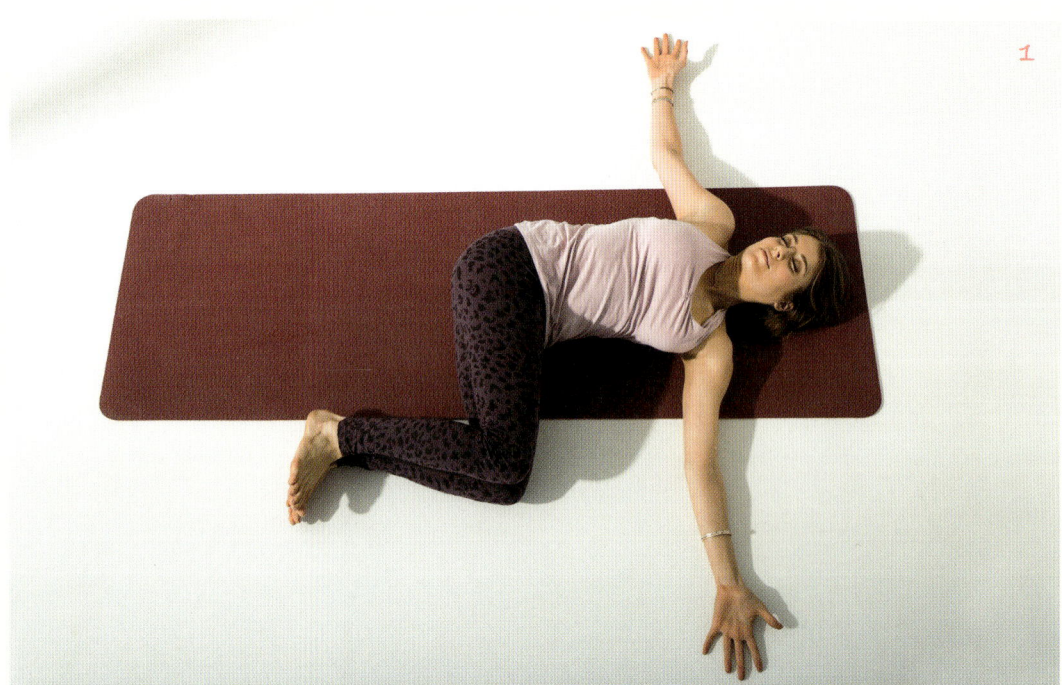

1

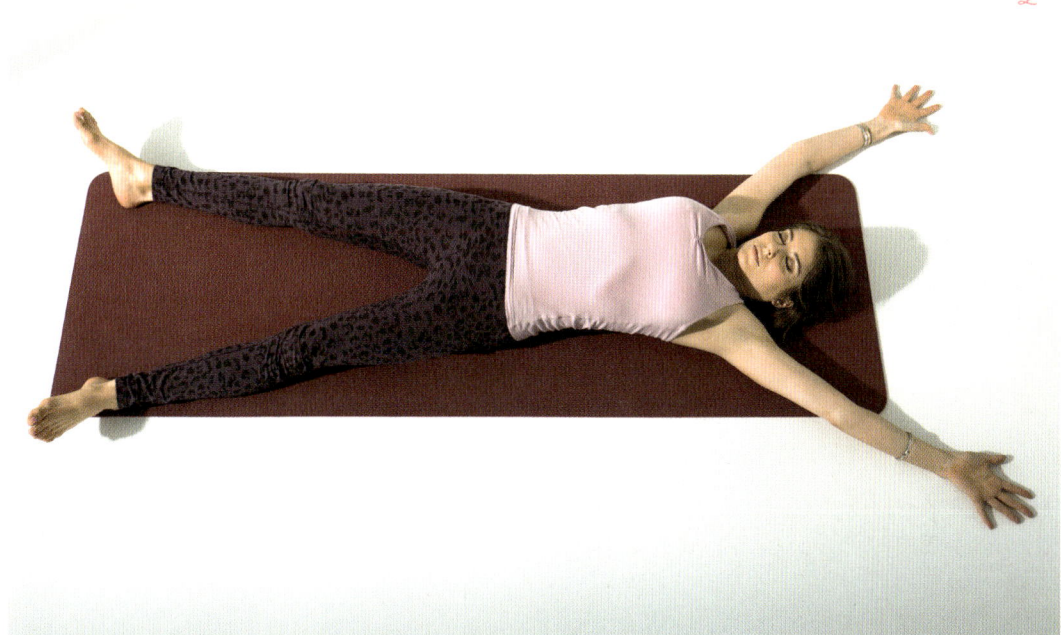

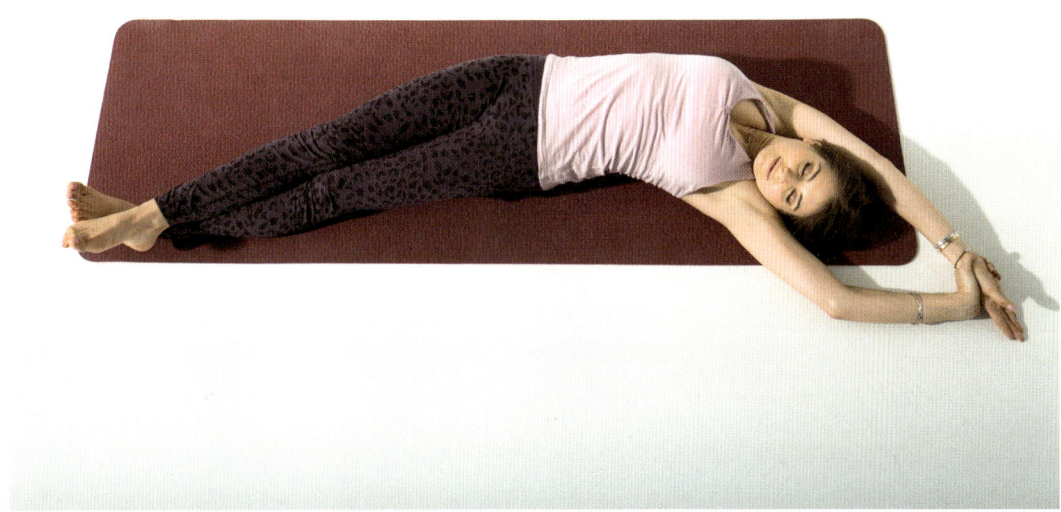

Beindehnung im Liegen, SUPTA PADANGUSHTASANA-Varianten

1   Traditionell greifst du für die Beindehnung im Liegen mit Daumen, Zeigefinger und Mittelfinger um die große Zehe – ein Gurt, um die Zehenballen gelegt, erleichtert das Üben. Optional strecke das untere Bein aktiv entlang der Unterlage aus oder stelle den Fuß stabil auf. Halte dein Becken gerade ausgerichtet, wenn du das gestreckte obere Bein zu dir heranziehst – schiebe die Hüfte auf derselben Seite zum Fußende der Matte hin, verlängere also die Flanke.

2   Für eine Variante lässt du das gestreckte Bein seitlich in Richtung Boden sinken. Dafür nimm den Gurt in die Hand auf dieser Seite und schaffe einen Ausgleich zur seitlichen Öffnung, indem du dein unteres Bein anwinkelst, das Knie ebenfalls nach außen sinken lässt und mit der Hand von innen nach dem Knöchel greifst.

3   Um in der geraden Beindehnung zusätzlich den Nacken zu entspannen, lege deinen Kopf in die Schlaufe des Gurts. Achte darauf, dass er nicht unangenehm drückt – positioniere ihn oberhalb der Ohren.

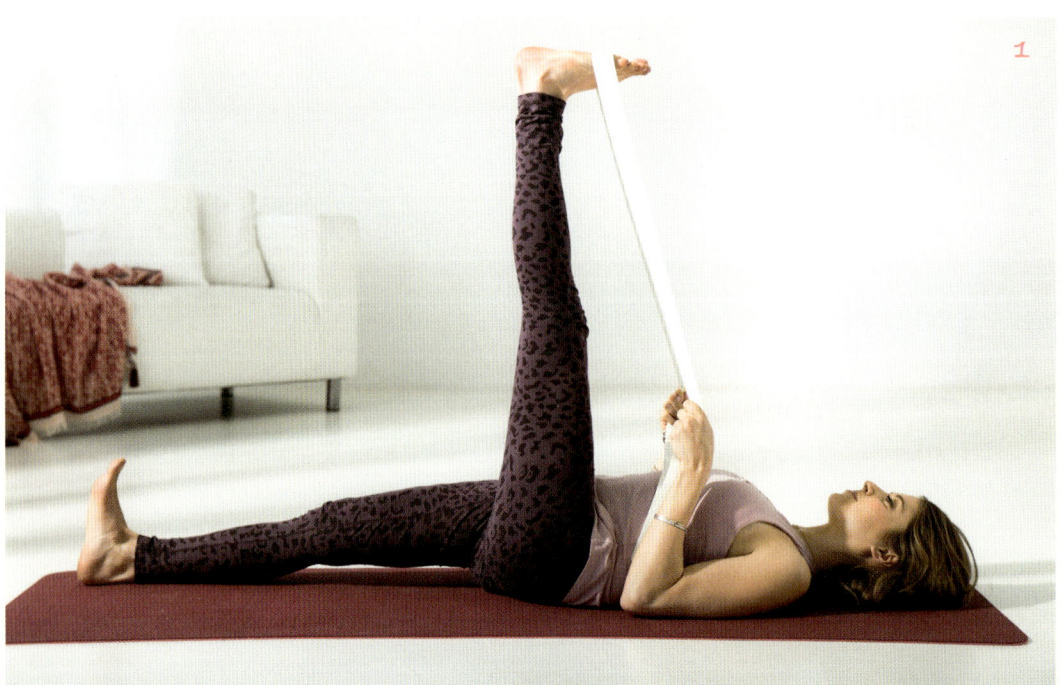

1

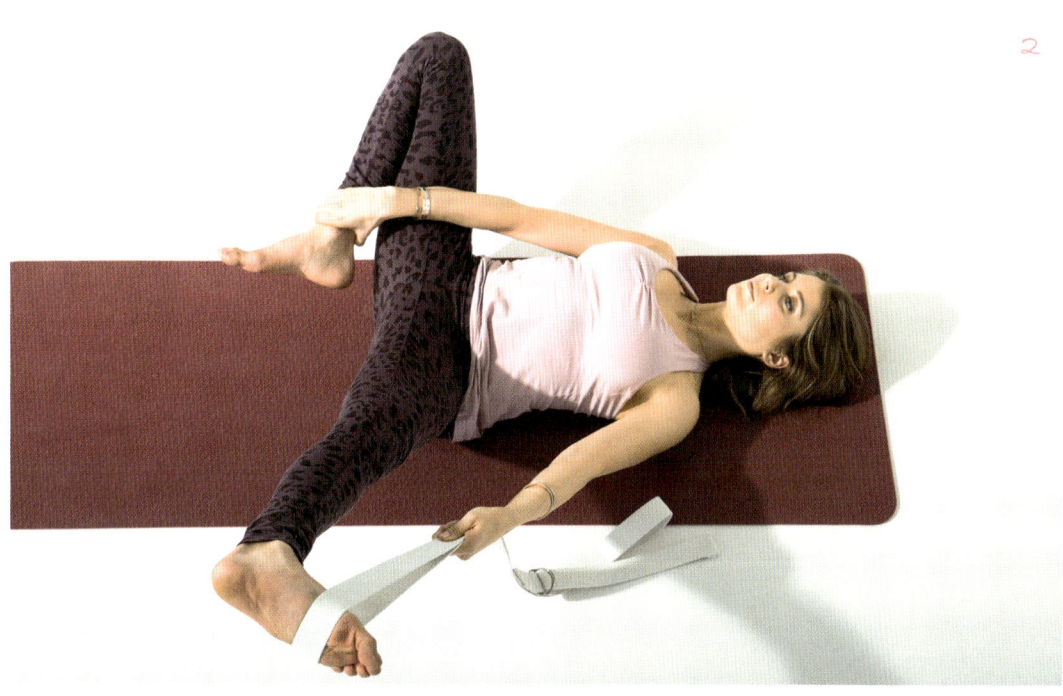

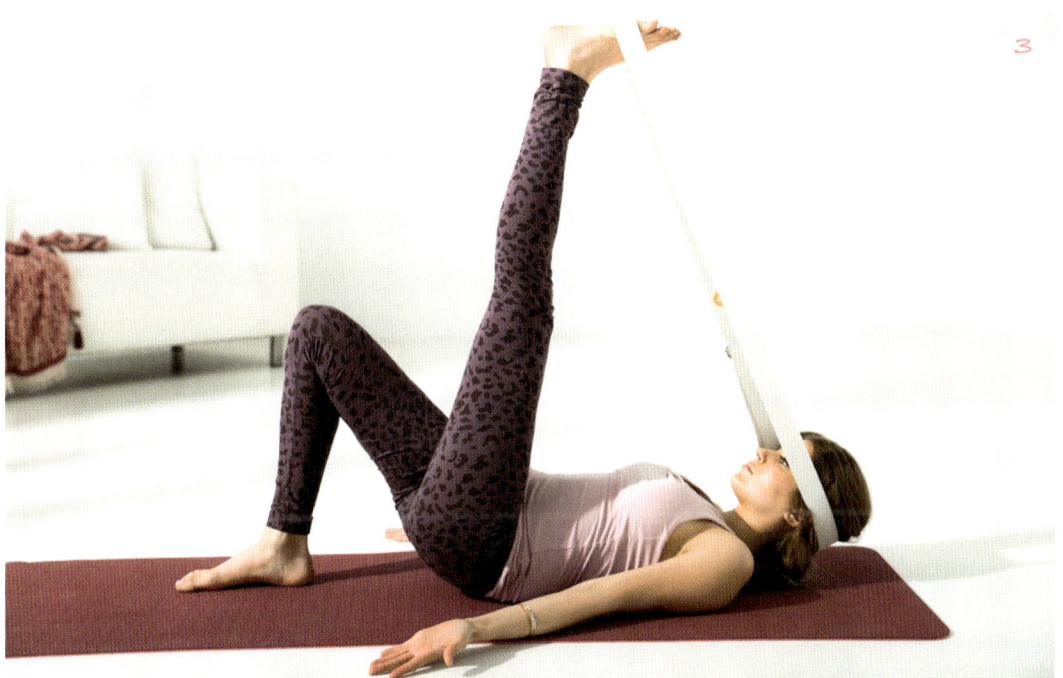

Happy Baby, ANDANDASANA

1   Für die Happy-Baby-Haltung, ANANDASANA oder ANANDA BALASANA, ziehe die Knie zu dir heran, weit geöffnet, sodass sie in Richtung der Achseln weisen. Lass Kopf und Schultern und Rücken schwer in den Boden sinken – wobei sich der untere Rücken auch heben darf –, und halte mit den Händen deine Füße. Greife dabei von außen oder innen oder auch von vorne über die Zehen und versuche, die Knöchel über deine Knie zu bringen, die Fußsohlen zeigen zur Decke. Wenn du magst, kannst du dich in dieser Haltung auch von links nach rechts wiegen.

2   Vielleicht möchtest du dir die Übung auch erleichtern, indem du deinen Kopf mit einer Decke unterstützt und mit deinen Händen um die Oberschenkel oder die Schienbeine greifst.

 CATHY

Seit mein Sohn auf der Welt ist, übe ich die Haltung noch lieber. Und ich freue mich auch schon darauf, ihn auf der Matte rumturnen zu sehen!

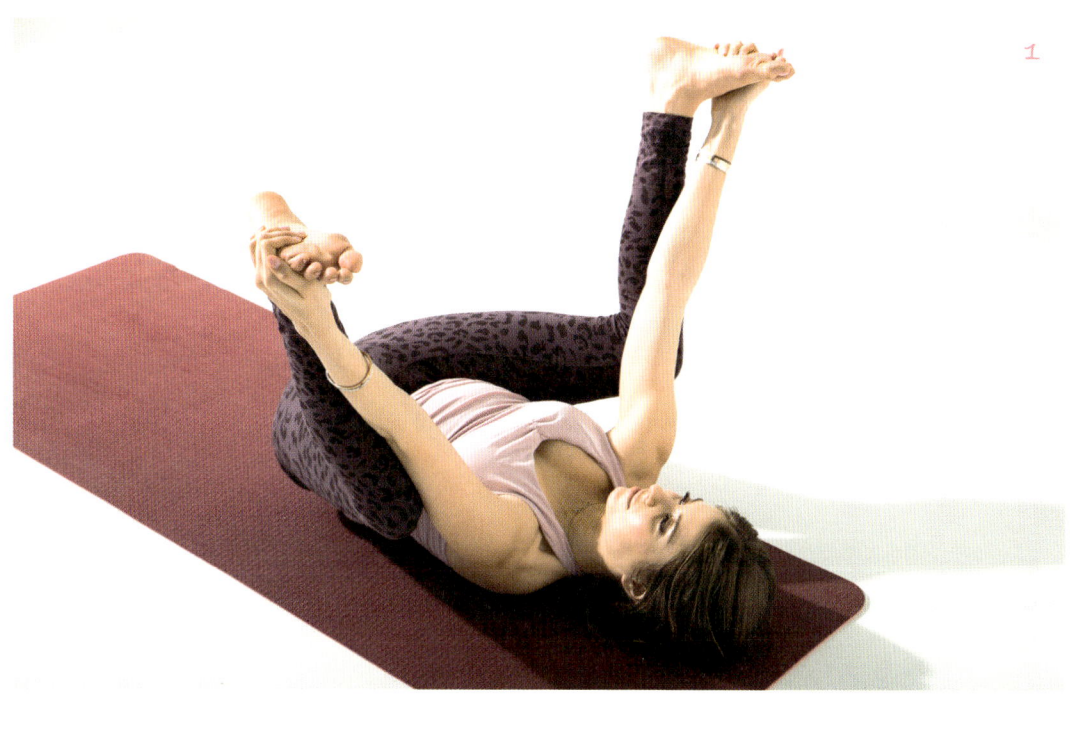

1

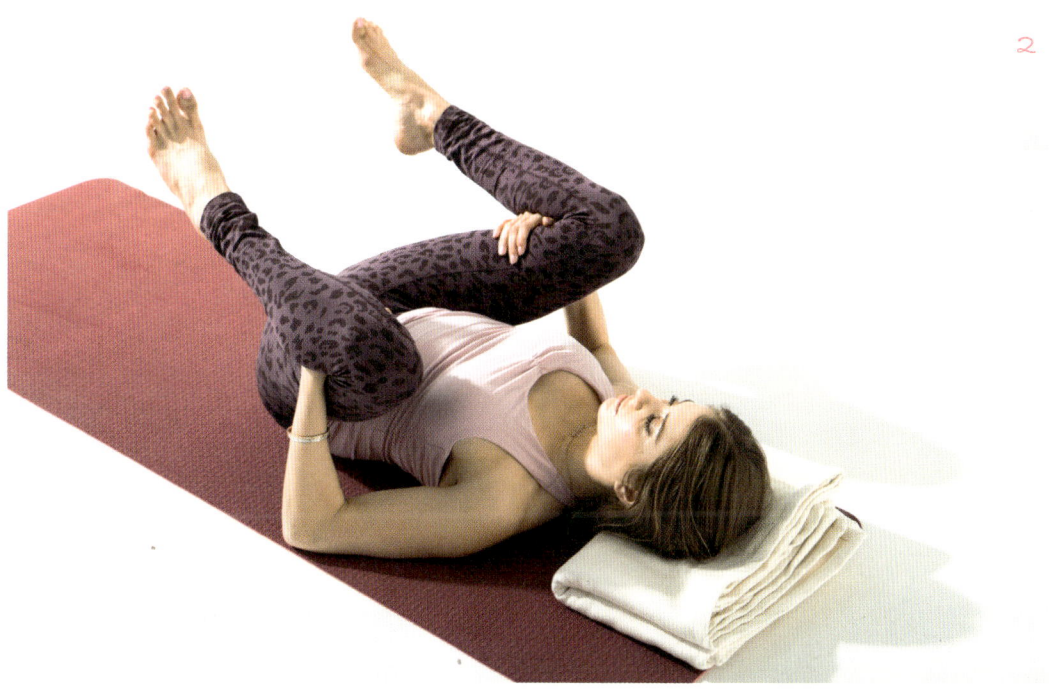

2

Schulterstand, SALAMBA SARVANGASANA

1   Um im Schulterstand die Halswirbelsäule zu entlasten, hilft ein Podest, das den Körper in
    Relation zum Kopf anhebt. Du faltest eine feste Decke zu einem stabilen Rechteck, breit
    genug für deine Schultern. Lege die so gefaltete Decke auf deine Matte – etwas oberhalb
    der Mitte – und klappe die Matte über die Decke. Lege dich so darüber, dass dein Kopf
    auf dem Boden zu liegen kommt, ganz gerade ausgerichtet, der Nacken bleibt frei. Über
    deinen Schultern solltest du noch 1 bis 2 Zentimeter vom Podest spüren, weil du ein wenig
    nach oben rutschen wirst. Bringe die Knie in Richtung Stirn und platziere deine Hände am
    Rücken, links und rechts der Wirbelsäule, die Finger weisen in Richtung Decke. Positioniere
    deine Ellenbogen möglichst eng und lass dein Gewicht in die Schultern, Arme und Hände
    sinken. Hebe die Knie und strecke schließlich die Beine aus. Du solltest keine Belastung
    im Nacken spüren und deinen Kopf in der Haltung nicht bewegen. Mit der Zeit kannst du
    das Brustbein weiter in Richtung Kinn schieben und mit den Händen tiefer wandern, den
    Hinterkopf drücke ausgleichend sanft in den Boden.

2   Für viele Praktizierende ist die Aufrichtung des Körpers in der Senkrechten weder machbar
    noch sinnvoll – es reicht völlig aus, den Rücken weiter unten (in Richtung Becken) zu stüt-
    zen und die Füße etwas mehr über das Gesicht sinken zu lassen.

3   Optional lege dich mit den Füßen zur Wand auf den Rücken und rutsche möglichst nahe
    heran. Setze die Füße an die Wand, und indem du in die Füße schiebst, hebe dein Becken –
    wie für die SCHULTERBRÜCKE (siehe S. 168). Laufe mit den Füßen so weit nach oben, dass
    deine Knie etwa in einem rechten Winkel gebeugt sind. Bringe die Schultern eng zueinan-
    der und unterstütze deinen Rücken mit den Händen. Wenn du dich hier sicher fühlst, löse
    einen Fuß von der Wand und irgendwann auch den zweiten.

Der Schulterstand wird oft gegen oder am Ende der Praxis geübt, gefolgt von Pflug und Fisch (S. 182) als eine klassische Abschluss-Sequenz. Mit dieser Haltung solltest du ein wenig vorsichtig sein, weil auch sie (wie der Kopfstand) die Halswirbelsäule in ungewohnter Weise belastet. Bei einer (dir bekannten) Vorschädigung dieser Körperregion, solltest du nicht oder nur mit Anleitung eines erfahrenen Lehrers üben. Doch auch wenn du keinerlei Bedenken hast, gehe immer achtsam an diese Asanas heran! Und für diese Umkehrstellungen gilt ebenfalls: lieber nicht während der Menstruation üben.

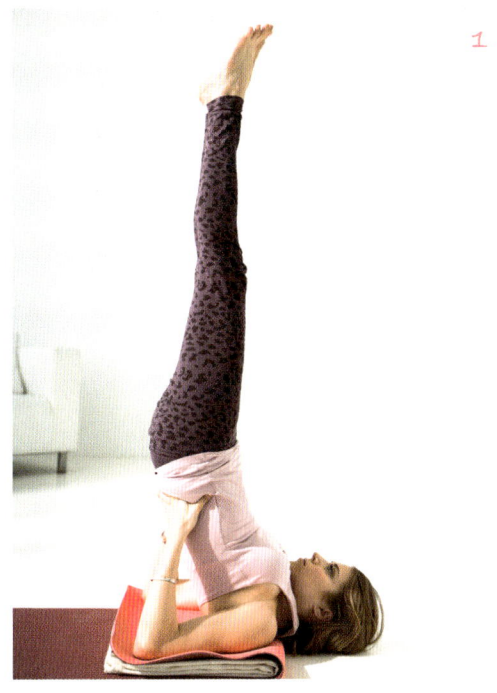

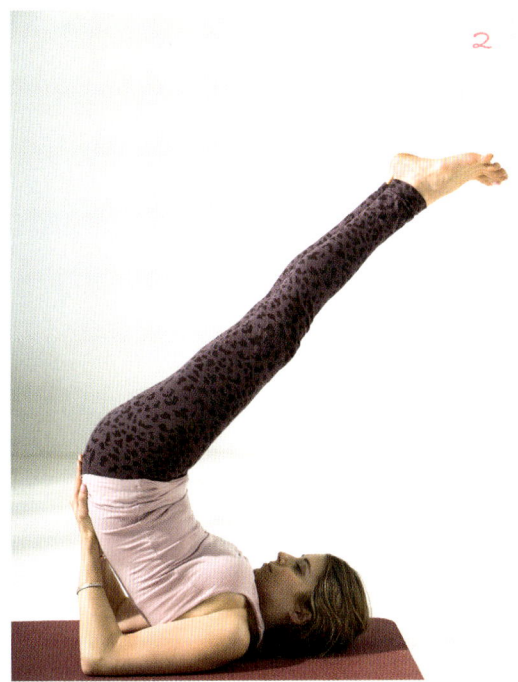

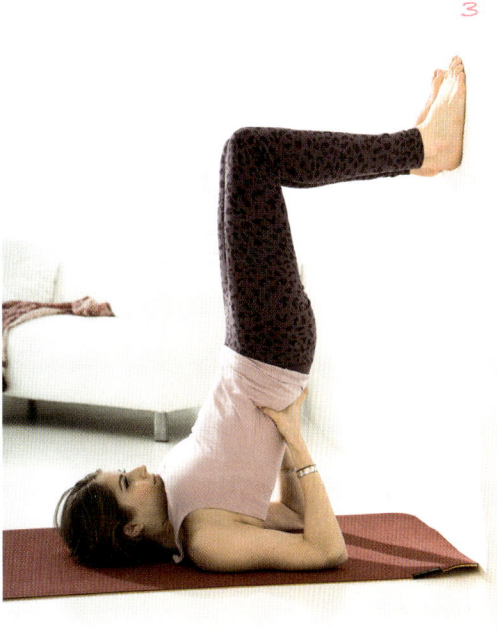

Pflug und Fisch, HALASANA und MATSYASANA

1   Für den Übergang aus dem SCHULTERSTAND (S. 180) in den Pflug strecke dich einatmend nochmals bewusst aus und senke ausatmend die Knie zur Stirn. Kannst du die Füße stabil auf den Boden setzen, löse die Hände vom Rücken, verschränke die Finger und strecke die Beine. Fersen und Hände streben weg vom Körper, Sitzbeinhöcker in die Höhe. Um zu lösen: Lege die Arme als „Bremse" auf die Matte und rolle dich mit gebeugten Beinen auf die Matte zurück, der Kopf darf sich anheben.

2   Wenn die Füße nicht den Boden erreichen, bringe die angewinkelten Knie in Richtung oder zur Stirn und stütze den Rücken weiterhin mit den Händen.

3   Für den Fisch verhake unter dem Kreuzbein deine Daumen ineinander, schiebe die Ellenbogen in die Matte und hebe dein Brustbein, lass den Kopf nach hinten sinken und setze den Scheitel auf. Das Gewicht halte in den Ellenbogen und vor allem im Becken – du ziehst die kraftvoll gestreckten Beine aufeinander zu und deinen Hinterkopf zum Kreuzbein.

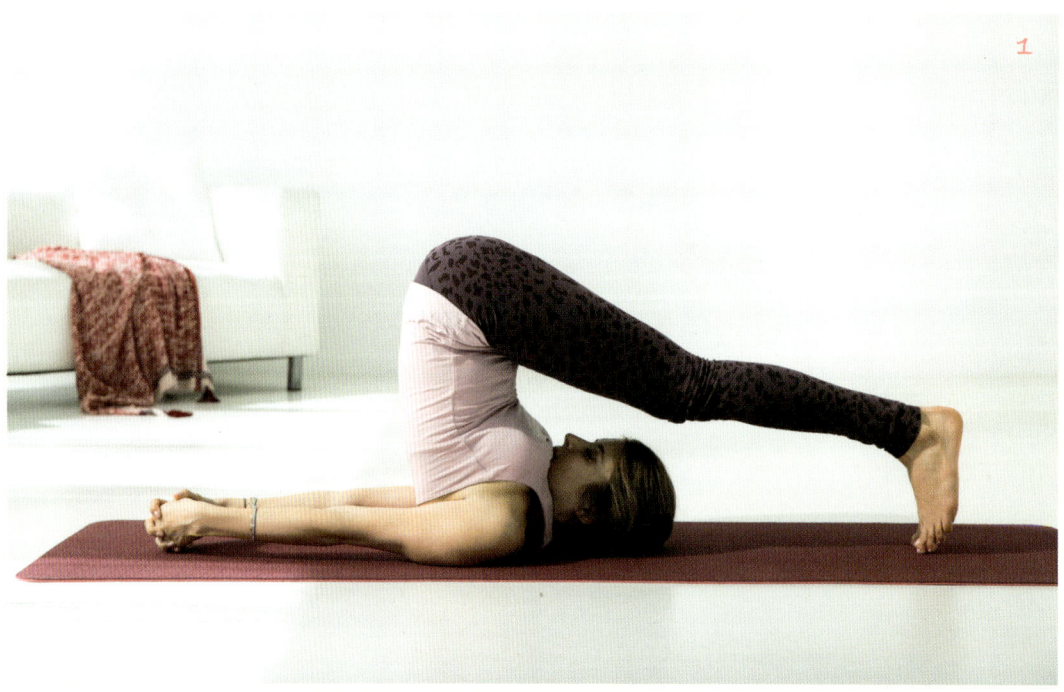

1

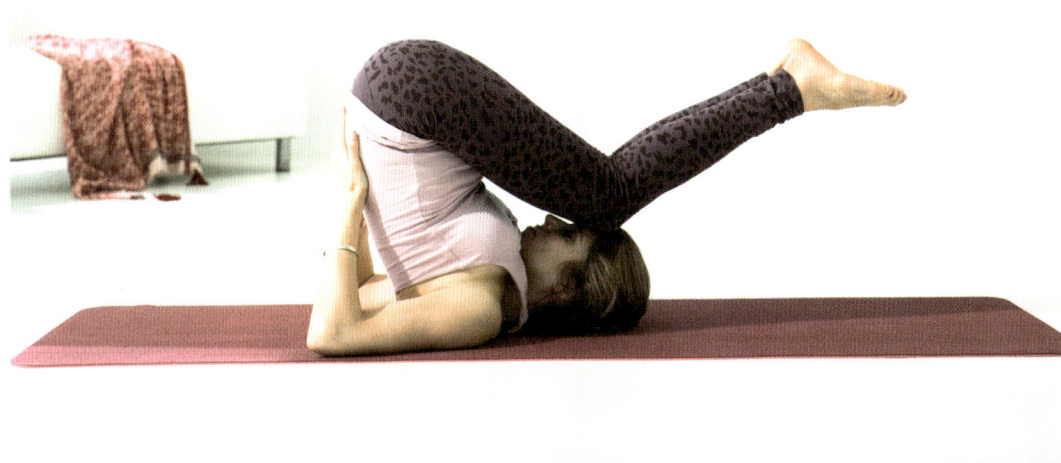

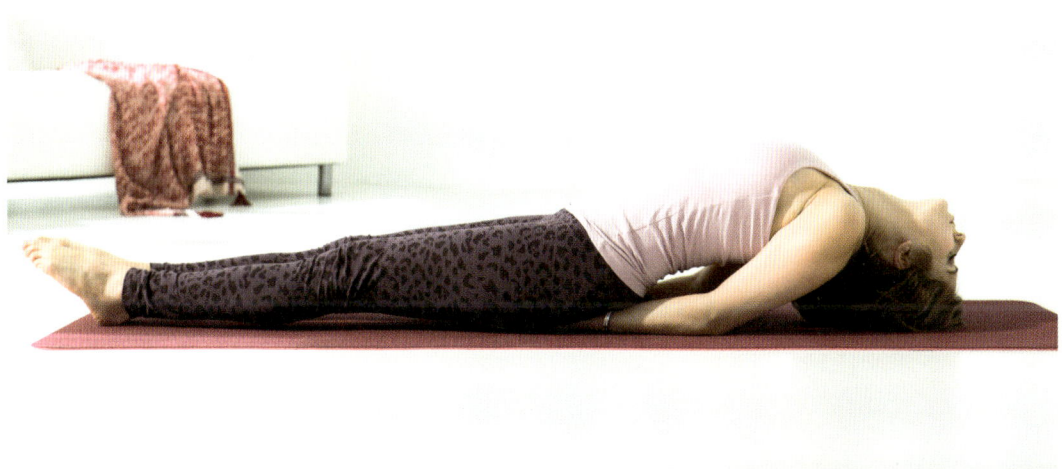

Einfache Umkehrhaltung, VIPARITA KARANI

VIPARITA KARANI kann anstelle des Schulterstands geübt werden – als Teil einer alternativen sanften (und nackensicheren) Abschluss-Sequenz zusammen mit den regenerativen Haltungen, die wir auf den Folgeseiten zeigen, oder auch für sich allein, wann immer dir danach ist, die Beine hochzulegen. Nutze zur Unterstützung ein Bolster oder Kissen, einen Block oder auch eine fest gerollte Decke.

1   In der Rückenlage, die Füße hüftgelenksbreit aufgestellt und dein Hilfsmittel in Reichweite, schiebe in die Füße und hebe dein Becken. Unterstütze das Kreuzbein wie es für dich angenehm ist. Bringe nacheinander die Knie und dann die Füße in Richtung Decke und halte die Position ohne große Anstrengung, lass ruhig die Beine leicht gebeugt und das Becken schwer nach unten sinken, die Arme können neben oder auf dem Körper liegen, möglichst bequem.

2   Noch müheloser wird diese Haltung, wenn du sie an der Wand übst. Dafür setze dich seitlich zur Wand und bringe durch eine Drehung Gesäß und Beine an die Wand und den Rücken auf die Matte.

3   Schiebe dann in die Füße an der Wand, um dein Becken zu heben, und platziere die Unterstützung unter deinem Kreuzbein (ein weicheres Kissen kannst du auch weiter hoch in Richtung der Nieren schieben). In dieser Haltung kannst du mehrere Minuten lang entspannen – solange es sich für dich gut anfühlt.

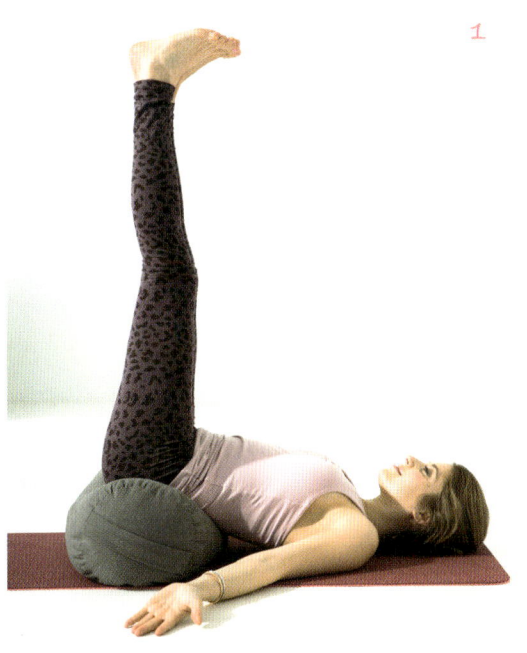

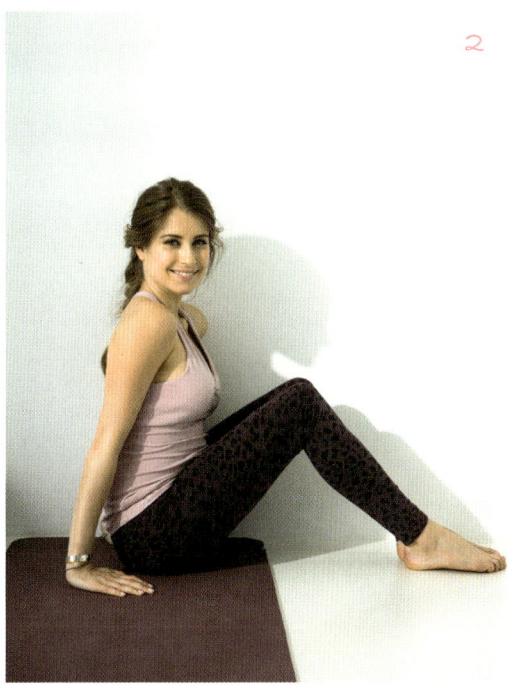

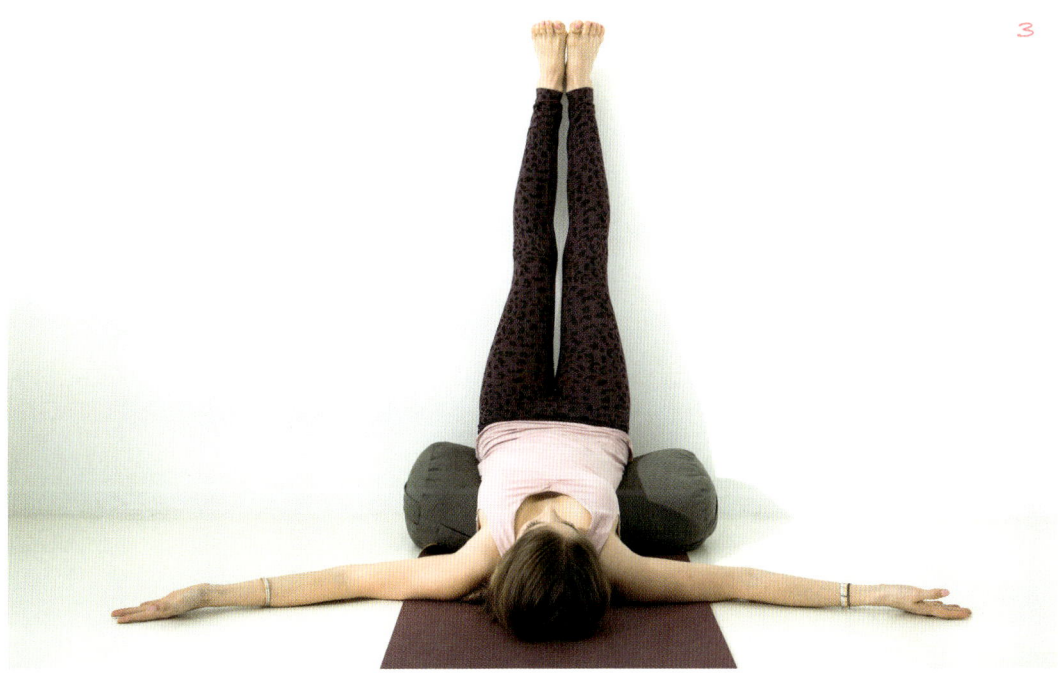

Sanfter Abschluss: Knie-zur-Brust und „Golden Gate Bridge", APANASANA- und SETU BANDHASANA-Varianten

1 Die Umkehrhaltung VIPARITA KARANI auflösend, lass deine Knie in Richtung Oberkörper sinken, ganz entspannt. Die Arme können deine Beine umarmen, aber auch einfach dort liegen, wo es sich für dich stimmig anfühlt. Atme tief in den Bauch – für eine wohltuende Massage der inneren Organe.

2 Um die Vorderseite deine Körpers zu strecken, setze die Füße nacheinander auf die Matte zurück und schiebe die Fersen langsam von dir weg, bis deine Beine locker gestreckt sind – bei Schmerzen im unteren Rücken lass die Füße aufgestellt. Vielleicht möchstest du die Arme lang nach oben ausstrecken und neben deinem Kopf ablegen. Um aufzulösen, bringst du die Arme zurück nach unten, stellst wieder nacheinander die Füße auf – und eventuell ziehst du nochmals die Beine zu dir heran und wiegst dich von einer zur anderen Seite. Dann schiebe die Füße in den Boden, hebe dein Becken und nimm die Unterstützung heraus, lege dich ab.

Du kannst diese Haltungen natürlich jederzeit üben – wir schließen damit gerne unsere Praxis ab. Das Bolster könntest du für die Schlussentspannung (in SHAVASANA, S. 193) auch einfach etwas nach unten rollen, sodass es unter deinen Kniekehlen zu liegen kommt.

 CATHY

„Ich strenge mich ja gerne an, auch in der Yogapraxis, aber so langsam lerne ich es, auch das Sanfte zu genießen – die Praxis still zu beenden. Ein wunderschönes Gefühl, wenn der ‚durchgeyogte' Körper zur Ruhe kommt und ich mit und in ihm!"

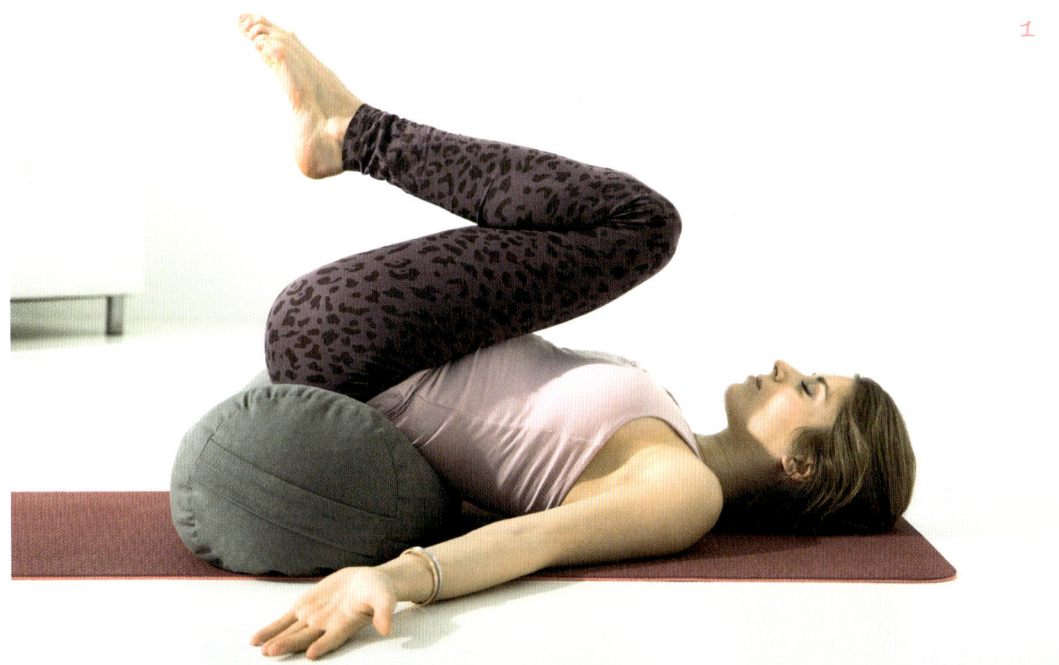

1

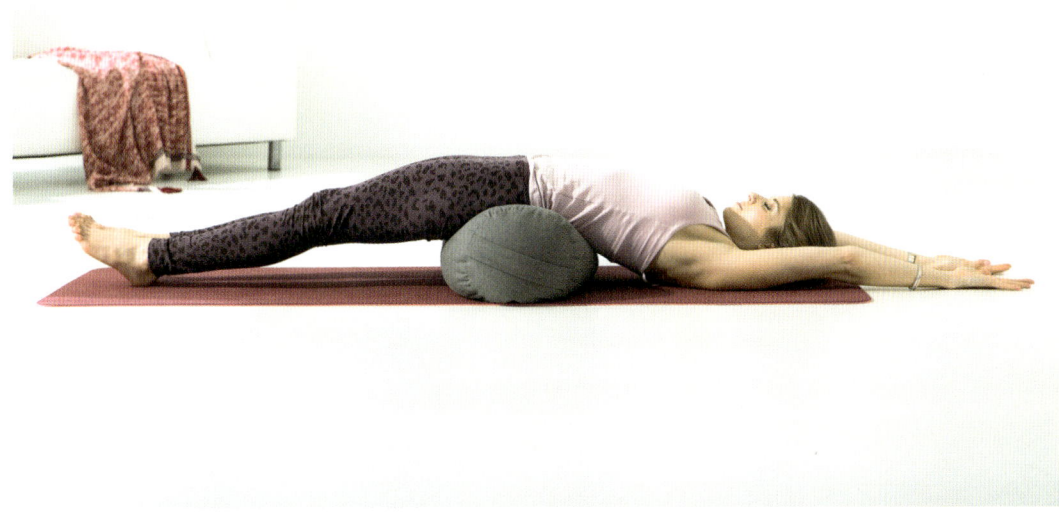

2

SURYA NAMASKAR – SONNENGRUSS

1 AA: Stehe aufrecht in TADASANA (siehe S. 80).

2 EA: Setze dein Gesäß zurück für UTKATASANA (siehe S. 90).

3 AA: Beuge dich mit langer Wirbelsäule über die Beine für UTTANASANA (siehe S. 94).

4 EA: Setze den rechten Fuß (in der ersten Runde – in der zweiten den linken usf.) zurück in den AUSFALLSCHRITT (siehe S. 102).

5 AA: Setze den zweiten Fuß nach hinten für den NACH UNTEN SCHAUENDEN HUND (siehe S. 140).

6 EA: Bringe für die SCHIEFE EBENE (siehe S. 142) die Schultern über die Handgelenke.

7 AA: Lege den Körper über den (Halben) LIEGESTÜTZ (siehe S. 146) nach unten ab.

8 EA: Hebe Brust, Schultern und Kopf für BHUJANGASANA (siehe S. 148).

9 AA: Stelle die Zehen auf, schiebe dein Gesäß zu den Fersen und strecke die Beine für den NACH UNTEN SCHAUENDEN HUND (siehe S. 140).

10 EA: Für den DREIBEINIGEN HUND (siehe S. 140) hebe das rechte Bein (in der ersten Runde – in der zweiten das linke usf.).

11 AA: Setze den Fuß zwischen die Hände (oder etwas hinter die rechte beziehungsweise linke Hand) für den AUSFALLSCHRITT (siehe S. 102).

12 EA: Eventuell verlängere den Schritt, sodass der Fuß unter dem Knie oder davor steht (greife mit der Hand nach dem Fuß und versetze ihn oder „raupe" mit den Zehen nach vorne) und strecke die Wirbelsäule, hebe dich dafür auf die Fingerspitzen und das Brustbein nach vorne-oben.

13 AA: Setze den zweiten Fuß nach vorne für UTTANASANA (siehe S. 94).

14 EA: Setze das Gesäß zurück und richte dich auf für UTKATASANA (siehe S. 90), hebe die Arme nach vorne-oben.

Mit der Ausatmung kehre zurück in TADASANA.

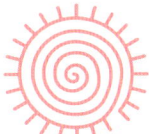 Der Sonnengruß bewegt den gesamten Körper durch – und kann in unzähligen Variationen geübt werden, es gibt also nicht den einen richtigen. Wir mögen diesen einfachen Bewegungsablauf, um die Praxis sanft und fließend zu beginnen. Wenn du mit den Haltungen und Übergängen vertraut bist, konzentriere dich auf das Zusammenspiel von Atem und Bewegung – dehne die Bewegung über die gesamte Atemphase aus, lass dir Zeit.

Einatmung = EA
Ausatmung = AA

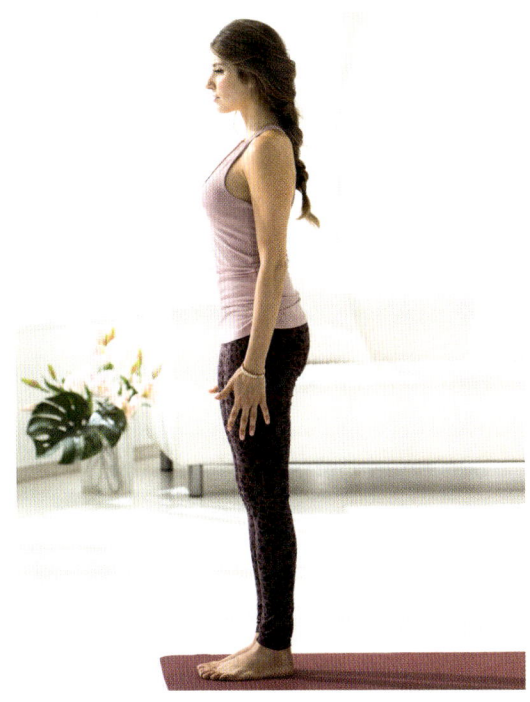

2

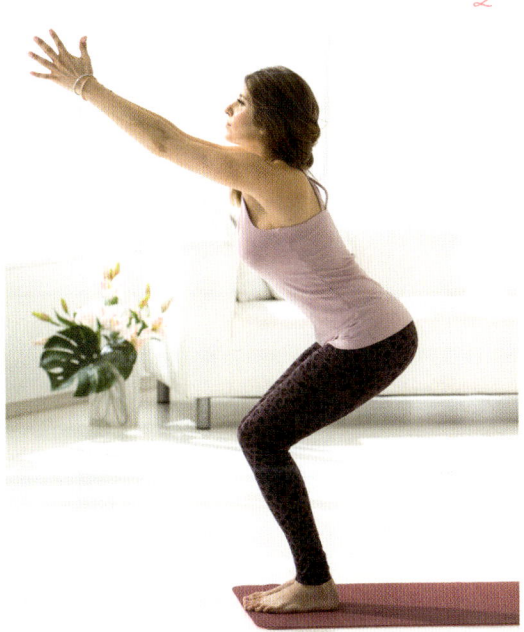

3

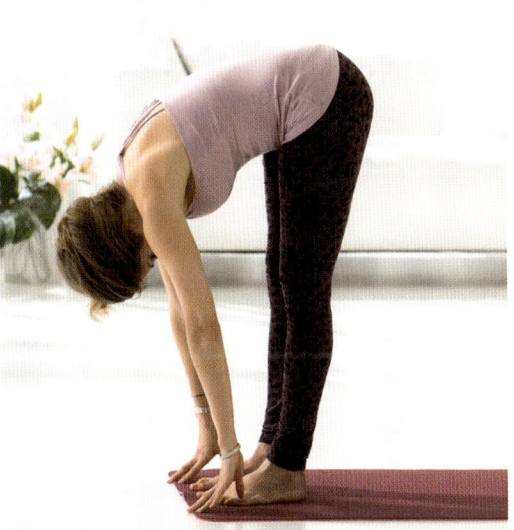

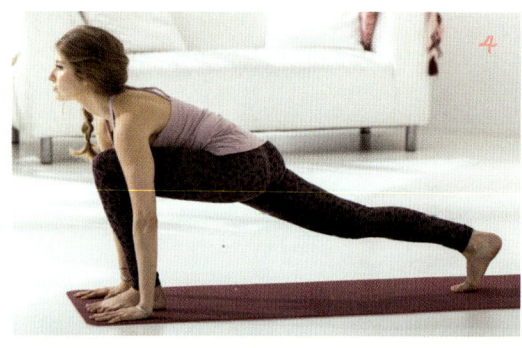

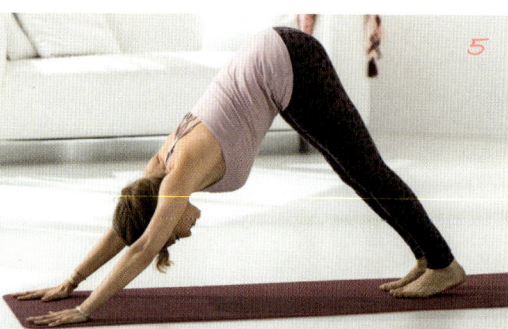

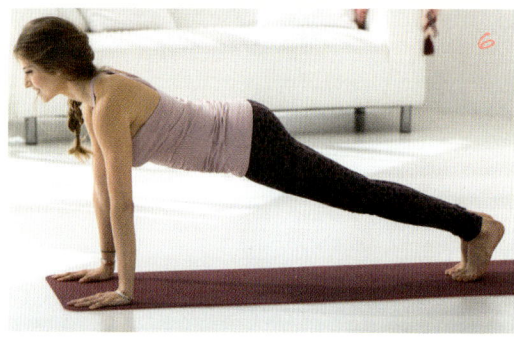

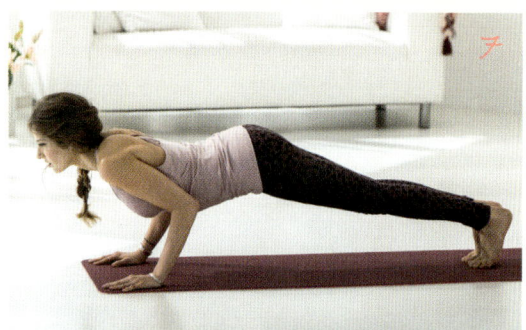

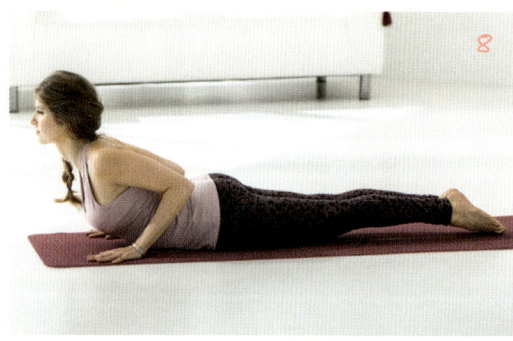

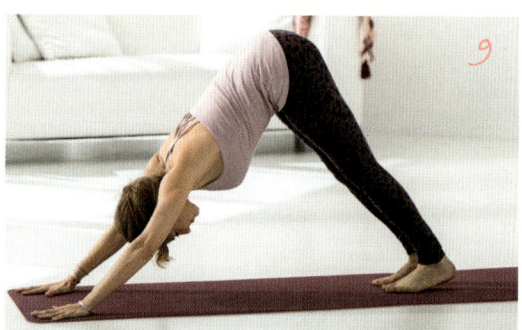

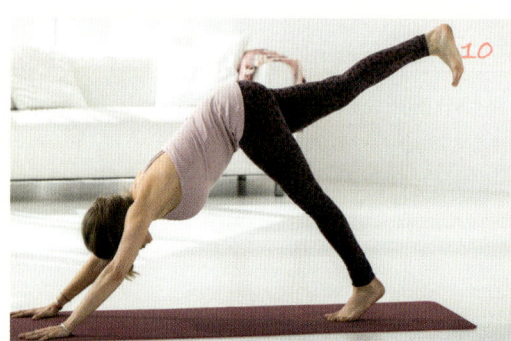

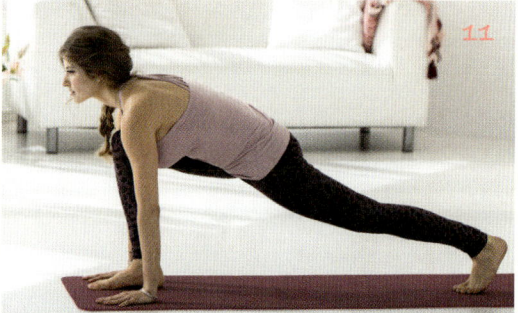

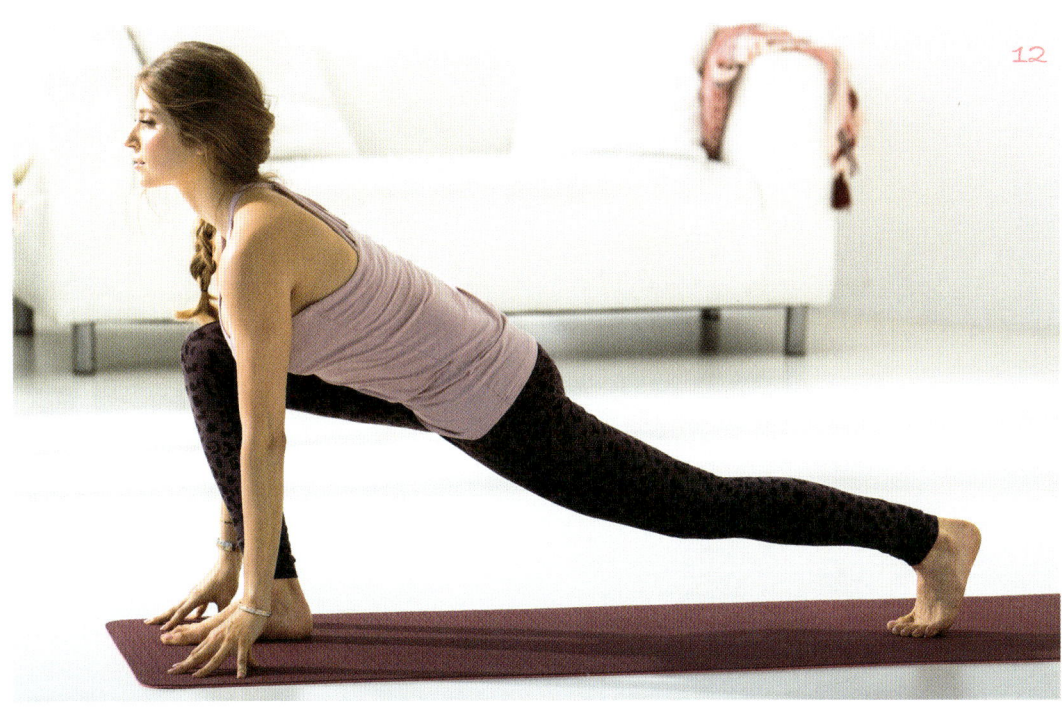

12

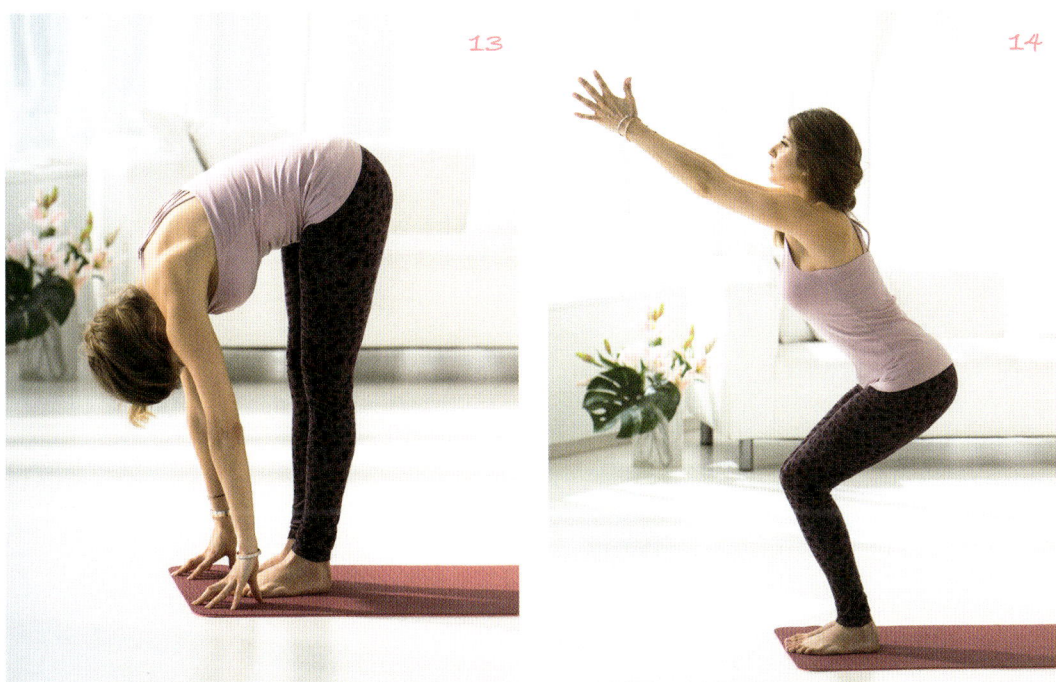

13   14

ENTSPANNUNG

Entspannung ist wesentlicher Bestandteil der Yogapraxis. Manchmal sind wir so zufrieden nach einer fordernden körperlichen Praxis, nach dem „erfolgreichen Tun", dass wir meinen, wir hätten nun „genug Yoga" geübt und erfahren. Und häufig genug wollen wir mit der gewonnenen Energie sofort zurück in den Alltag, uns wieder dem „Weiter" zuwenden. Damit würdest du der Praxis aber einen Teil ihrer Wirksamkeit nehmen und dich der wichtigen Erfahrung (und Übung!) berauben, in die Ruhe und Stille zu gehen. Dafür üben wir. In der Yoga-Philosophie gehen wir von drei Grundeigenschaften aus, die alles prägen, was ist, in unterschiedlichen Relationen. Diese *gunas* heißen *tamas*, *rajas* und *sattva*. In aller Kürze und Vereinfachung dargestellt: *tamas* steht für Schwere, Trägheit, Dunkelheit, *rajas* für Bewegung, Veränderung, Streben und *sattva* für leichte Ruhe, Klarheit, Helligkeit. Durch unser Üben überwinden wir zunächst die Trägheit – wir tun etwas, bringen Dinge in Bewegung und erreichen dadurch *rajas*, Veränderung. Nun besteht – gerade in unserer Gesellschaft – die Gefahr, uns mit diesem Mehr an Tatkraft zufriedenzugeben, wir machen weiter mit unserem Leben „im Draußen", in der Aktivität. Doch um wirklich weiterzukommen, ist es unverzichtbar, zu ruhen, still zu werden, zu beobachten, dich (meditierend) mit deinem tieferen Wissen, deiner Intuition zu verbinden, in die Tiefe deiner Beziehungsfähigkeit zu gehen, um langfristig in deiner Fülle zu bleiben, dich nicht zu erschöpfen und nicht in der Eile des Vorwärtsstrebens vielleicht eine wichtige Abzweigung und Erfahrung auf deinem Weg zu verpassen. So wie wohl die meisten von uns aufwachsen, ist es völlig natürlich, dass wir uns im Modus des *rajas* sehr wohlfühlen, als Macher(innen). Was im Negativen häufig dazugehört: Ehrgeiz, Egoismus, mangelndes Mitgefühl mit anderen, die vielleicht langsamer, vermeintlich schwächer sind – und das macht uns sicherlich nicht zu besseren YogiNis. Wenn du diesen Weg also ernsthaft verfolgen willst, gehören Ruhe, Entspannung und Stille (spätestens am Ende der aktiven Praxis – auch wenn sie sanft war!) dazu, dann bringst du dich und andere nicht um die Klarheit und liebevolle, sanfte Kraft, die *sattva* ausmacht. Lass dir Zeit für deine Entwicklung, aber behalte immer das Ziel vor Augen: Yoga ist Verbindung – mit dir und allen und allem anderen. Du willst die anderen nicht überholen oder übertrumpfen, sondern dein Plus an Energie, das du durch die Yogapraxis gewinnst, mit ihnen teilen. Ganz praktisch heißt das: Am Ende der Praxis ruhe mindestens drei, noch lieber zehn Minuten in einer Entspannungshaltung aus. Ein Timer hilft dir, in dieser Zeit wirklich loszulassen, ohne an ein Danach zu denken. Und auch während des Übens ruhe zwischen den Haltungen, spüre, was das Üben mit dir macht. Steigere nicht nur deine Fähigkeiten, dich zu bewegen und zu „verknoten", sondern vor allem auch deine Achtsamkeit, dein Spüren, dein (Mit-)Fühlen.

Folgende Haltungen sind besonders geeignet für die Entspannung:

Totenhaltung, SHAVASANA

Eine neutrale Rückenlage ist die klassische Entspannungshaltung, um am Ende der Praxis und auch zwischen zwei Haltungen auszuruhen. Alle Muskeln dürfen entspannen, der Kopf sinkt mittig ausgerichtet in die Matte, die Füße dürfen, etwa hüftgelenksbreit geöffnet, nach außen oder nach innen sinken. Lege die Arme lang neben den Körper, die Handflächen nach oben geöffnet. Wenn es sich für dich stimmiger anfühlt, kannst du deine Hände auch auf dem Bauch platzieren. Nutze eventuell Hilfsmittel, beispielsweise eine Unterstützung unter den Kniekehlen und dem Kopf. Am besten deckst du dich zu, weil der Körper in Ruhe schnell auskühlt.

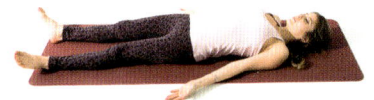

Rückenlage mit aufgestellten Füßen

Besonders angenehm und effektiv, wenn es darum geht, die Iliopsoas-Muskelgruppe zu entspannen – sie verbindet Beine, Becken und Wirbelsäule und ist bei den meisten von uns stressbedingt ständig angespannt – ist diese Haltung: In der Rückenlage winkle die Beine an, stelle die Füße etwa mattenbreit auf und lass die Knie zueinandersinken. Hier kann ein Kissen zwischen den Knien oder ein Gurt um die Knie herum hilfreich sein, damit die Beine vollkommen loslassen können. Deine Arme und Hände lege dort ab, wo es sich für dich am besten anfühlt, neben dem Körper oder auf Bauch und/oder Brust. Um den oberen Rücken zu entspannen, kannst du deine Arme vor der Brust kreuzen.

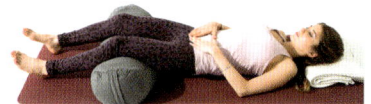

Bauchlage

In der Bauchlage kannst du zwischen Übungen entspannen – oder wann immer und so lange du magst. Lege deine Hände aufeinander, um ein Kissen für deinen Kopf zu bilden, und lass eine Wange oder

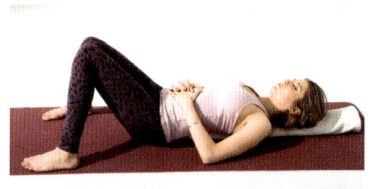

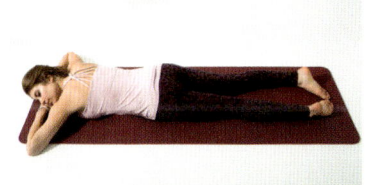

die Stirn darauf ruhen. Vielleicht bringst du die großen Zehen zueinander und lässt die Fersen nach außen sinken. Eine gerollte Decke, quer unter deine Beckenknochen gelegt, kann dir die Haltung noch angenehmer machen.

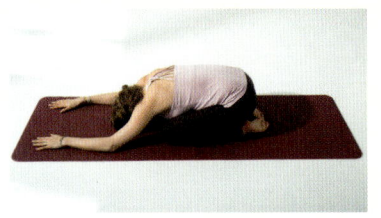

Kindhaltung
Als Entspannungshaltung dient auch die Kindhaltung (siehe auch S. 86), vor allem nach fordernden Haltungen wie Rückbeugen und traditionell nach dem Kopfstand.

Embryohaltung
In der Seitenlage mit gerundetem Rücken und herangezogenen Knien erinnert sich der Körper an die Geborgenheit der Embryophase. Das Liegen auf der rechten Seite verstärkt die Entspannung. Bevor du dich aus SHAVASANA (siehe S. 193) aufrichtest, ruhe immer noch einige Atemzüge in dieser Haltung.

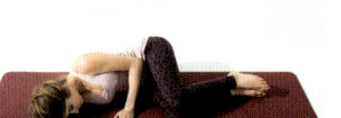

ATEM

Wir bevorzugen die Nasenatmung, denn dabei wird die einströmende Luft gereinigt und erwärmt. Versuche, deinen Atem ruhig und gleichmäßig zu halten. Wenn du außer Atem gerätst, dann übe sanfter, ruhe dich aus.

UJJAYI-ATEM – der ozeanische Atem
Eine Möglichkeit, den Atem bewusst zu führen, bietet der sogenannte *Ujjayi-Atem*, der siegreiche, aufsteigende oder auch ozeanische Atem. „Ozeanisch" wird er wegen des Geräuschs genannt, das in der Kehle entsteht, ein feiner Reibelaut. Um diese Technik zu üben, lege dich auf den Rücken, unterstütze dabei optional deine Wirbelsäule mit einer gerollten Decke, einem Bolster oder zwei Blöcken (siehe S. 40/26 Mini-Praxis 2 beziehungsweise Übungsteil) oder setze dich aufrecht (in eine der Sitzhaltungen von ab S. 84). Atme ruhig und tief durch die Nase, ausatmend ziehe den Bauchnabel in Richtung Wirbelsäule und schiebe alle Luft nach außen, einatmend lenke die Luft vor allem in den Brustkorb, sodass hier oben Weite entsteht. Um das typische Geräusch hinzuzufügen, atme einige Male durch den Mund aus und stelle dir dabei vor, dass du einen Spiegel anhauchst. Es entsteht eine Verengung der Stimmritze,

wie beim Flüstern. Nachdem du mehrfach derart rauschend durch den Mund ausgeatmet hast, schließe während einer Ausatmung den Mund und erzeuge das Geräusch weiterhin auf dieselbe Art und Weise – es muss nicht laut sein, aber für dich hörbar. Mit etwas Übung wird es dir leichtfallen, beim Aus- und Einatmen durch die Nase zu rauschen. Dein Atem wird verlangsamt und bleibt zentral in deinem Erleben. Dadurch kannst du dein Atemtempo bewusst regulieren – im Idealfall atmest du ausgeglichen und ausgleichend ebenso lange ein wie aus. Du kannst dir die Länge deines Atems zählend vorgeben: (ein-2-3-4 – aus-2-3-4).

Du kannst den UJJAYI-ATEM für sich üben, liegend oder im Sitzen mit aufgerichteter Wirbelsäule, oder auch in der bewegten Praxis.

Der VOLLE YOGISCHE ATEM

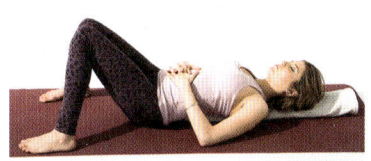

Du atmest großzügig, ruhig und tief – jeweils vollständig ein und aus, durch die Nase. Erforsche in dieser Ruhe die Atemräume Bauch und Brust, du kannst auch deine Hände auf den Körper legen. Es darf sich ein Gefühl der Entspannung und des Auftanken-Könnens einstellen (siehe auch die Mini-Praxis 2 auf S. 26). Versuche dich an folgender Atemführung, ohne dich mit der „richtigen" Reihenfolge unter Druck zu setzen: Einatmung tief nach unten in den Bauch, dann in den unteren Brustkorb, den oberen Brustkorb, bis sich die Schlüsselbeine spürbar heben, also Bauch und Brustkorb von unten nach oben auffüllend – Ausatmung von oben nach unten, Schlüssel- beine und Brust senken sich, dann der Bauch, den du abschließend nach innen ziehst, um vollkommen leer zu werden.

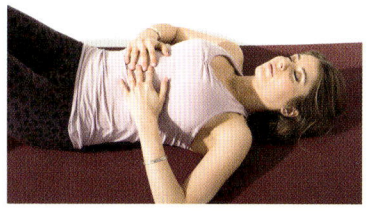

Wahrscheinlich wird sich dein Atem verlangsamen, und vielleicht entstehen von selbst kleine Pausen zwischen Ein- und Ausatmung – genieße diese stillen Momente.

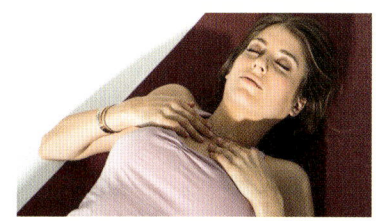

Du kannst die VOLLE YOGISCHE ATMUNG jederzeit für sich allein oder in deine Praxis integriert üben, im Sitzen oder im Liegen. Wenn du die Phase des Ausatmens verlängerst, verstärkst du die beruhi- gende Wirkung.

NADI SHODANA – die Wechselatmung

Zumeist im aufrechten Sitz (siehe S. 84) wird diese Technik geübt, bei der du wechselnd durch den einen Nasenkanal ein- und durch

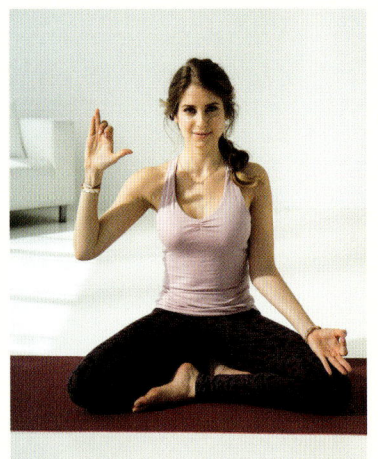

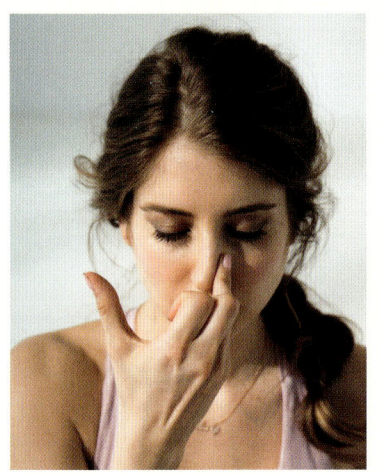

den anderen ausatmest. Lege die linke Hand entspannt ab, die rechte führe zur Nase, lege Zeige- und Mittelfinger zwischen die Augenbrauen oder klappe sie zur Handinnenfläche ein. Den Daumen und den Ringfinger legst du rechts und links an die Nasenwurzel und gleitest tiefer, bis du das Weiche unter dem Knochen ertastest – durch sanften Druck kannst du hier die Nasenkanäle verschließen. Du beginnst und endest immer auf der linken Seite: Atme durch beide Nasenöffnungen ein und verschließe in der Atemfülle nach dem Einatmen mit dem Daumen den rechten Kanal und atme über links aus. Die Einatmung erfolgt über dieselbe Seite, also links. In der Fülle wechselst du, öffnest rechts und verschließt links, um rechts auszuatmen, und hier auch wieder ein – und so fährst du fort. Auch hier ist dein Ziel Ausgleich und Ruhe. Versuche, mit deiner Aufmerksamkeit dem langsamen Atemstrom zu folgen. Übe anfangs ein bis zwei Minuten und steigere allmählich die Dauer. Beschließe die Wechselatmung mit einer Ausatmung links, dann senke die rechte Hand und spüre nach – nimmst du eine Veränderung wahr, vielleicht ein Mehr an Klarheit?

Auch diese Atemtechnik kannst du jederzeit für sich üben, am Anfang oder Ende deiner Praxis, vor der Meditation. Im Yoga gehen wir davon aus, dass die linke Seite dich mit deiner Weichheit, Kühle und Ruhe verbindet – deiner Yin-Energie – und die rechte Seite mit der Aktivität, mit Hitze und Tun – deiner Yang-Energie. Die Wechselatmung gleicht zwischen diesen Seiten aus.

MEDITATION

Meditation kann ganz schwierig oder auch ganz leicht sein. Du kannst sie nur einladen: Der Zustand des Eins-Seins, der Stille stellt sich von selbst ein, kommt wie ein Geschenk zu dir – und manchmal eben auch einfach nicht. Zur Vorbereitung gehört eine stabile und bequeme Sitzposition mit lang aufgerichteter Wirbelsäule. Du kannst dich auf einen Stuhl setzen, die Füße am Boden und den Rücken nicht angelehnt, oder natürlich in eine der vorgestellten Positionen auf einem Yogablock, Kissen oder einer gefalteten Decke (siehe S. 40). Schließe die Augen und wende deine Aufmerksamkeit nach innen, werde zum Beobachter all dessen, was dich beziehungsweise sich in dir bewegt – und das dürfte so einiges sein:

Körperempfindungen, Gefühle, Gedanken … Verbiete dir nicht das Denken, aber versuche, etwas Distanz zu schaffen: Du schaust dir deine Gedanken an, wie sie kommen und gehen, interessiert, aber gewissermaßen unbeteiligt. Beobachte auch deinen Atem, wie die Luft ein- und ausströmt, ohne dass du etwas dazu tust oder lenkst.

Wenn der „Gedankenlärm" sehr laut ist, kannst du deinen Atem auch kommentieren, dir einatmend innerlich sagen: „Lass", ausatmend: „los" – denn es geht darum, loszulassen, Gedanken, Gefühle, Muster und Konditionierungen … und freier zu werden.

Beginne mit ein bis zwei Minuten und steigere allmählich die Dauer – am Anfang und/oder am Ende deiner Asana-Praxis. Und du kannst auch jederzeit im Alltag dieses bewusste Beobachten üben: beim Abspülen, Gemüseschneiden und so weiter.

SEQUENZEN: SINNVOLLE ÜBUNGSREIHEN

Wir wollen bewusst nicht eine feste Auswahl und Reihenfolge von Asanas vorgeben – unterschiedliche Haltungen und Reihungen haben unterschiedliche Wirkungen, und diese möchtest du gezielt für dich nutzen. Dazu gehört, dass du nach und nach deine Erfahrungen mit der Praxis machst und deine Bedürfnisse so gut wie möglich kennenlernst, die von Tag zu Tag, morgens und abends, bei äußerer Kälte und Wärme … unterschiedlich sein können. Bei aller Freiheit, Selbsterforschung und Individualität gibt es aber doch ein paar dont's und bewährte do's, woran wir uns orientieren sollten. Jede Übungseinheit hat einen gewissen (Ent-)Spannungsbogen und erwartbaren Verlauf (siehe auch S. 70ff.). Du baust langsam Intensität und Konzentration auf, bewegst dich vom Einfachen zum Schwierigeren, um zum Ende hin auszugleichen und zunehmend entspannende Elemente einzubauen.

INFO 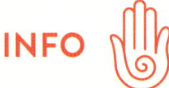 UNSER „PRAXIS-BAUKASTEN"

Eine in sich runde Praxis, die erhitzende Übungen vor eher kühlende setzt, kann so aussehen:

- ANKOMMEN: zu dir, in die Ruhe finden (atmen, meditieren)

- AUFWÄRMEN: einfache statische Haltungen und Bewegungen, Sonnengrüße (oder andere Flows)

- AKTIVIEREN: Stehhaltungen, Rückbeugen aus der Bauchlage und Stützhaltungen (optional Kopfstand(-Vorbereitung)), Rückbeugen aus der Rückenlage

- AUSGLEICHEN: Neutralisieren in der Rückenlage, Drehungen

- ABSCHLIESSEN: Vorbeugen im Sitzen, (alternative) Abschluss-Sequenz und/oder (weitere) regenerative Haltungen, Entspannung in Shavasana, Abschlussritual (atmen, meditieren)

Dies ist nur *ein* möglicher und flexibler Ablauf, du könntest auch, wie wir es bei der Darstellung der einzelnen Haltungen und Asana-Gruppen getan haben, im Anschluss an die Stehhaltungen Vorbeugen im Sitzen üben und später durch Rückbeugen ausgleichen. Es empfiehlt sich in jedem Fall, (intensivere beziehungsweise intensiver werdende) Vorbeugen und Rückbeugen jeweils aneinanderzureihen und sie nicht wild zu mixen und zwischen extremen Bewegungen in entgegengesetzte Richtungen abzuwechseln. (Eine Ausnahme bilden im Atemrhythmus geübte Flows wie der Sonnengruß.) Übe also lieber (einen Block von) Asanas, die den Körper in die eine Richtung biegen, dann neutralisiere durch Haltungen, die eine neutrale Länge in der Wirbelsäule schaffen (etwa Nach unten schauender Hund, Tisch, Drehungen oder auch Ausruhen in Bauch-/Rückenlage), um anschließend in die andere Bewegungsrichtung zu gehen.

Die Bewegungsrichtungen beziehungsweise Asana-Gruppen lassen sich grob charakterisieren – was dir beim Auswählen helfen dürfte:

STEHENDE HALTUNGEN: erhitzend, aktivierend, Kraft aufbauend, Raum um die Hüften schaffend

VORBEUGEN und SITZENDE HALTUNGEN: generell eher kühlend, beruhigend, wobei Drehungen im Sitzen dich auch „aufdrehen" können, Raum um die Hüften und an der Körperrückseite schaffend

RÜCKBEUGEN im Stehen, aus der Bauch- und Rückenlage: erhitzend, aktivierend, Kraft aufbauend, Raum um die Hüften/Leisten und an der Körpervorderseite schaffend

UMKEHRHALTUNGEN je nach Ausführung: Hand- und Kopfstand(-vorübungen) erhitzend/Yang, Schulterstand (wenn er leichtfällt) und Viparita Karani eher kühlend

LIEGENDE HALTUNGEN: fast ausnahmslos kühlend, beruhigend

Je mehr Muskelkraft du aufwendest, desto mehr Hitze schaffst du im System, desto Yang-lastiger wird eine Haltung oder Bewegung. Je mehr du entspannen und loslassen kannst, desto kühlender wird sie, desto stärker Yin-betont. Sei offen für deine jeweiligen Bedürfnisse und entscheide aus dem Bauch heraus, von welcher Qualität du gerade mehr brauchst!

Vorschläge für Basis-Sequenzen

Die folgenden fünf Sequenzen sollen dir den Einstieg erleichtern. Wenn du nach und nach komplexere Haltungen erkundest, baue sie in diese Reihen ein. Du kannst auch nur Teile davon üben, sie kombinieren, erweitern, umstellen. (Soweit nicht anders angegeben, bleibe fünf Atemzüge lang in jeder Haltung. Asymmetrische Asanas übe mit etwa der gleichen Dauer und Intensität auf beiden Seiten.)

SANFT IN SCHWUNG KOMMEN

Diese Reihe kannst du dir leicht erschließen und jederzeit üben – sie kurbelt sanft den Kreislauf an, massiert die Bauchorgane, wodurch die Verdauung gefördert wird, und tut vor allem auch Nacken und Rücken gut. Du kannst sie für sich alleine üben oder vor einer anderen Sequenz oder vor einzelnen Haltungen, die du erkunden möchtest.

1   In der RÜCKENLAGE mit angewinkelten Beinen (siehe S. 193) schließe die Augen, beobachte den Atem und lass deinen Körper immer schwerer in den Boden hinein entspannen, für zwei bis fünf Minuten.

2   Für eine Variante von APANASANA (siehe S. 186) hole das rechte Knie zu dir heran und stelle den linken Fuß stabil auf oder strecke das Bein aktiv entlang des Bodens aus. Führe mit deinen Händen das rechte Knie im Kreis, ein paarmal pro Richtung, um es dann zur Brust herangezogen zu halten – atme fünfmal tief in den Bauch ein und vollständig aus, dann löse und wiederhole auf der zweiten Seite. Beide Knie herangezogen, schaukle vor und zurück – und zum Sitzen nach oben.

3   In SUKHASANA (siehe S. 84) sitzend, nimm dir gerne die Zeit, eine INTENTION (siehe S. 60 f.) zu formulieren beziehungsweise deine zu wiederholen, vielleicht die Hände vor dem Brustbein geschlossen, das Kinn leicht gesenkt – als eine zentrierende Geste.

4   SUFI-KREISE: Mit den Händen an den Knien lass den Oberkörper großzügig kreisen. Einatmend bewege dich nach vorne – der Brustkorb wird weit – und ausatmend nach hinten. Nach ein bis zwei Minuten wechsle die Richtung.

5   Kreuze die Beine anders herum und strecke die Wirbelsäule, hebe einatmend beide Arme und ausatmend drehe den Oberkörper nach rechts und senke die linke Hand zum Knie, die rechte zum Boden hinter dir. Einatmend kehre zur Mitte zurück, strecke Wirbelsäule und Arme, ausatmend drehe zur anderen Seite – übe diesen Wechsel in drei Runden. Bei der vierten Drehung nach rechts bleibe für fünf Atemzüge. Halte die Drehung nach links ebenso lange.

6   Lass dein Kinn zur Brust sinken und rolle den Kopf langsam und achtsam – die Halswirbelsäule ist ein sensibler Bereich deines Körpers! – einatmend in Richtung rechte Schulter, ausatmend zur Mitte zurück, einatmend zur linken Schulter usf. Lass dir Zeit für drei bis fünf solcher Halbkreise, entspanne Gesicht und Schultern.

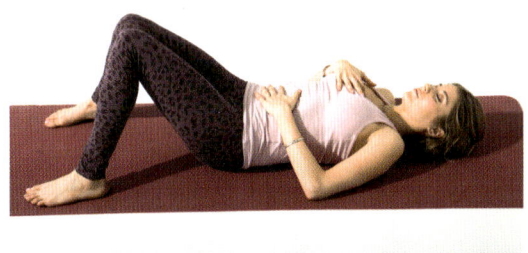

1

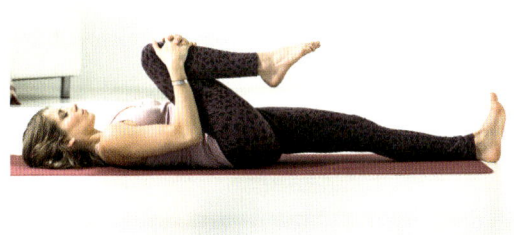

2

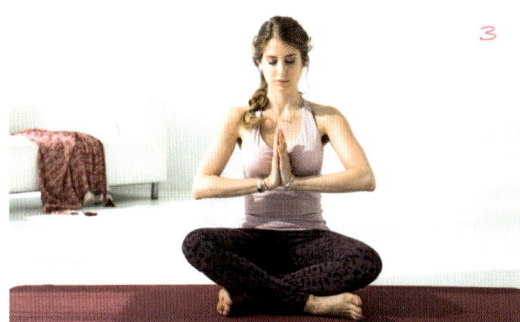

3

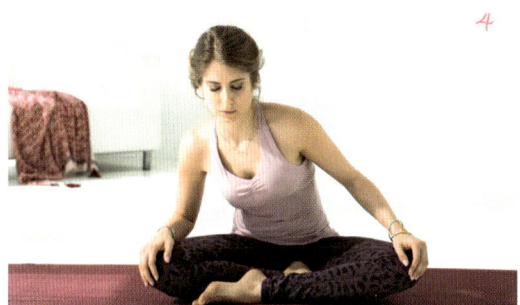

4

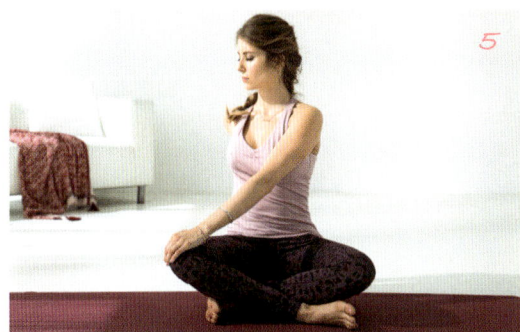

5

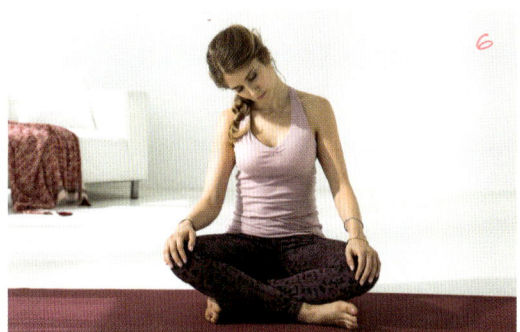

6

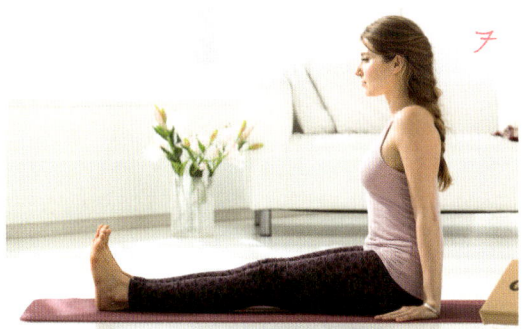

7

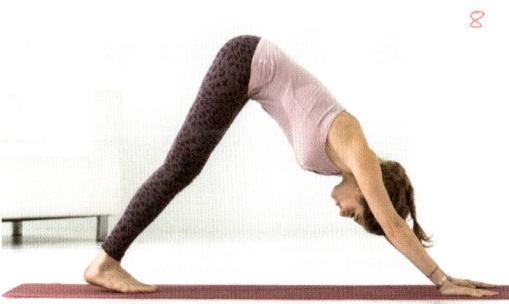

8

7 In DANDASANA (siehe S. 118) strecke Beine und Wirbelsäule. Ziehe ausatmend die Füße zu den Schienbeinen heran, einatmend lass die Zehen weit von dir zeigen – wiederhole dieses Flexen und Pointen ein paarmal. Sitze anschließend einige Atemzüge kraftvoll aufgerichtet.

8 Bringe die Füße über eine Seite nach hinten, positioniere im VIERFUSSSTAND (siehe S. 136) die Hände etwas vor deinen Schultern und hebe für den NACH UNTEN SCHAUENDEN HUND (siehe S. 140) die Knie vom Boden, schiebe das Gesäß nach hinten und oben, um mit möglichst langem Rücken die Beine (zunehmend) zu strecken. Zunächst bewege dich: Beine beugen und strecken, Fersen heben und senken, Nacken lockern … Wenn du dich gut einge-richtet hast, bleibe noch etwa fünf Atemzüge und senke dann ausatmend die Knie ab.

9 Im FERSENSITZ (siehe S. 86) verzahne die Finger ineinander, schiebe die Handflächen zur Decke und hebe den Brustkorb. Nach fünf Atemzügen senke die Hände auf Brusthöhe, verändere die Kreuzung der Finger und strecke die Arme nach vorne aus, runde den oberen Rücken, fünf Atemzüge lang, vielleicht möchtest du dabei mit deinen verschränkten Hän-den auch liegende Achter „malen".

10 Im VIERFUSSSTAND platziere die Gelenke diesmal übereinander und bewege die Wirbel-säule auf und ab (KATZE-KUH-BEWEGUNG, siehe S. 136): ausatmend Rundrücken, einat-mend (durch aktive Bauch- und Beckenbodenmuskulatur gestützter) Hohlrücken – wieder-hole diese Übung zehnmal oder auch öfter. Baue nach Belieben andere Bewegungen ein, die deinem Rücken wohltun.

11 Ruhe in der KINDHALTUNG (siehe S. 86) oder im FERSENSITZ (siehe S. 86) aus. Spürst du nach den Stützhaltungen deine Handgelenke unangenehm, forme die Hände zu Fäus-ten und kreise ein paarmal in die eine, dann in die andere Richtung, öffne und schließe die Finger.

12 Im zweiten NACH UNTEN SCHAUENDEN HUND schiebe, um die Haltung zu vertiefen, von den Händen kraftvoll nach hinten und von den Füßen nach vorne. Optional übe einige Male diese Bewegungsfolge: einatmend Schultern vor über die Handgelenke (BRETTHALTUNG, siehe S. 142), ausatmend zurück in den Hund. Bleibe dann nochmals in der Ruhe dieser Haltung: Spürst du einen Unterschied zum ersten Hund? Du kannst jeden Tag, mit jeder Wiederholung neue Erfahrungen machen. Entspanne in der KINDHALTUNG (siehe S. 86) und richte dich in den Fersensitz auf.

13 Wenn du hier beendest, entspanne in SHAVASANA (siehe S. 193) oder spüre zumindest kurz im Sitzen nach. Beende mit (d)einem Ritual: Vielleicht erinnerst du dich an deine Intention (siehe S. 60) und bedankst dich bei dir für dein Üben.

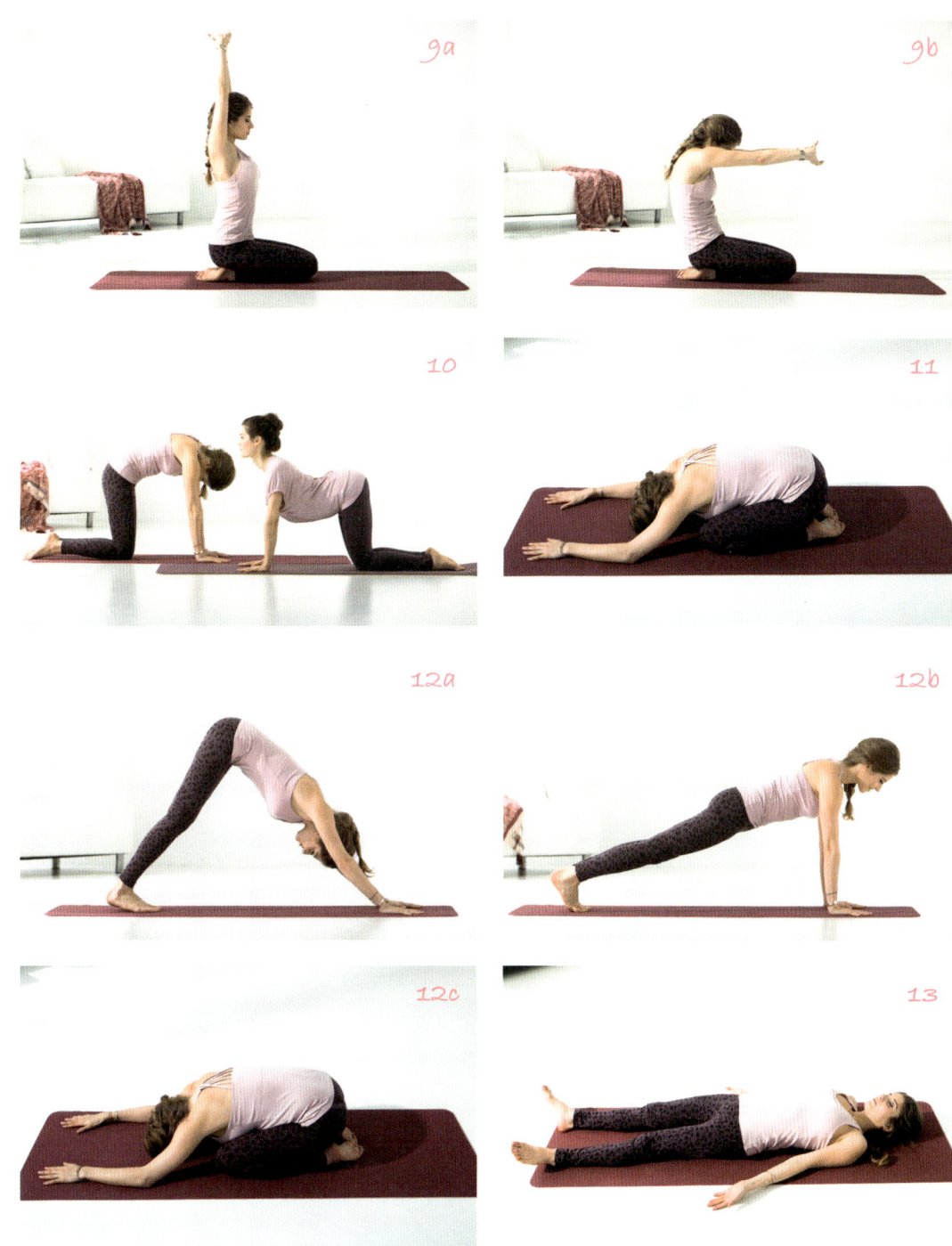

9a

9b

10

11

12a

12b

12c

13

FÜR EINEN GUTEN START – AKTIVIEREN MIT DEM SONNENGRUSS

Am Morgen fühlt sich dein Körper wahrscheinlich eher noch unbeweglich und bettschwer an. Wenn du den müden Körper aber auf der Yogamatte liebevoll aufweckst, wirst du die Schwere schnell loswerden – und vielleicht auch bald jeden Tag so beginnen wollen. Du kannst diese Sequenz nach Lust und Laune erweitern und natürlich nicht nur morgens üben; sie wirkt als Wachmacher und Warm-up.

1   In der RÜCKENLAGE (siehe S. 193) strecke „alle viere von dir", dehne dich über Fingerspitzen und Zehen in den Raum aus. Nimm Kontakt zu deinem Atem auf und spanne ein paarmal mit der Einatmung alle Muskulatur an, strecke dich in die Länge und Weite, und mit der Ausatmung lass jede Spannung los.

2   Ziehe beide Knie zur Brust heran für APANASANA (siehe S. 172), rolle dich von einer Seite zur anderen Seite und massiere so deinen Rücken. Dann hebe den Kopf, ziehe das Kinn zur Brust und den Nabel in Richtung Wirbelsäule und schaukle mit der Einatmung vor, mit der Ausatmung zurück, ein paarmal.

3   Aus dieser Bewegung stelle deine Füße etwa hüftgelenksbreit auf, hebe das Gesäß und hänge die Wirbelsäule in einer weichen Variante von UTTANASANA (siehe S. 94) aus. Greife mit jeder Hand um den gegenüberliegenden Ellenbogen, pendle mit dem Oberkörper von einer Seite zur anderen Seite. Nach einigen Atemzügen lass die Hände nach unten sinken und rolle mit angewinkelten Knien langsam von unten nach oben die Wirbelsäule auf.

4   In TADASANA (siehe S. 80) richte dich von deinen aktiven Füßen über kraftvolle Beine nach oben auf, hebe Brustbein und Kopfkrone. Stehe fünf bis zehn Atemzüge lang stabil und gleichzeitig entspannt. Wenn du möchtest, setze (d)eine Intention (siehe S. 60 f).

5   Verschränke die Hände über dem Kopf, strecke die Arme und damit die Körperseiten. Einatmend ziehe dich maximal lang, ausatmend neige den Oberkörper nach links, einatmend bewege dich zurück zur Mitte, ausatmend zur anderen Seite – übe drei Runden, um dann die SEITBEUGE (siehe S. 106) für je drei Atemzüge zu halten.

6   Für eine intensive STRECKUNG (siehe S. 80) der Wirbelsäule und Weite im Herzraum verschränke die Finger hinter dem Rücken und schließe, wenn möglich, die Handflächen zueinander. Hebe das Brustbein und stabilisiere den Bauch nach innen, lass deine Rippen nach innen-unten sinken. Zunächst ziehe Hände und Schultern tief, dann hebe die gestreckten Arme weg von Gesäß und Rücken.

→ → →

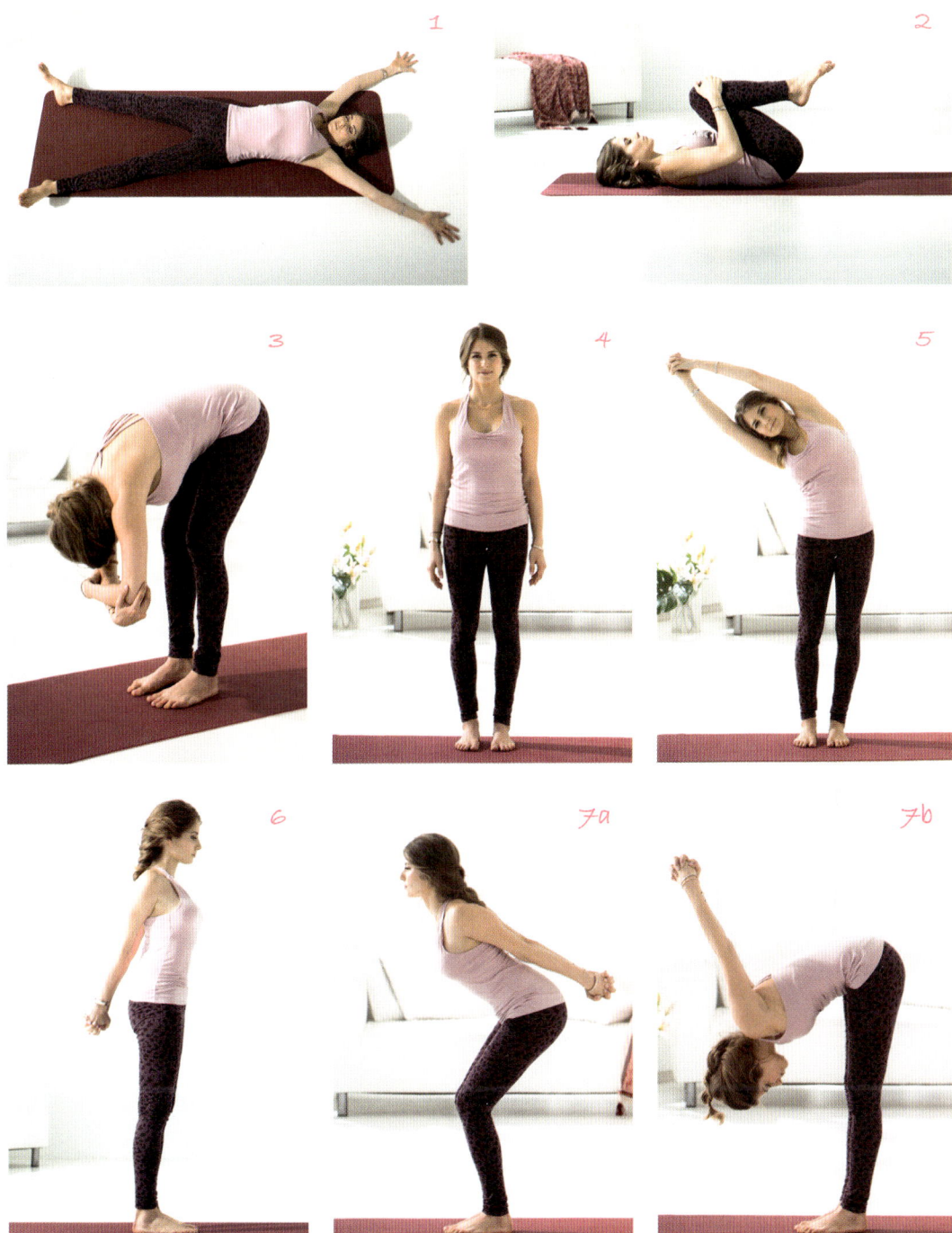

1

2

3

4

5

6

7a

7b

7 Nach drei Atemzügen setze dich zurück für eine Variante von UTKATASANA (siehe S. 90), die Brust bleibt weit und gehoben. Nach drei Atemzügen wechsle die Kreuzung der Finger und gehe in die Bewegung (die du aus der Mini-Praxis 3 kennst; siehe S. 36): Einatmend hebe in Utkatasana das Brustbein, ausatmend beuge dich über deine Beine in die TAUCHERDEH-NUNG (siehe S. 36). Wiederhole fünfmal im Atemrhythmus und richte dich in Tadasana auf.

8 Für den SONNENGRUSS, SURYA NAMASKAR (siehe S. 188), lass dir zunächst Zeit: Erkunde in der ersten Runde jede Haltung drei bis fünf Atemzüge lang, gerne durch sanfte kleine Bewegungen. Nach diesem ersten langsamen „Einschaukeln" fließe möglichst im Atemrhythmus durch die Abfolge. Du kannst dich nach und nach auf sechs Runden oder auch mehr steigern. Wenn du zwischendurch ausruhen möchtest, lege Pausen im NACH UNTEN SCHAUENDEN HUND (siehe S. 140) oder in Tadasana ein. Anschließend stehe ruhig und aufrecht und beobachte, wie lebendig sich dein Körper anfühlt.

9 Für den Übergang zum Sitzen – wobei du davor beispielsweise noch Stehhaltungen einfügen könntest – laufe mit deinen Füßen mattenbreit auseinander und setze dich nach unten in die HOCKE (siehe S. 92). Achte darauf, dass Knie und Füße in dieselbe Richtung weisen, strecke die Wirbelsäule und senke leicht dein Kinn – und nach fünf Atemzügen in der Haltung setze dich auf die Matte oder einen Block.

10 Für den TIPI-TWIST (siehe S. 134) stelle die Füße vor dir auf, umarme zunächst mit dem linken Arm deine Knie, ziehe dich mit der Einatmung in die Länge und drehe ausatmend den Oberkörper nach rechts. Stelle die rechte Hand stützend hinter dir auf und schiebe die Füße gleichmäßig in den Boden. Nach fünf Atemzügen wechsle die Seite.

11 Wenn du deine Praxis hier beendest, halte dich an einem Knie fest und rolle dich nach hinten auf den Rücken. Lege die Fußsohlen aneinander und lass die Knie nach außen sinken, eventuell auf Blöcke, für SUPTA BADDHA KONASANA (siehe S. 126; ein Bolster brauchst du hierfür nicht unbedingt). Entspanne mindestens acht Atemzüge lang in dieser Haltung.

12 Schließe mithilfe deiner Hände die Knie (rolle dich eventuell zur Seite, von der Unterstützung herunter) und strecke dich weich für SHAVASANA (siehe S. 193) aus.

Dehne dich ausgiebig und komm über die Seite zum Sitzen nach oben, kreuze deine Beine und nimm dir etwas Zeit, in dich hineinzuspüren: Wie geht es dir jetzt? Mit welchem Gefühl gehst du in den Morgen? Wünsche dir selbst einen schönen Tag! *Vielleicht nimmt dir das abschließende Liegen am Morgen den eben gewonnen Schwung – finde heraus, was für dich funktioniert. Gönne dir auf jeden Fall ein paar stille Momente, beobachte in einem aufrechten Sitz deinen Atem, meditiere. Vielleicht möchtest du nach dem Üben ein paar Sätze in dein Tagebuch schreiben oder dir auf andere Weise etwas Gutes tun.*

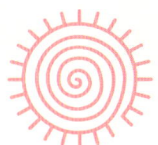

Bewege den ganzen Körper im SONNENGRUSS durch, fließend im Atemrhythmus (siehe S. 188).

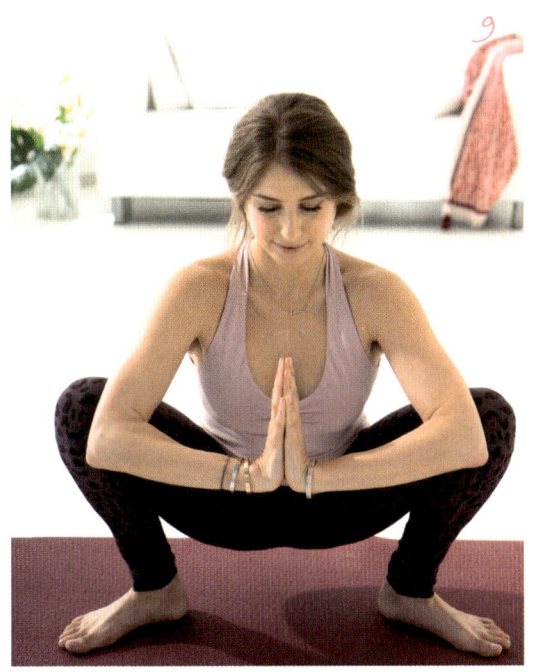

9

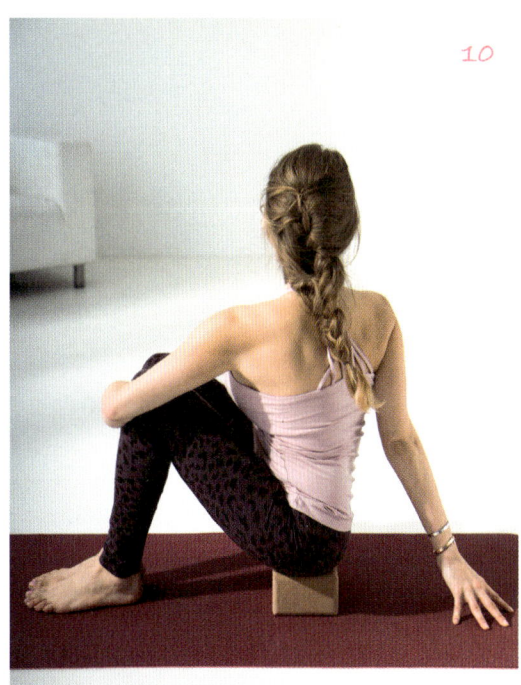

10

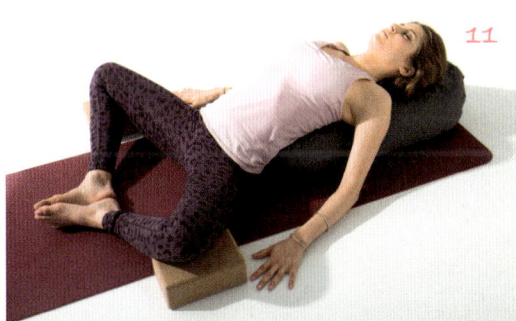

11

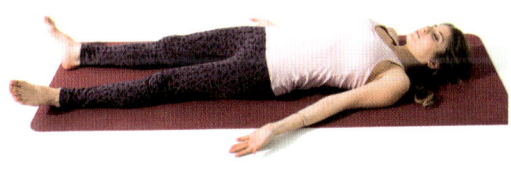

12

FÜR DEN ABEND – DEN TAG LANGSAM ABSCHLIESSEN

Nach der Arbeit oder was auch immer dich den Tag über auf Trab gehalten, womöglich erschöpft hat, möchtest du es eher etwas ruhiger angehen – vielleicht aber auch erst noch durch Aktivität überschüssige Energie und Spannung loswerden, dann baue anfangs mehr kraftvolle Bewegung ein (Sequenz 1, 2, 4, oder Teile davon). Zumeist wird diese kurze Reihe aber ausreichen. Lass dir Zeit und genieße die Langsamkeit.

In SUKHASANA (siehe S. 84) schließe die Augen und wandere mit deiner Aufmerksamkeit durch den Körper, Entspanne die Zehen, Füße … alles bis hin zur Kopfhaut, zum höchsten Punkt des Körpers. Frage dich, wie du deinen Tag erlebt hast, wie es dir geht – und lass Spannung und Gedanken los, die du jetzt nicht mehr brauchst. Setze gerne (d)eine Intention (siehe S. 60 f.).

1 Strecke wie ein auf den Rücken gefallener Käfer Arme und Beine zur Decke. Kreise Hände und Füße in den Gelenken, spiele mit Fingern und Zehen – und schüttele dann alles aus, für ein, zwei Minuten. Anschließend halte noch kurz mit weichen Knie- und Ellenbogengelenken Arme und Beine oben und genieße das Kribbeln im Körper.

2 bis 5 Diese Bewegungsfolge übst du (wenn möglich) im Atemrhythmus: Die Rückenlage mit aufgestellten Füßen, die Arme lang neben dem Körper, ist die Ausgangshaltung, hier atmest du aus. Einatmend hebe dein Becken in die SCHULTERBRÜCKE (siehe S. 168) und gleichzeitig die gestreckten Arme, um sie neben dem Kopf abzulegen. Ausatmend senke Becken und Arme und ziehe – für die dritte Position – weiter ausatmend die Knie zum Oberkörper heran und das Kinn zur Brust, rolle dich zu einer kleinen Kugel zusammen. Einatmend lege den Kopf ab und strecke Arme und Beine zur Decke, um ausatmend in die Ausgangsstellung zurückzukehren. Wiederhole das fünf Runden lang oder mehr und entspanne anschließend in der RÜCKENLAGE mit angewinkelten Füßen (siehe S. 193), dann ziehe dich an einem Knie zum Sitzen hoch.

6 Für DANDASANA (siehe S. 118) strecke Beine und Wirbelsäule und halte diese kraftvolle Position etwa fünf Atemzüge lang.

7 Für den DREHSITZ (siehe S. 134) ziehe zunächst das rechte Knie zu dir heran und stelle den rechten Fuß auf die Außenseite des linken Knies. Richte dich einatmend auf und drehe ausatmend nach rechts. Nach fünf Atemzügen kehrst du zur Mitte zurück (und gehst direkt zur nächsten Haltung weiter).

→ → →

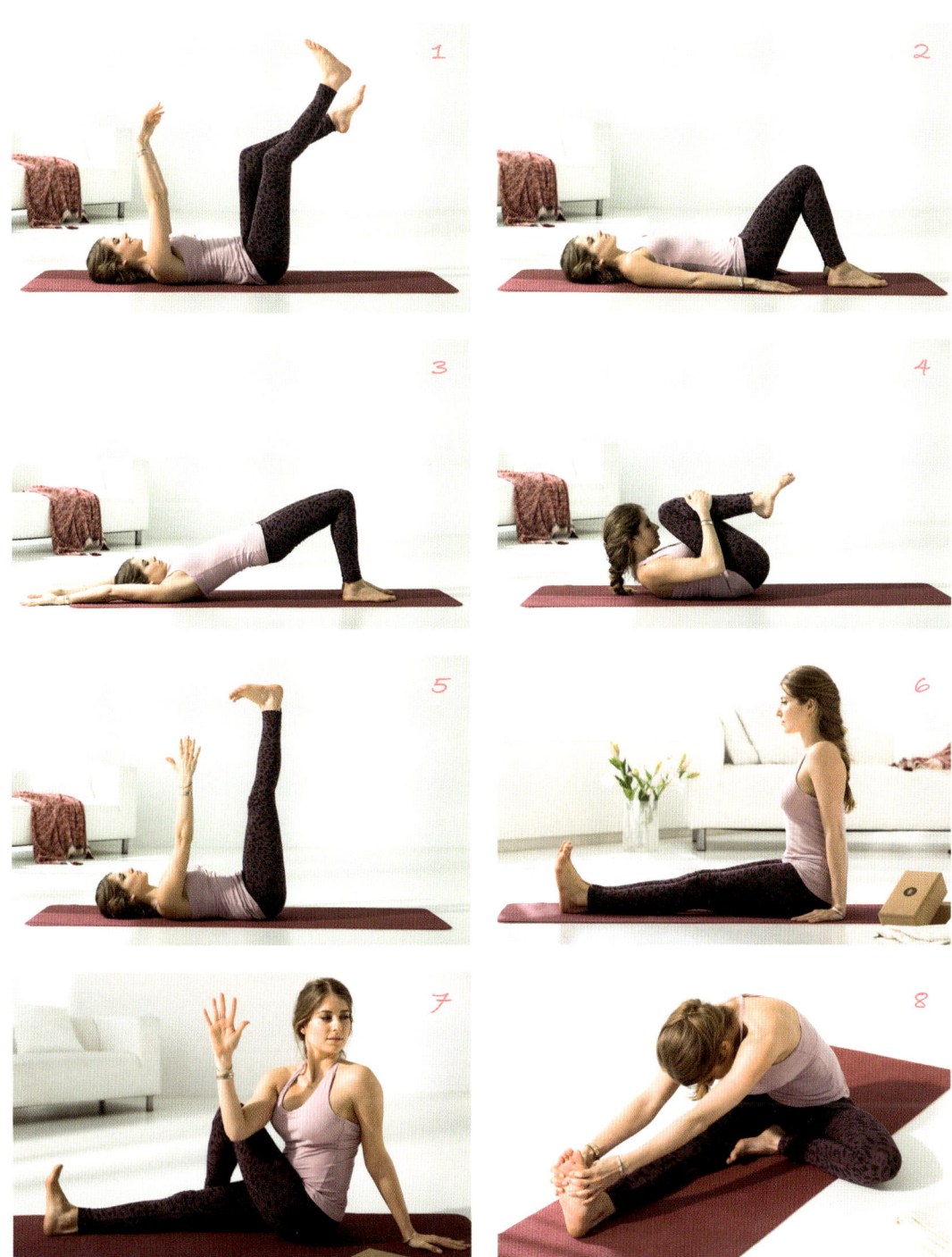

8 Für JANU SIRSASANA (siehe S. 122) lass das rechte Knie nach außen sinken und platziere die Fußsohle innen am linken Oberschenkel. Strecke die Wirbelsäule, drehe leicht nach links, und ausatmend lass deinen Oberkörper über das gestreckte Bein sinken. Nach fünf bis acht Atemzügen richte dich auf und wiederhole alles auf der anderen Seite: Drehung nach links und Vorbeuge mit angewinkeltem linken Knie.

9 Aus DANDASANA (Siehe S. 118) beuge dich ausatmend mit langem Rücken über beide Beine für PASCHIMOTTANASANA (siehe S. 120), für mindestens acht Atemzüge.

10 Für TARASANA (siehe S. 124) lege die Fußsohlen aneinander, deine Beine bilden eine lange Raute. Jetzt darf der Oberkörper weicher und runder nach vorne sinken. Entspanne für mindestens zehn Atemzüge, den Kopf optional auf einen Block gestützt.

11 Für den TISCH (siehe S. 166) stelle die Füße hüftgelenksbreit und die Hände schulterbreit hinter dem Gesäß auf, hebe das Becken. Nach drei bis fünf Atemzügen löse und lege dich auf den Rücken.

12 Für einen LIEGENDEN TWIST (siehe S. 174) stelle beide Füße geschlossen auf, breite die Arme auf Schulterhöhe aus. Versetze das Gesäß zunächst etwas nach rechts und lass die Knie nach links sinken, drehe den Kopf in die entgegengesetzte Richtung. Atme hier etwa fünf Atemzüge lang tief in den Bauch und bringe einatmend Kopf und Knie zur Mitte. Spüre nach, bevor du zur anderen Seite übst.

13 Für den LIEGENDEN HALBMOND (siehe S. 114), bringe, in einer X-Form beginnend, zunächst das rechte zum linken Bein und die rechte zur linken Hand. Nach fünf bis acht Atemzügen kehre in die Ausgangshaltung zurück. Übe ebenso lange zur anderen Seite.

14 Für ANANDA BALASANA (siehe S. 178) ziehe die Knie zum Oberkörper heran und in Richtung Schultern, bis du eine angenehme Dehnung spürst. Finde einen weichen Griff um die Schienbeine oder Oberschenkel oder greife deine Füße. Nach einigen tiefen Atemzügen setze die Füße nacheinander auf die Matte zurück.

15 Für SUPTA BADDHA KONASANA (siehe S. 126) schließe die Fußsohlen zueinander und lass die Knie nach außen öffnen. Mit Hilfsmitteln kannst du dir die Haltung bequemer machen – bleibe so für zwei, drei Minuten.

16 Löse achtsam auf und entspanne in SHAVASANA (siehe S. 193).

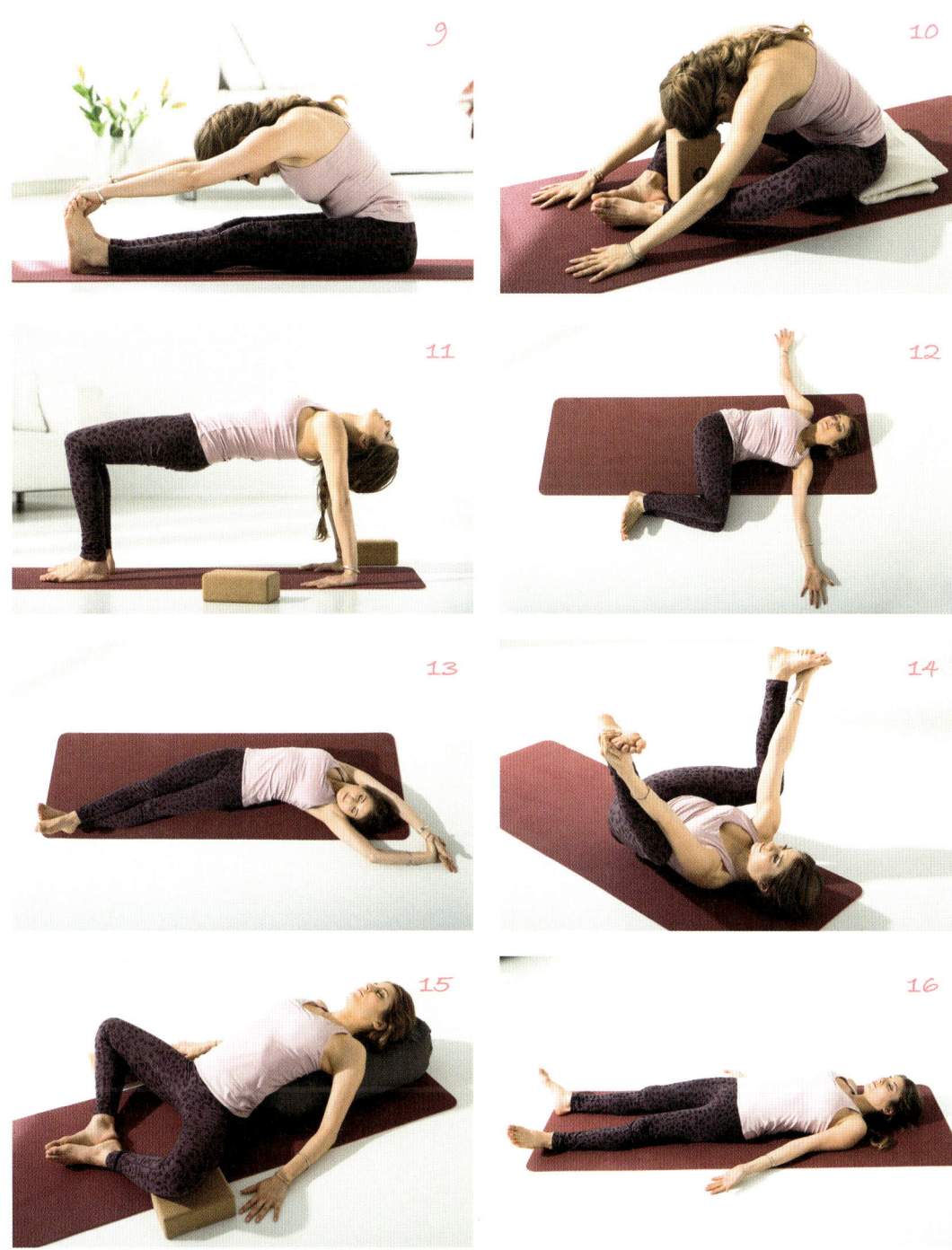

DEN GANZEN KÖRPER DURCHBEWEGEN

Mit dieser Sequenz kannst du deinen Körper komplett „durcharbeiten". Der Anfang ist inspiriert von den „Magic Six" aus der Jivamukti Yoga-Tradition. Manches kennst du aus den vorhergehenden Sequenzen – konzentriere dich, je vertrauter dir die Haltungen werden, umso mehr auf den Atem, nutze möglichst die UJJAYI-Technik (siehe S. 194 f.). Lass dir Zeit, die optionalen Varianten einzubauen, ebenso mit dem Üben im Atemfluss. Die Wiederholung macht die Magie.

Beginne in der KINDHALTUNG (siehe S. 86) rolle deine Stirn über die Matte, von einer Seite zur anderen, löse Spannungen im Gesicht, im Körper. Setze gerne (d)eine Intention (siehe S. 60 f.) – hier oder im FERSENSITZ (siehe S. 86).

1   Übe einige Runden die KATZE-KUH-BEWEGUNG (siehe S. 136) und baue auch andere Bewegungen ein: zu den Seiten, kreisend, schlängelnd …

2   Im NACH UNTEN SCHAUENDEN HUND (siehe S. 140) bleibe für zehn tiefe Atemzüge.

3   Laufe deine Füße nach vorne und lass den Oberkörper in einer VORBEUGE (siehe S. 130) kurz locker aushängen. Dann baue Kraft auf: Schiebe die Handflächen in die Matte oder in Blöcke, strecke zunehmend Arme und Beine. Ausatmend ziehe den Nabel zur Wirbelsäule – die Einatmung vertieft sich von selbst, zehn Atemzüge.

4   Für zehn Atemzüge sitze in der HOCKE (siehe S. 92).

5   Den TIPI-TWIST (siehe S. 134) übe nach rechts, dann nach links, je fünf Atemzüge.

6   Nach zehn Atemzügen im TISCH (siehe S. 166) setze dich auf die Matte zurück, umarme deine Schienbeine und lege die Stirn auf den Knien ab.

7   Für die BOOTSHALTUNG (siehe S. 132) setze die Hände an die Oberschenkelrückseiten und lass dich mit langem Rücken nach hinten absinken. Optional hebe Knie und Füße auf Schulterhöhe und deine Arme nach vorne-oben, eventuell strecke sogar die Beine. Wiederhole das zwei, drei Mal, je fünf Atemzüge lang, mit einer kurzen Pause dazwischen: Knie auf die Stirn. Halte auch bei dieser Anstrengung nie den Atem an.

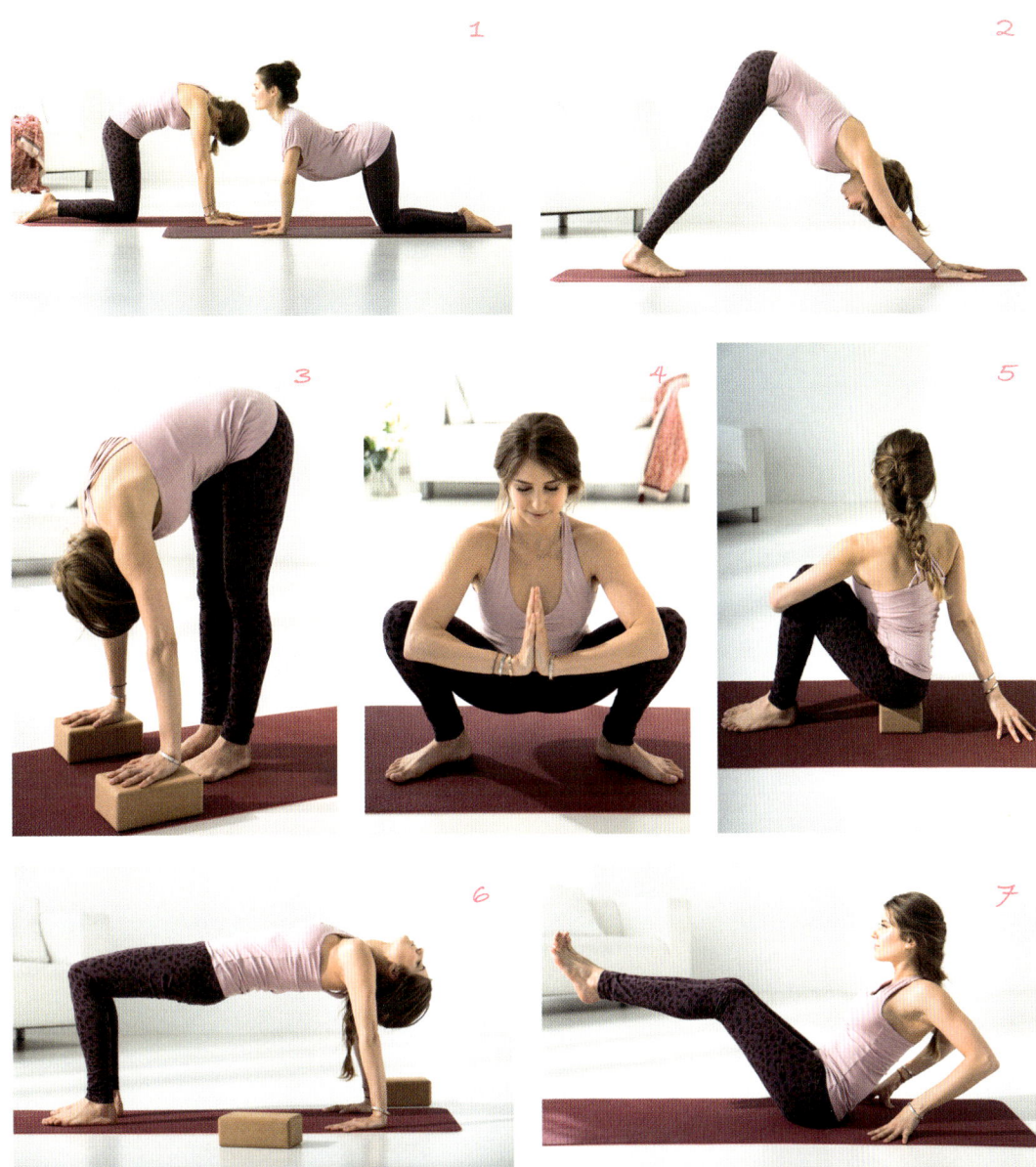

8   Aus dem NACH UNTEN SCHAUENDEN HUND (siehe S. 140) – optional mit Blöcken unter den Händen – hebe zunächst das gestreckte rechte Bein für den DREIBEINIGEN HUND (siehe S. 140), für fünf Atemzüge. Einatmend (EA) hebe die rechte Hüfte, ausatmend (AA) beuge das Bein und lass die Ferse in Richtung Gesäß sinken für eine Leistendehnung (siehe S. 110), halte die Schultern weiterhin möglichst auf einer Höhe. Nach fünf Atemzügen strecke EA das Bein wieder aus, AA setze den Fuß vor zur rechten Hand.

9   Für den TIEFEN AUSFALLSCHRITT (siehe S. 104) senke dein linkes Knie. Schiebe kraftvoll in den rechten Fuß, stütze deine Hände auf den rechten Oberschenkel und richte den Oberkörper auf. Ziehe stabilisierend die Beininnenseiten zueinander, den Beckenboden und den Bauchnabel nach innen-oben. Nach fünf Atemzügen schiebe dich in den Nach unten schauenden Hund zurück. Wiederhole (8-9) auf der anderen Seite und ruhe im Kind aus.

10 Aus dem HUND hebe wie zuvor EA das rechte Bein, drehe leicht die Hüfte auf, AA beuge im Knie und senke die Ferse zum Gesäß. EA strecke das Bein wieder zur Mitte, AA setze den Fuß nach vorne, hebe den Oberkörper für den HOHEN AUSFALLSCHRITT (siehe S. 106). Achte auf parallel ausgerichtete Hüften und Länge im unteren Rücken. Hebe die Arme schulterbreit geöffnet, für fünf Atemzüge.

11 Optional: Greife für eine SEITBEUGE (siehe S. 106) mit links nach dem rechten Handgelenk, EA strecke dich, AA neige den Oberkörper nach rechts, für fünf Atemzüge. EA kehre zur Mitte zurück, AA setze die Hände auf Matte oder Blöcke. EA strecke bewusst die Wirbelsäule, AA schiebe dich zurück in den Nach unten schauenden Hund. Wiederhole (10-11) auf der anderen Seite.

    Und wiederum optional wiederhole diesen Bewegungsfluss zwei, drei Runden im Atemrhythmus: EA Dreibeiniger Hund, AA Ferse zum Gesäß, EA Bein zurück zur Mitte, AA Fuß nach vorne, EA Hoher Ausfallschritt, AA Hände absetzen, EA Brustbein und Blick heben, AA zurück in den HUND – und dann die andere Seite genauso. Spüre im Nach unten schauenden Hund nach.

12 Laufe mit den Händen zu den Füßen, hänge dich in einer Vorbeuge (siehe S. 130) aus.

13 Setze dich in eine weiche HOCKE (siehe S. 92).

14 Kehre zurück in die Ausgangsstellung, das Kind. Was ist jetzt anders?

    Entspanne in SHAVASANA (siehe S. 193) und beende mit einer kurzen Meditation und/oder deinem Ritual.

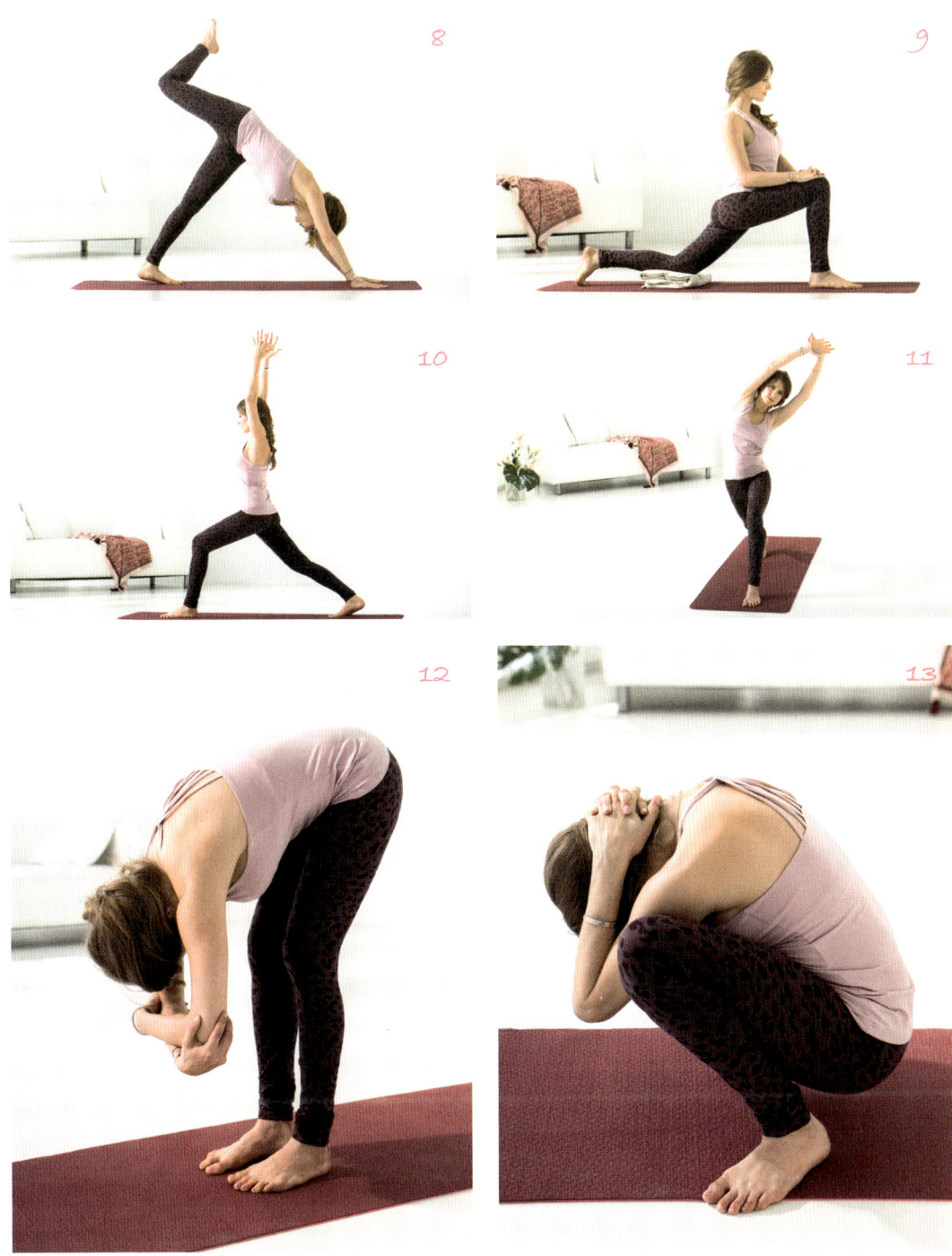

WÄHREND DER MENSTRUATION – LOSLASSEN UND AUSRUHEN

Die Monatsblutung wird von vielen Frauen als lästig empfunden – wir erleben uns als weniger leistungsfähig, versuchen aber häufig zu funktionieren, als wäre nichts, was der Körper nicht selten mit Bauchkrämpfen, Schmerzen im unteren Rücken und so weiter quittiert. Traditionell gilt diese Zeit als eine des Rückzugs und der Innenschau, und vielleicht kannst du den einen oder anderen Termin verschieben auf eine Phase im Zyklus, in der du mehr Energie für Projekte, Partys und dergleichen hast.

Die Sequenz betont die Qualität des Yin. Ziehe dich warm an, wenn du dennoch frierst oder du einfach Lust auf mehr Aktivität hast, baue weiche Bewegungen ein. Manche YogalehrerInnen empfehlen, während der ersten drei Tage der Blutung die Asana-Praxis ganz auszusetzen, ruhig zu üben kann nach unserer Erfahrung aber durchaus sehr guttun. Vermeide Umkehrhaltungen und allzu (viele) fordernde Asanas wie Stehhaltungen und Rückbeugen – wobei du schlussendlich herausfindest, was für dich passt. Diese Reihe kannst du auch jederzeit üben, wenn dir nach Ausruhen zumute ist. Ein Timer hilft, die Zeit (nicht) zu vergessen.

1   In der RÜCKENLAGE mit aufgestellten Füßen (siehe S. 193) führe für ein, zwei Minuten deine Knie von der einen Seite zur anderen Seite, massiere Becken- und Kreuzbeinregion (SCHEIBENWISCHER-BEWEGUNG, siehe S. 172).

2   Lass die Knie zueinandersinken, spür nach innen: Wie fühlst du dich? Wie kannst du in der Yogapraxis und im Leben drumherum deinen Bedürfnissen besser nachkommen?

3   In SUKHASANA (siehe S. 84) sprich gerne (d)eine Intention (siehe S. 60 f.) aus und gib dir die Erlaubnis, zu entspannen und loszulassen.

4   Für UPAVISHTA KONASANA setze dich optional erhöht und die Hände hinter dir auf, strecke die Wirbelsäule. Nach zehn tiefen Atemzügen stelle die Füße geschlossen auf, entspanne die Stirn auf den Knien.

5   Im NACH UNTEN SCHAUENDEN HUND (siehe S. 140) strecke dich wohlig aus. Optional: Ein Block unter der Stirn trägt das Gewicht des Kopfes.

6   Setze dich zwischen die Fersen in VIRASANA (siehe S. 88), vielleicht auf Blöcke oder Kissen, alternativ nimm den Fersensitz (siehe S. 86) ein. Fällt dir Virasana ohne Unterstützung leicht, lege dich nach hinten ab (SUPTA VIRASANA, siehe S. 88), am besten auf ein Bolster. Wenn du sitzen bleibst, lass dein Becken immer schwerer sinken, im Liegen entspanne in die Unterstützung hinein. Bis zu fünf Minuten lang wandere spürend durch deinen Körper, lass los. Löse die Supta-Variante achtsam: Schiebe deine Hände neben den Füßen in den Boden und richte dich möglichst symmetrisch auf.

→ → →

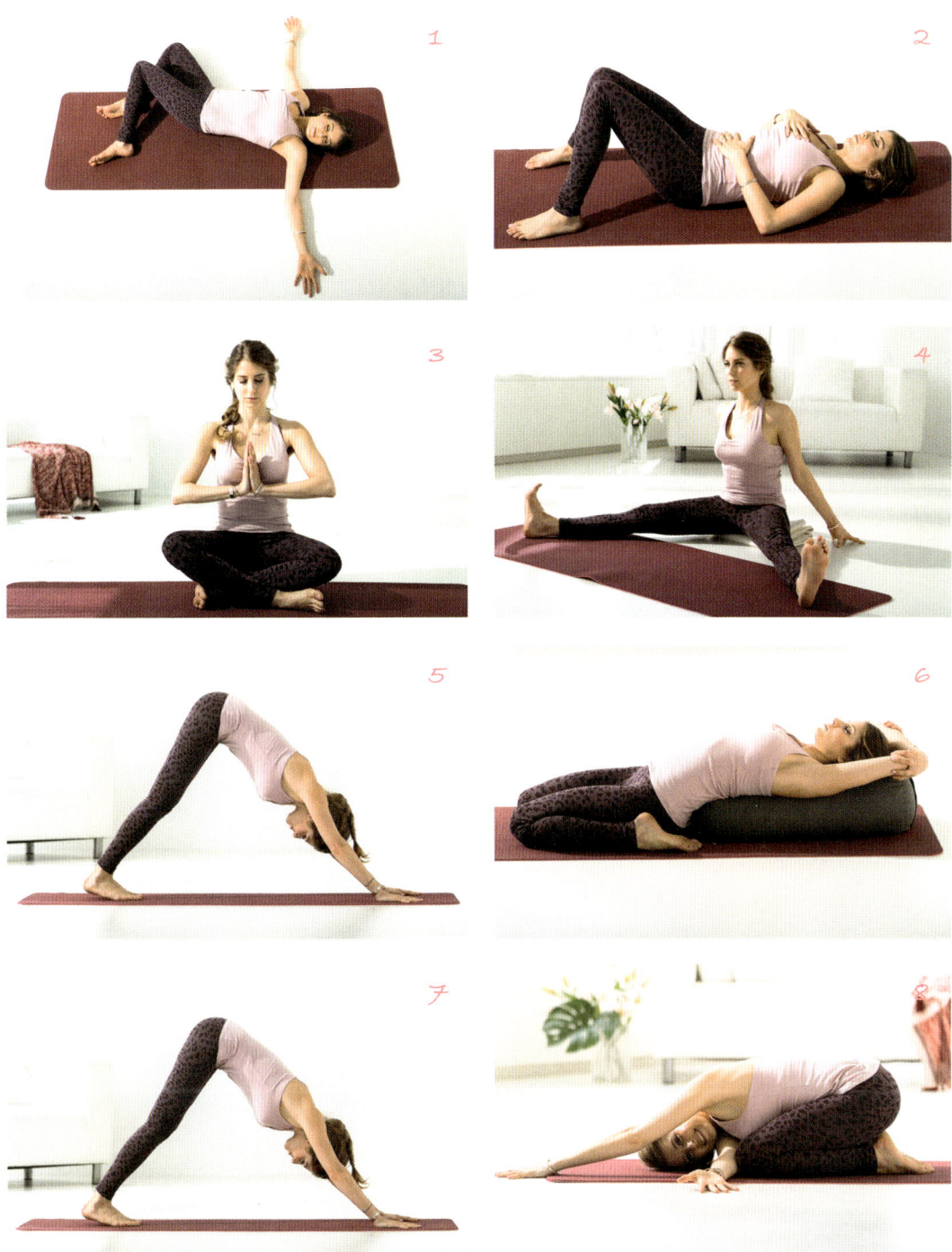

7 Verlasse dann auch Virasana vorsichtig, ohne die Knie zu verdrehen, und strecke dich im NACH UNTEN SCHAUENDEN HUND (siehe S. 140).

8 In der KINDHALTUNG MIT TWIST (siehe S. 86) bleibe zehn Atemzüge auf jeder Seite, atme tief in den Bauch und zum unteren Rücken hin. Setze dich dann auf eine Seite neben deine Füße, strecke die Beine nach vorne aus und bewege sie durch: Klopfe die Rückseiten gegen die Matte, schaukle die Füße von einer Seite zur anderen.

9 In DANDASANA (siehe S. 118) sitze für fünf Atemzüge mit einer milden Kraftanstrengung.

10 Für PASCHIMOTTANASANA (siehe S. 120) nimm die Beine etwas weiter auseinander als sonst, etwa hüftbreit. Halte eine leichte Aktivität in den Beinen und lass den Oberkörper weich sinken, für mindestens acht Atemzüge.

11 Für BADDHA KONASANA (siehe S. 124) lege die Fußsohlen aneinander und strecke die Wirbelsäule, optional beuge dich nach vorne, für zehn Atemzüge. Anschließend kannst du sanft die Oberschenkelinnenseiten mit deinen Fäusten abklopfen.

12 Kreuze die Beine für SUKHASANA (siehe S. 84) und neige dich mit langem Rücken nach vorne, für acht Atemzüge. Kreuze die Beine dann anders herum und wiederhole die Bewegung, dann strecke die Beine aus und lockere sie.

13 Für eine zweite, weichere VORBEUGE (siehe S. 121) lege diesmal ein Bolster (quer) oder Blöcke unter deine Kniekehlen, entspanne für bis zu fünf Minuten.

14 In ANANDA BALASANA (siehe S. 178) schaukle sanft von einer Seite zur anderen, dann halte weich für etwa eine Minute.

15 Unterstütze dich in SUPTA BADDHA KONASANA optional mit einem Bolster oder zwei in T-Form angeordneten Blöcken (siehe S. 126/7). Schließe nach drei bis fünf Minuten die Knie und rolle dich zur Seite.

16 SHAVASANA (siehe S. 193) wird bequemer mit einem Bolster oder einer gerollten Decke unter den Kniekehlen.

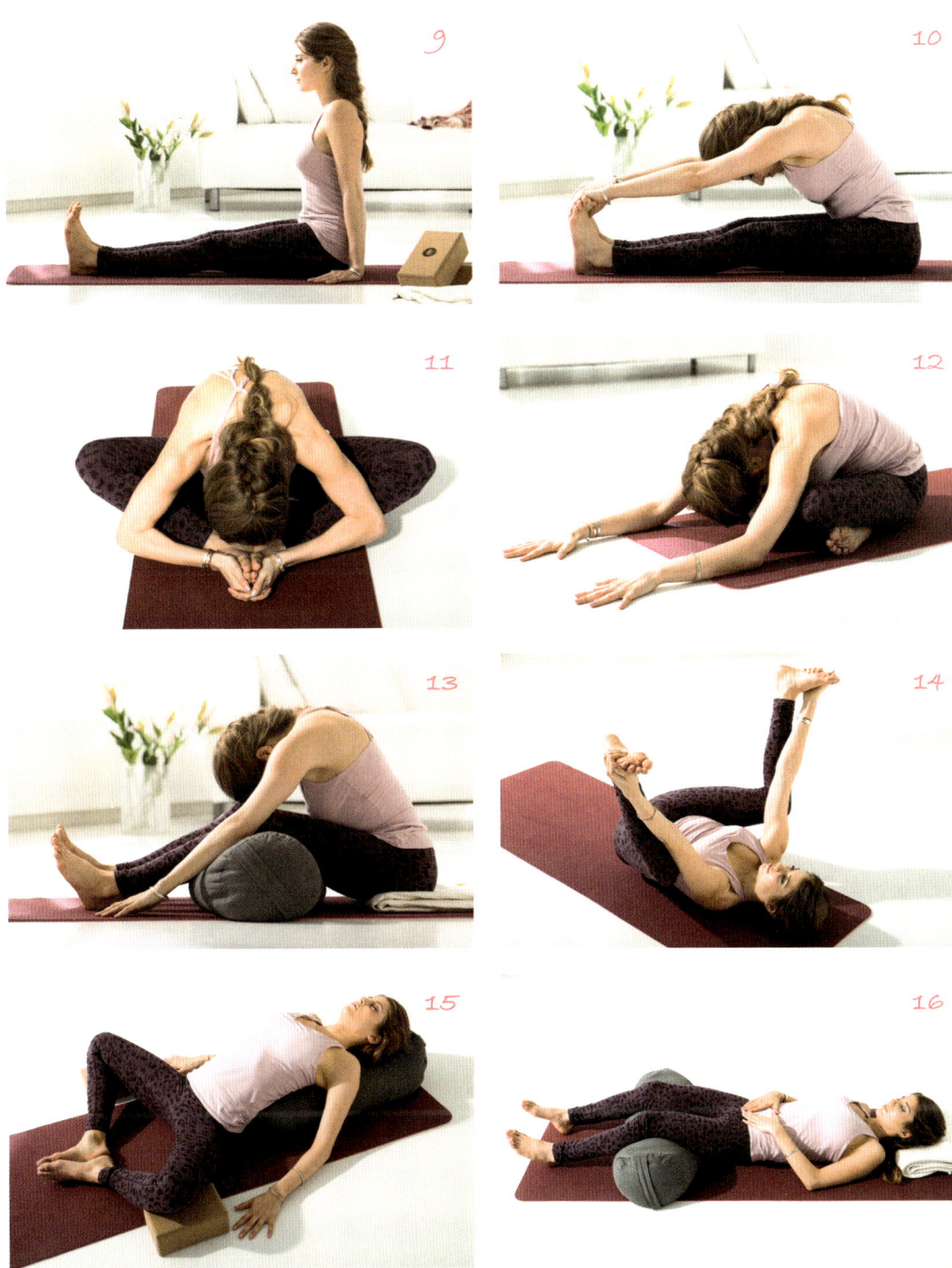

9

10

11

12

13

14

15

16

SPECIAL 2

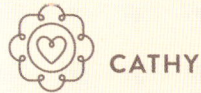

CATHY

„Ich war ja immer sehr unruhig und hibbelig, voller Euphorie und starken Emotionen, habe immer Vollgas gegeben – und da hat mir Yoga geholfen, meine Balance zu finden, Körper und Geist sind sozusagen beste Freunde geworden. Dadurch hat sich mein ganzes Wesen verändert, mein Körper ist kraftvoller und gesünder geworden, und genau diese Balance braucht man, um ein ausgeglichenes glückliches und zufriedenes Leben zu führen.

YOGA IN DER SCHWANGERSCHAFT – YOGA UND WEIBLICHKEIT

Wer vor der Schwangerschaft Yoga geübt hat, wird die Praxis während dieser Zeit sicherlich nicht missen wollen, wenn sich auch die Art des Übens ebenso sicher verändern wird. Und für viele Frauen ist die Schwangerschaft ein guter Zeitpunkt und Grund, mit Yoga zu beginnen – um sich besser um sich selbst und das neue Leben zu kümmern.

Ein paar Vorsichtsmaßnahmen sind natürlich zu berücksichtigen, aber grundsätzlich gilt: Eine Schwangerschaft ist etwas Erfreuliches und keine Krankheit: Schwangere Frauen dürfen sich – wenn und solange es keine klare Kontraindikation gibt – selbstverständlich weiterhin bewegen und Yoga üben, sie sollten sogar darauf achten, ihren Körper stark und beweglich zu halten, das erleichtert ihnen die Geburt und das (dann ja auch durchaus fordernde) Mutter-Sein. Geeta Iyengar, Tochter des bekannten Yogalehrers B.K.S. Iyengar und selbst erfahrene Lehrerin mit großem Wissen vom weiblichen Körper und dem Yogaweg, bezeichnet die Pubertät als den perfekten Zeitpunkt, um mit einer Asana-Praxis anzufangen. Im Westen beginnen wir meist später, und viele Frauen entdecken auch erst in der Schwangerschaft Yoga für sich, weil sie sich in dieser Lebensphase endlich mehr Zeit für sich nehmen. Die meisten Yogakurse für Schwangere sind für Anfängerinnen konzipiert, und auch für geübte Yoginis geht es in dieser Zeit nicht darum, in der Asana-Praxis irgendwelche „Fortschritte" zu machen. In der Hauptsache geht es darum, und so sollte es eigentlich grundsätzlich sein, sich selbst etwas Gutes zu tun, sozusagen „erweiterte Körperpflege" zu betreiben. Hast du schon vor der Schwangerschaft regelmäßig Yoga praktiziert, wirst du wahrscheinlich viele der dir vertrauten Haltungen und Bewegungen weiterüben können und wollen, aber auch für dich gilt: In der Phase der Schwangerschaft ist es noch einmal wichtiger, in dich hineinzuspüren, zu beobachten, was das Üben mit dir macht, ob du dich wohlfühlst, ob dein Atem noch ruhig fließen kann – denn du bist ja nicht mehr nur für dich und deinen Körper verantwortlich, in dir wohnt ein kleines Wesen. Manches Gewohnte wird dir und dem Bauchbewohner nicht mehr guttun – und dafür ist es wichtig, in dieser Zeit in gutem Kontakt mit dir und mit einem Yogalehrer oder einer -lehrerin zu sein, der oder die sich auskennt mit den Besonderheiten dieser Lebensphase.

Yoga kann auch helfen, schwanger zu werden – die Praxis kann den Ausgleich des Hormonhaushalts unterstützen. Als besonders wirksam werden Haltungen wie der Kopfstand, der Schulterstand, die Schulterbrücke und die Kopf-zu-Knie-Stellung angesehen, wobei wohl die innigere Verbindung zu dir selbst wichtiger ist als einzelne Stellungen. Geeta Iyengar empfiehlt grundsätzlich „alle(n) Frauen, vor der Empfängnis mit der Übung von Yoga zu beginnen, sowohl im Interesse der eigenen Gesundheit als auch der ihrer Nachkommen".

Wenn du keine oder kaum Yoga-Erfahrung hast, schwanger bist und Yoga ausprobieren möchtest, dann sprich am besten mit deiner Frauenärztin oder deinem Arzt darüber. Seid ihr, du und dein Baby im Bauch, vollkommen gesund und fit, dann nähert euch behutsam dem Üben an – am besten besuchst du einen speziellen Schwangerenyoga-Kurs bei einer gut ausgebildeten Lehrerin oder einem Lehrer. Warte aber bitte unbedingt den vierten Schwangerschaftsmonat ab, vorher hat dein Körper mehr als genug damit zu tun, sich auf die neue Situation einzustellen. Du solltest dich in dieser Einnistungsphase körperlich eher schonen, nichts Schweres tragen, nicht springen, keine zusätzlichen neuen Belastungen oder Herausforderungen in dein Leben bringen. Die Yogapraxis in der Schwangerschaft sollte immer sanft und wohltuend, darf aber auch durchaus kraftvoll sein: Wir stärken die Wirbelsäule und die aufrichtende Muskulatur rund ums Becken, sorgen für Stabilität und eine gute Durchblutung, damit du dich mitsamt deinem Baby wohlfühlst. Vor allem im zweiten Trimester genießen die meisten Frauen auch kraftvolle Übungen, und im dritten Trimester kann Yoga dir helfen, beweglich und beschwerdefrei zu bleiben und dich auf die Geburt vorzubereiten – körperlich, mental und emotional.

Und schwanger werden hat ja immer auch etwas mit Ausgeglichenheit zu tun – damit, dass der Körper sagt: Ich besitze jetzt die Kraft, ein Kind zu schaffen, einen Menschen zu schaffen, und ich glaube, dass Yoga mir diese Kraft gegeben hat, diese Ausgeglichenheit, diese Power, meinen Körper so stark zu machen, dass er sagen kann: ‚Okay, ich bin jetzt bereit, ich kann ein Kind schaffen.' Und ich habe auch in der Schwangerschaft jeden Tag Yoga gemacht, und es hat mir unglaublich gutgetan, ich war die ganze Zeit hindurch insgesamt sehr fit, und das habe ich vor allem dem Yoga zu verdanken."

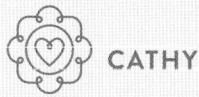

CATHY

„Ganz allgemein würde ich sagen, was meine Erfahrung auch bestätigt hat: Yoga tut Babys gut. Wenn ich in der Schwangerschaft allein geübt habe, dann in der Stille oder mit klassischer Musik – das war eine ganz wertvolle Zeit für mich, was ja auch Yoga ausmacht, und für mein Baby. Beim Yoga habe ich manchmal sogar vergessen, dass ich schwanger war, ich bin dann immer in einer so völlig anderen Welt, und manchmal hatte ich das Gefühl, dass das Baby sogar richtig mitmacht.

Du wirst wahrscheinlich selbst merken, dass beziehungsweise ab wann es sich für dich nicht mehr gut anfühlt, auf dem Bauch zu liegen. Aufpassen ist angesagt bei Rückbeugen, denn die Körpervorderseite sollte nicht zu stark gedehnt werden, ohnehin gilt es eher, einer Tendenz zum Hohlkreuz entgegenzuwirken. Umkehrhaltungen sind ausschließlich für Geübte zu empfehlen, und auch für sie nur eingeschränkt – die Beine hochzulegen, ist allerdings meist eine gute Idee, in mehrerlei Hinsicht. Dabei ist aber zu beachten, dass die Rückenlage oft als unangenehm empfunden wird. Hier verschaffst du dir Erleichterung, indem du die Beine anwinkelst und die Füße aufstellst und eine gerollte Decke oder ein Kissen unterschiebst – oder du legst dich gleich auf die Seite. Als Schwangere absolut vermeiden solltest du das Anhalten des Atems und starke Pumpbewegungen mit dem Bauch – und grundsätzlich jede Enge und jeden Druck im Bauch. Deshalb darfst du keine engen Drehungen mehr üben. Wichtig ist es, alles Übertriebene zu meiden, wie Überanstrengung, Überstrecken und Überdehnen – dein Körper wird ohnehin weicher. Und trinke genug und achte auf einen stabilen Blutzuckerspiegel, damit ihr beide, du und dein Baby, zu jeder Zeit gut versorgt seid.

Während Cathys Schwangerschaft haben wir beständig gemeinsam die Praxis modifiziert und Alternativen eingeführt. Die Fotoserie entstand in der 24. Schwangerschaftswoche. Bitte probiere die Haltungen nicht einfach allein zu Hause aus, wenn du schwanger bist – und erwarte auch nicht, dass die Übungen für deinen Körper in der Schwangerschaft mühelos machbar sind. Wir sind alle verschieden und sollten mit viel Rücksicht auf unsere Bedürfnisse üben, jederzeit und vor allem in der Schwangerschaft.

Ob du nun bereits Kinder hast, ob du dir welche wünschst oder auch nicht – der weibliche Körper ist ein wirkliches Wunder, das ein neues Wesen in sich wachsen lassen und zur Welt bringen kann. Diese grundlegende Fähigkeit will aber gepflegt werden und braucht auch ihre Energie. In der heutigen Gesellschaft wird auf unseren Monatszyklus leider kaum Rücksicht genommen. Wenn du einer anstrengenden regelmäßigen Beschäftigung nachgehst, hast du wahrscheinlich

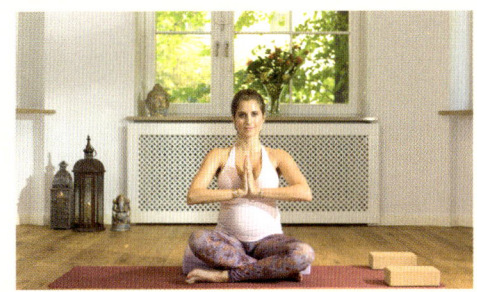 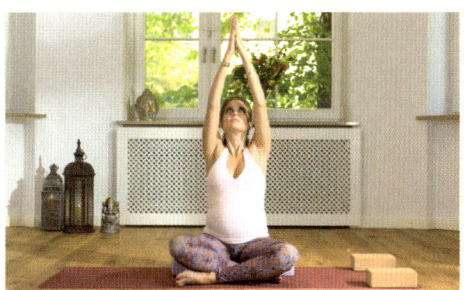

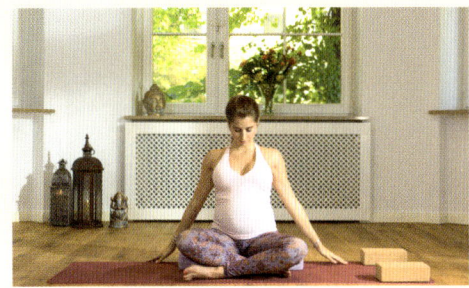 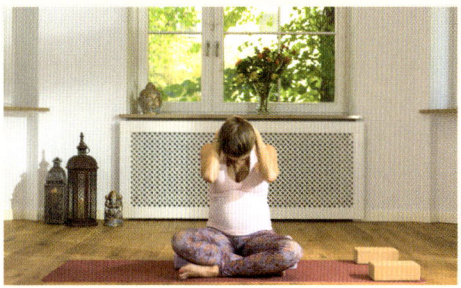

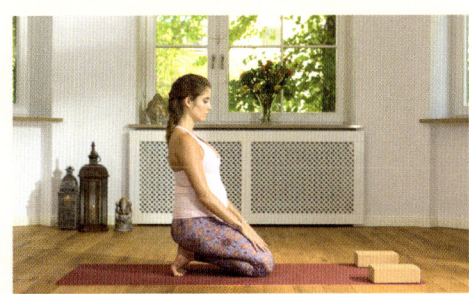 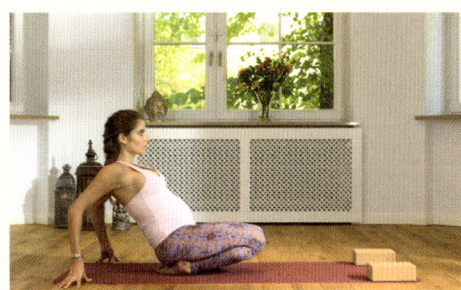

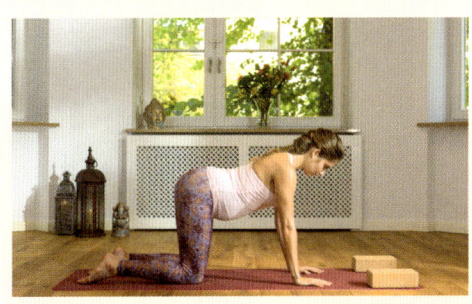 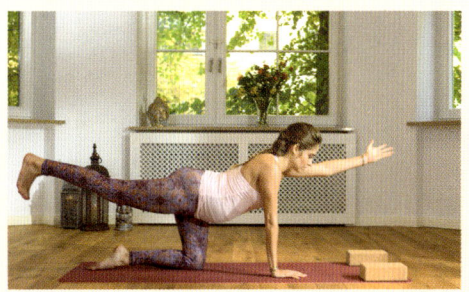

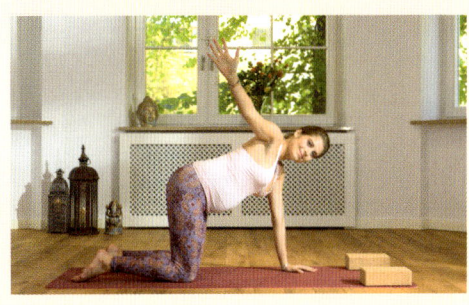 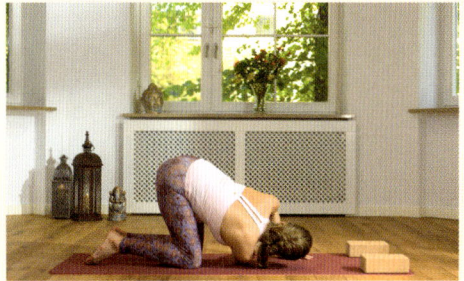

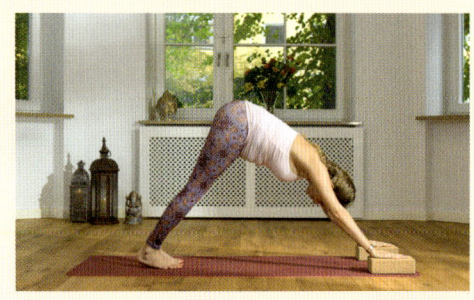 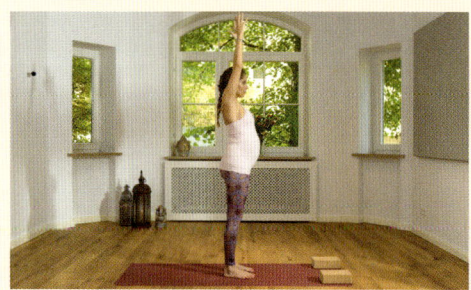

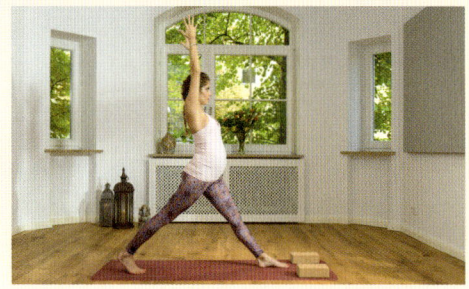 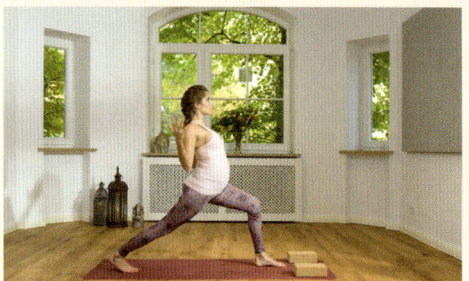

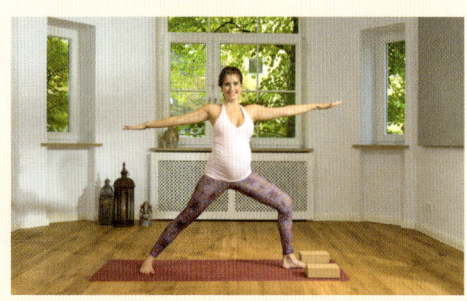 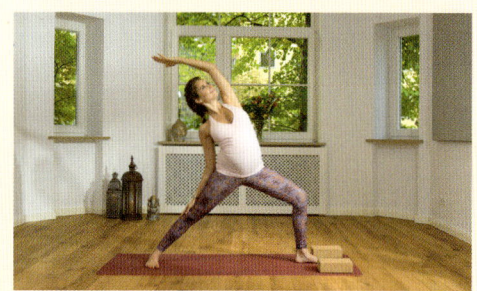

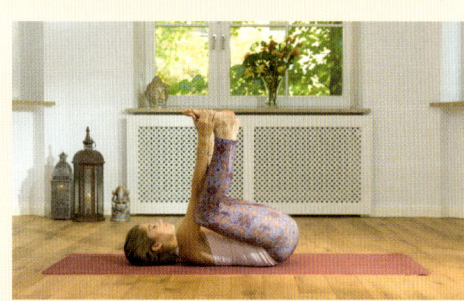 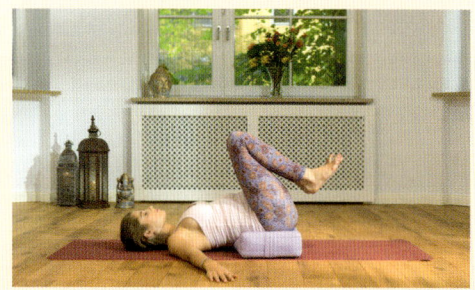

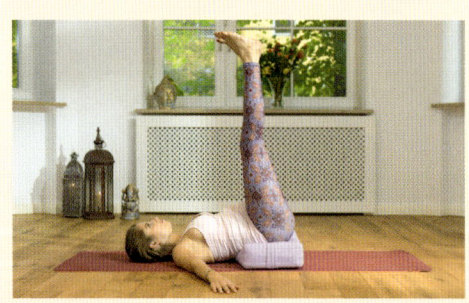 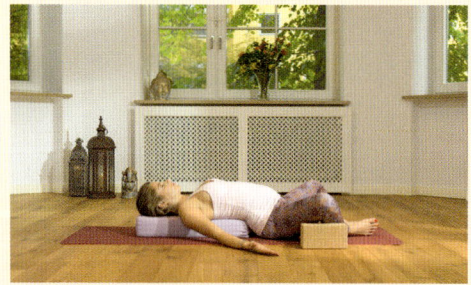

nur sehr eingeschränkt die Möglichkeit, deine Verpflichtungen alle vier Wochen für ein paar Tage ganz ruhen zu lassen oder es auch nur ruhiger angehen zu lassen. Vielleicht gehörst du zu den glücklichen Frauen, die sich kaum beeinträchtigt fühlen vom Auf und Ab der Hormone. Oder, und das tun leider viele, du übergehst und übersiehst die Signale deines Körpers und funktionierst während deiner „Tage" und auch davor wie an allen anderen Tagen des Monats. Das Übersehen und Übergehen der unterschiedlichen Tagesformen führt manchmal dazu, dass die Signale stärker werden, dass der Körper durch Schmerzen und allerlei Launen – von *luna*, dem Mond – versucht, auf sich aufmerksam zu machen. In ausgeprägten Fällen sprechen wir vom „Prämenstruellen Syndrom" (PMS). Manche Frauen empfinden die Blutung als extrem belastend, andere als Erleichterung, manche fühlen sich danach völlig ausgelaugt, andere sind voller Tatendrang. So können wir individuell verschiedene Erfahrungen machen, aber uns allen würde es guttun, uns diese Erfahrungen bewusst zu machen, um die Signale unseres Körpers besser deuten und auf unsere Bedürfnisse besser eingehen zu können – soweit unser Alltag es eben zulässt.

Vielleicht möchtest du dir an jedem Tag des Monats zumindest kurz und knapp notieren, wie es dir geht, und diese Notizen mit deinem Monatszyklus abgleichen – wahrscheinlich wirst du schon nach relativ kurzer Zeit wiederkehrende Muster erkennen. Und dann gilt es, auf dein Befinden, deine Befindlichkeiten zu reagieren: Wenn du dich müde fühlst, ruhe dich aus. Wenn du vor Energie nur so strotzt, mach etwas damit, werde kreativ, genieße deine Kraft, lebe sie aus. Freunde dich damit an, dass du dich mal so und mal so fühlst – jede dieser Phasen hat ihre ganz eigene Qualität. Auch die Zeiten, in denen wir uns intuitiv zurückziehen wollen, sind wertvoll, auch wenn wir diesen Wert oft nicht (an)erkennen: Wir können den Blick nach innen richten und zu wichtigen Einsichten gelangen. In vielen Traditionen gilt gerade die Phase der Monatsblutung als eine der Klarsicht, der Visionen. Du brauchst nichts dergleichen zu erwarten oder zu ernten, aber vielleicht versuchst du, wann immer es dir möglich ist, deinem Wunsch nach Rückzug und Ruhe ebenso nachzugeben, wie

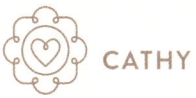

CATHY

„Es ist ganz wichtig, dass man als Schwangere keine Angst davor hat, sich zu bewegen – denn eine Schwangerschaft bedeutet ja eine permanente Anstrengung für den Körper, und dann auch die Entbindung … Und wenn du den Körper komplett schonst, dann gewöhnt er sich an diese Nicht-Belastung, und wenn das Kind auf die Welt kommt, und vor allem auch danach, ist für den Körper alles viel anstrengender. Also ist eine konstante moderate Belastung sehr, sehr gesund und auch wichtig. Und mein Kleiner hat es bestimmt immer genossen, beim Üben so hin- und hergeschaukelt zu werden, das mag er ja jetzt auch!"

du dem gesellschaftlich geförderten Aktiv- und Extrovertiertsein folgst. Es gibt für alles (s)eine Zeit, und eigentlich können wir uns glücklich schätzen, innerhalb eines Mondzyklus all diese verschiedenen Modi leben zu können.

In Indien ist es beispielsweise Tradition, dass die Frau während der Blutung von ihren Verpflichtungen, zumeist im Haushalt, befreit wird. Sie darf sich ausruhen. Natürlich wollen wir alle keine patriarchale Gesellschaft, in der das „schwache Geschlecht" an Heim und Herd gebunden ist. Wir sollen uns alle ausleben dürfen, aber wir sollten auch Rücksicht auf unsere vermeintlichen Schwächen nehmen, die eigentlich nur Zeichen unserer Stärke sind: Wir können Leben in uns wachsen lassen. Dieses ganz natürliche Wunder kann uns wieder einmal vor Augen führen, wie großartig unser menschlicher Körper ist – der eines Mannes natürlich ebenso. Wir sollten Yoga verstehen und üben als einen Weg, unseren Körper wie einen Tempel zu hegen und zu pflegen, damit darin ein gesunder, ruhiger und klarer Geist wohnen kann, unsere glückliche Seele, und damit wir unsere Beziehungen immer besser leben können.

Dazu gehören das Geben und das Nehmen, Aktivität und Passivität, Männlichkeit, wenn wir so wollen, und Weiblichkeit. Dabei ist das biologische Geschlecht zweitrangig, es geht um unterschiedliche Qualitäten, die wir in Mann wie Frau finden können. Unsere Gesellschaft als Ganzes tendiert in eine „männliche" Richtung: Das Tun und Leisten haben hohe Priorität, Karriere und schnelle, sichtbare Erfolge, weniger wertgeschätzt werden hingegen liebevolles Bewahren, Langsamkeit, Muße. Man könnte auch sagen, in unserer Gesellschaft wird das Yang-Prinzip zu stark betont – das Tun und Streben. Eines unserer schwerstwiegenden und drängendsten Probleme ist der Klimawandel, die Aufheizung unserer Atmosphäre. Und ebenfalls ein Zeichen der Überhitzung ist der Burn-out, der immer mehr Menschen, die zu den Immer-mehr-Machern gehören, zumindest zeitweilig ausbremst. Das System holt sich seinen Ausgleich. Vielleicht können wir schlauer sein und uns diesen Ausgleich rechtzeitig nehmen oder geben. Auch wenn es ungewohnt ist: Wir sollten lernen, uns mehr Ruhe zu gönnen. Lieber schon vor der absoluten Erschöpfung Kraft tanken durch Nichtstun. In dieser Stille innehalten, lauschen, Klarheit gewinnen. Und bessere Entscheidungen treffen, wohinein wir unsere Energie stecken wollen, wenn wir wieder welche haben.

Das weibliche Prinzip des Yin ist ebendiese Ruhe, ist Kühle, Empfänglichkeit, Weichheit. Suche in deiner Yogapraxis immer den Ausgleich: zu deinem Alltag, von Yin und Yang. Und wenn dein Alltag sehr Yang-lastig ist, dann übe mehr Yin: mit weniger Kraft und Anstrengung, langsamer, ohne nach Erfolgen zu streben, liebevoll mit dir.

Vorschläge für eine Yin-betonte Praxis für die Zeit der Menstruation findest du im vierten Kapitel auf den Seiten 216 bis 218.

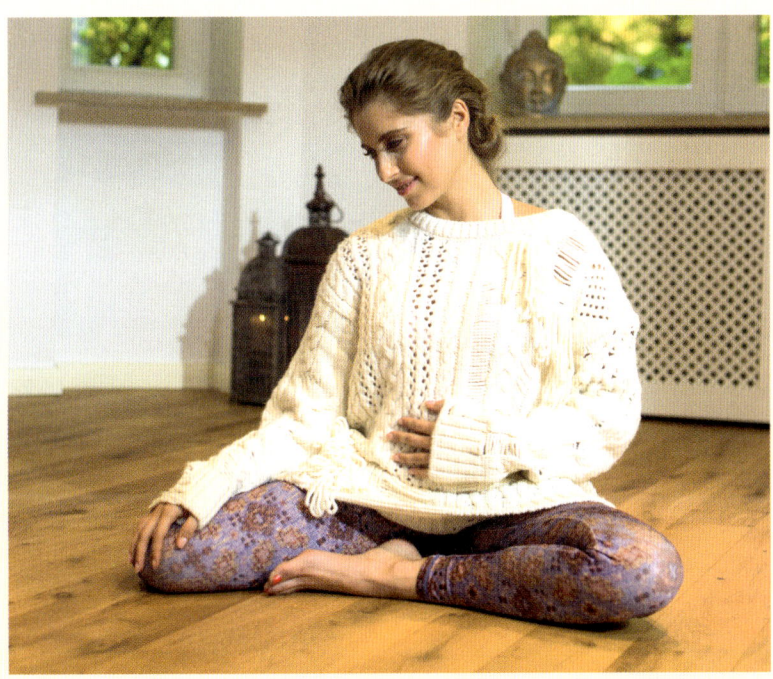

NACHWORT

UND JETZT? UND SONST? YOGA FÜR ALLE UND FÜR EINE BESSERE WELT

Yoga und die Hippie-Bewegung gehören ja doch irgendwie zusammen, auch wenn sich Yoga inzwischen weitgehend von seinem alten alternativen Image verabschiedet hat – einerseits vielleicht zum Glück, denn dadurch können und wollen mehr Menschen diesen Übungsweg gehen, andererseits vielleicht mitunter auch zum Schaden der „ursprünglichen" Lehre mit ihrem sehr reinen Ziel, die Welt zu einer besseren zu machen. Frieden und Blumen für alle ist natürlich ein schöner Wunsch, aber wo der *mainstream* fließt, ist auch der Kommerz – und heute wird mit Yoga viel Geld verdient. Dieser Reichtum kommt allerdings selten bei den Yogalehrerinnen und -lehrern an, die voller Liebe und Bescheidenheit ihre kleinen Schulen und Studios „um die Ecke" führen und bewusst kleine Gruppen unterrichten, um dem oder der Einzelnen möglichst viel Aufmerksamkeit schenken zu können. Dafür führen (wir) Yogalehrende in anderer Hinsicht ein reiches Leben, denn es ist es natürlich ein Geschenk, Yoga mit anderen teilen zu können, die Tradition weiterzuführen und in einem Miteinander von Lehrern und Schülern zu wachsen.

Wenn wir üben, haben wir mehr Energie zur Verfügung, und wenn wir diese klug genutzt und darauf ausgerichtet haben, unser Leben und unsere nahen Beziehungen besser, liebevoller und friedlicher zu gestalten, können wir uns fragen, was wir mit unserem Energieüberschuss tun wollen und können, wie wir auch das weite Beziehungsgeflecht „verbessern" können. Denn wir wissen ja nicht nur aus der Philosophie des Yoga, sondern auch aus unserer Wissenschaft und Alltagserfahrung in einer sehr sicht- und spürbar globalisierten Welt, dass alles mit allem zusammenhängt, vernetzt ist. Vielleicht bekommen wir die Folgen eines umgefallenen Sacks Reis in China oder des Kaufs eines Synthetikpullis „Made in China" nicht unbedingt mit, aber die Konsequenzen eines Atomkraftwerk-Unfalls in Japan gehen ganz und gar nicht spurlos an uns vorüber. Wie können wir unsere Beziehungen in der Nähe und in der Ferne friedlicher, freundschaftlicher und für die Allgemeinheit nutzbringender gestalten? Worauf richten wir unsere durch die Yogapraxis gewonnene Energie, wie nutzen wir unsere Erkenntnisse? Wie teilen wir unser Glück?

Du findest sicherlich eine Antwort für dich selbst. Wir sollten alle da anfangen, wo wir echte Anteilnahme und Begeisterung fühlen, mit dem, was uns leichtfällt. Die Yogapraxis kann dich – das konnten wir dir hoffentlich vermitteln – darin bestärken, deinen Weg zu finden, deine Stärken zu erkennen und zu sehen, wie und wofür du sie einsetzen kannst. Eine deiner größten Stärken ist deine Entscheidungskraft: Was willst du, für dich und andere, und wie kommst du dorthin? Und das weder zu deinen Lasten noch auf Kosten anderer Wesen.

Es gibt Organisationen wie „Off The Mat, Into The World", die Yoga mit sozialem und ökologischem Engagement verbinden (www.offthematintotheworld.com), Yogastile wie Jivamukti Yoga, die versuchen, spirituellen Aktivismus zu leben und zu verbreiten – Co-Gründerin Sharon Gannon liegt vor allem der Tierschutz und deshalb eine vegane Lebensweise am Herzen –, und viele größere und kleinere Initiativen, die mit Yoga zu einer Veränderung in der Welt beitragen wollen. Yoga-lehrerInnen unterrichten in Gefängnissen und Flüchtlingsunterbringungen, spenden die Erlöse von Yoga-Events für wohltätige Zwecke und vieles mehr. Dein Herzens-thema kann die Förderung von Mädchenbildung sein, der Schutz von Kindern, Tieren, unserer Umwelt und des Klimas oder auch Nachbarschaftshilfe. Es gibt so viele Möglichkeiten. Und es ist so bereichernd, zu teilen: Licht und Freude werden mehr, wenn man anderen davon abgibt. Schau darauf, dass es dir gutgeht, deinen Nächsten, dabei hilft dir deine Praxis, und auf dieser Basis wage weitere Schritte in die Welt, und gestalte sie ein bisschen mehr so, wie sie uns gefällt – wenn du magst, wie du magst. Gemeinsam sind wir stark. Danke!

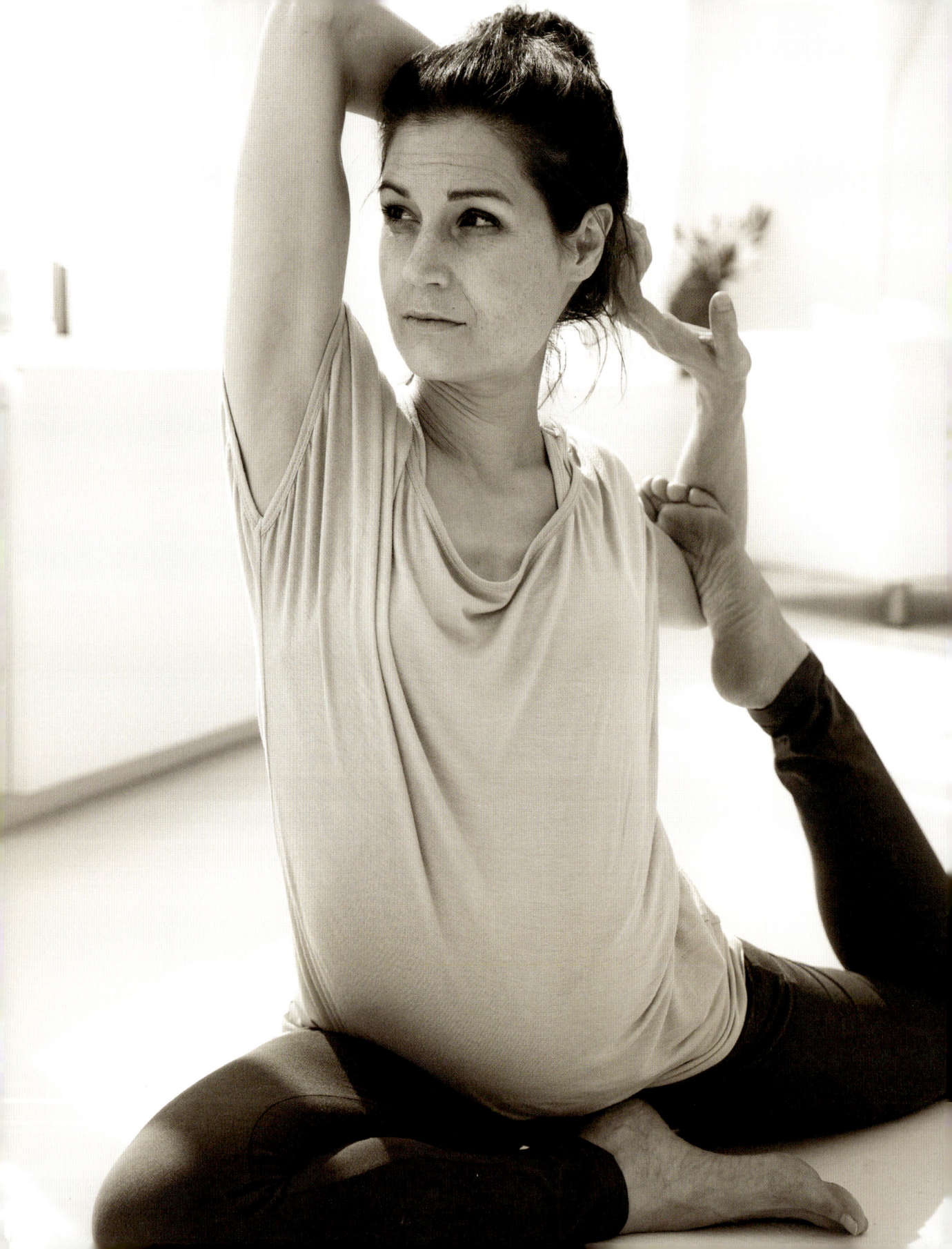

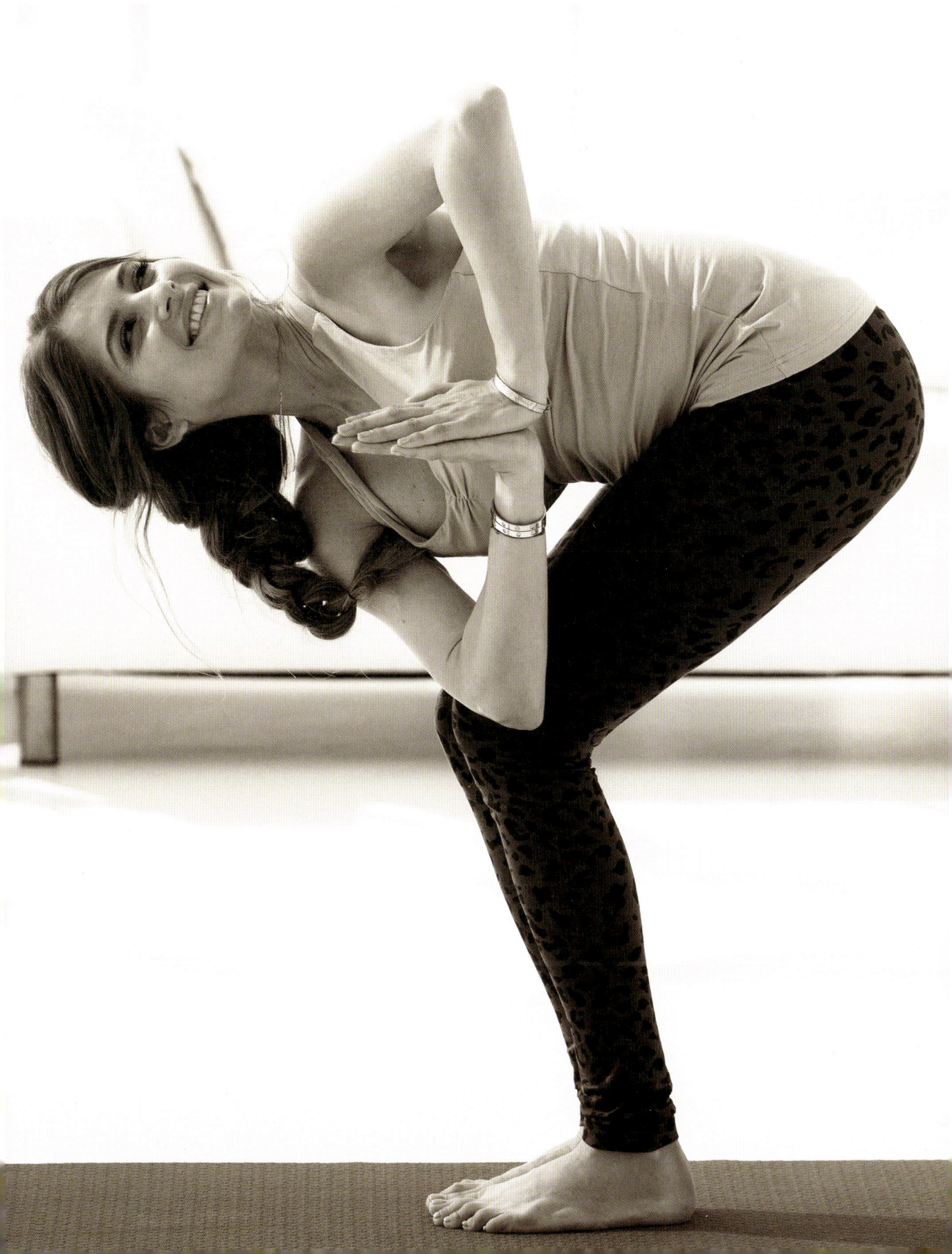

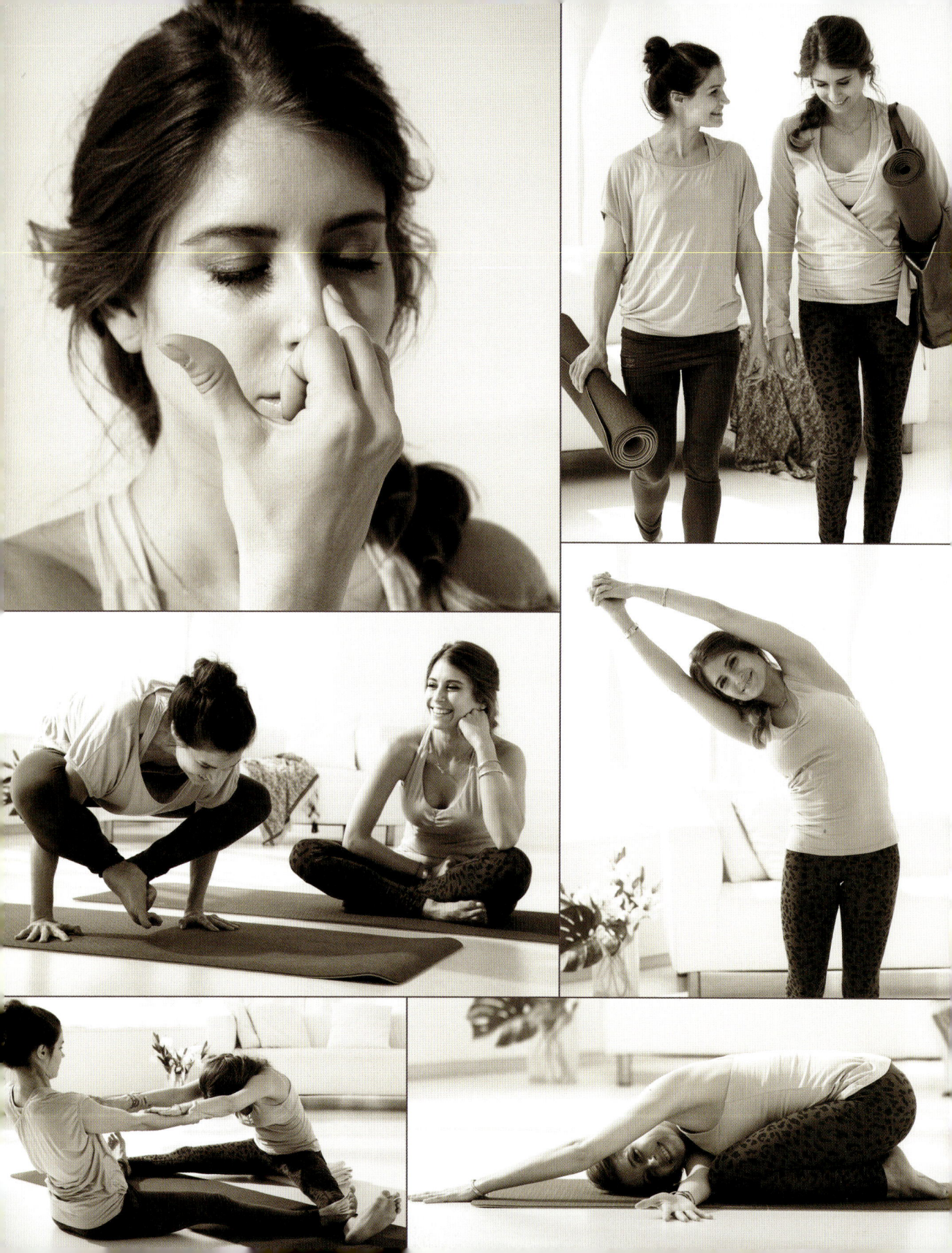

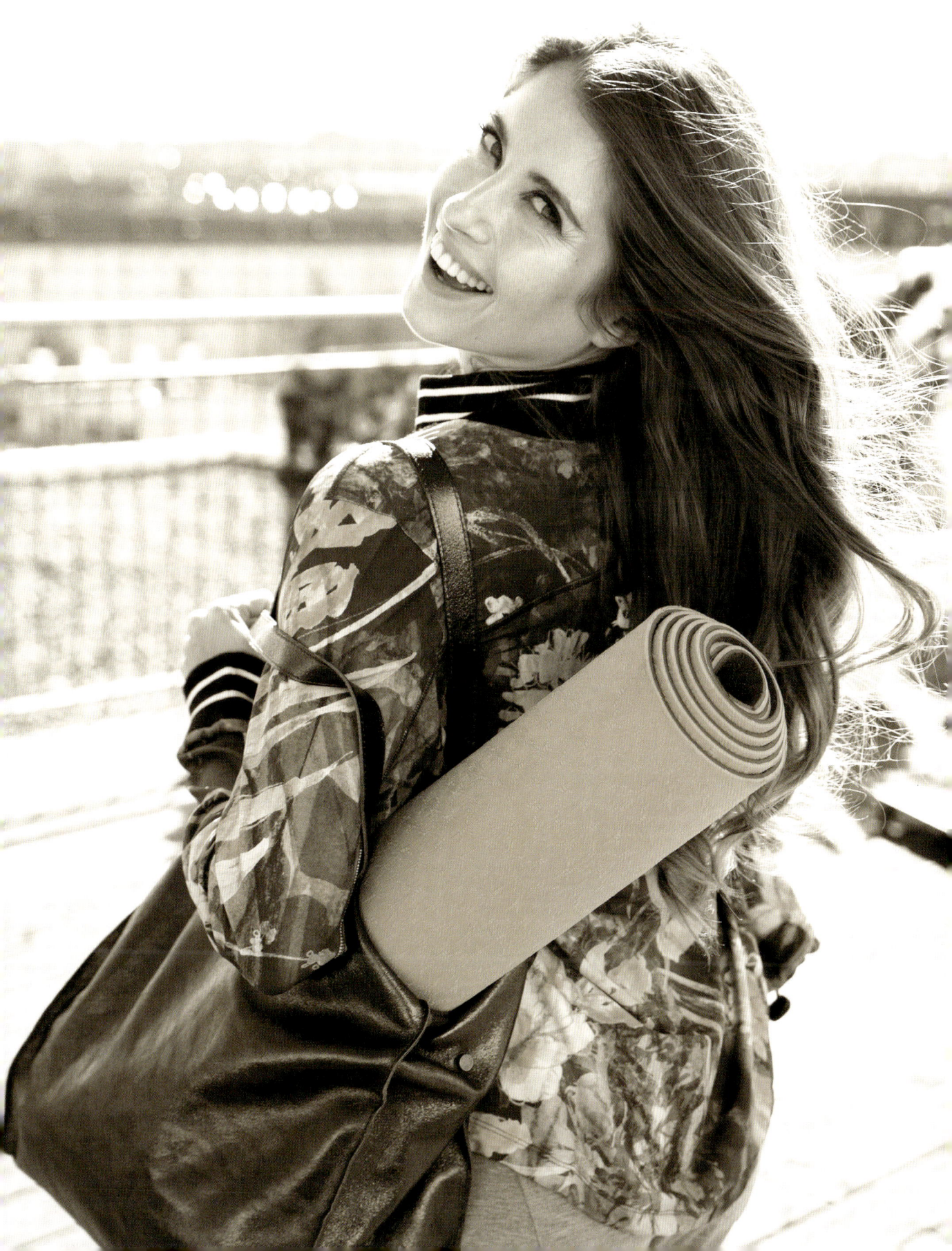

REGISTER

IMPRESSUM

1. Auflage 2018

©2018 by Südwest Verlag, einem Unternehmen der Verlagsgruppe Random House GmbH, Neumarkter Straße 28, 81673 München

HINWEISE

Das vorliegende Buch wurde sorgfältig erarbeitet. Dennoch erfolgen alle Angaben ohne Gewähr. Weder die Autoren noch der Verlag können für eventuelle Nachteile oder Schäden, die aus den im Buch gegebenen praktischen Hinweisen resultieren, eine Haftung übernehmen.

Der Verlag weist ausdrücklich darauf hin, dass bei Links im Buch zum Zeitpunkt der Linksetzung keine illegalen Inhalte auf den verlinkten Seiten erkennbar waren. Auf die aktuelle und zukünftige Gestaltung, die Inhalte oder die Urheberschaft der verlinkten Seiten hat der Verlag keinerlei Einfluss. Deshalb distanziert sich der Verlag hiermit ausdrücklich von allen Inhalten der verlinkten Seiten, die nach der Linksetzung verändert wurden, und übernimmt für diese keine Haftung.

PROJEKTLEITUNG: Hannes Frisch

REDAKTION: Claudia Fritzsche

BILDREDAKTION: Bele Engels

COVERGESTALTUNG: *zeichenpool unter Verwendung eines Motivs von Bodo Rickassel

GESTALTUNG UND SATZ, DTP: LAYER-CAKE, Jürgen Kiermeier, Glonn, www.layer-cake.de

LITHO: Regg Media GmbH, München

HERSTELLUNG: Reinhard Soll

DRUCK UND BINDUNG: DZS Grafik, Ljubljana

Printed in Slovenia

ISBN: 978-3-517-09687-2

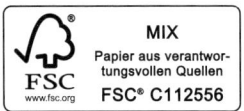

FOTOCREDIT: Cover und Innenteilbilder

Leitung Fotoproduktion: Bele Engels
Fotograf: Bodo Rickassel
Haare & Make_up: Angelika Francis
Styling: Bele Engels
Prop_Styling: Bele Engels
Models: Cathy und Flora

FOTOCREDIT: Schwangerschaftsyoga (Seite 220 bis 227)

Leitung Fotoproduktion: Hannes Frisch
Fotograf: Christian M. Weiss
Haare & Make_up: Magdalini Makris
Model: Cathy

Illustrationen: Anna Frajtova/ Shutterstock

Für die freundliche Unterstützung der Fotoproduktion danken wir:
Kamah Yoga, München (www.kamahyoga.com)
Lotuscrafts (www.lotuscrafts.eu)